Kohlhammer

Der Autor

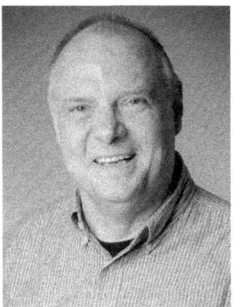

Theo Kienzle, Jurist (Spezialgebiete: Sozial-, Medizin-, Betreuungs- und Arbeitsrecht), Dozent an Aus-, Fort- und Weiterbildungseinrichtungen des Gesundheitswesens.

Theo Kienzle

Recht für Heilerziehungspflege

Lehrbuch für die Aus- und Weiterbildung

Verlag W. Kohlhammer

Dieses Werk einschließlich aller seiner Teile ist urheberrechtlich geschützt. Jede Verwendung außerhalb der engen Grenzen des Urheberrechts ist ohne Zustimmung des Verlags unzulässig und strafbar. Das gilt insbesondere für Vervielfältigungen, Übersetzungen, Mikroverfilmungen und für die Einspeicherung und Verarbeitung in elektronischen Systemen.

Die Wiedergabe von Warenbezeichnungen, Handelsnamen und sonstigen Kennzeichen in diesem Buch berechtigt nicht zu der Annahme, dass diese von jedermann frei benutzt werden dürfen. Vielmehr kann es sich auch dann um eingetragene Warenzeichen oder sonstige geschützte Kennzeichen handeln, wenn sie nicht eigens als solche gekennzeichnet sind.

Es konnten nicht alle Rechtsinhaber von Abbildungen ermittelt werden. Sollte dem Verlag gegenüber der Nachweis der Rechtsinhaberschaft geführt werden, wird das branchenübliche Honorar nachträglich gezahlt.

Dieses Werk enthält Hinweise/Links zu externen Websites Dritter, auf deren Inhalt der Verlag keinen Einfluss hat und die der Haftung der jeweiligen Seitenanbieter oder -betreiber unterliegen. Zum Zeitpunkt der Verlinkung wurden die externen Websites auf mögliche Rechtsverstöße überprüft und dabei keine Rechtsverletzung festgestellt. Ohne konkrete Hinweise auf eine solche Rechtsverletzung ist eine permanente inhaltliche Kontrolle der verlinkten Seiten nicht zumutbar. Sollten jedoch Rechtsverletzungen bekannt werden, werden die betroffenen externen Links soweit möglich unverzüglich entfernt.

1. Auflage 2025

Alle Rechte vorbehalten
© W. Kohlhammer GmbH, Stuttgart
Gesamtherstellung: W. Kohlhammer GmbH, Heßbrühlstr. 69, 70565 Stuttgart
produktsicherheit@kohlhammer.de

Print:
ISBN 978-3-17-044312-9

E-Book-Formate:
pdf: ISBN 978-3-17-044313-6
epub: ISBN 978-3-17-044314-3

Für den Inhalt abgedruckter oder verlinkter Websites ist ausschließlich der jeweilige Betreiber verantwortlich. Die W. Kohlhammer GmbH hat keinen Einfluss auf die verknüpften Seiten und übernimmt hierfür keinerlei Haftung.

Vorwort

Mit diesem Fachbuch sollen zwei Ziele verfolgt werden, nämlich sowohl die erforderlichen Inhalte für die Ausbildung zu vermitteln als auch ein Nachschlagewerk für die berufliche Praxis im Bereich der Pflege und Betreuung alter und behinderter Menschen zu erstellen. Die tägliche Arbeit mit behinderten oder alten Menschen ist geprägt von einer Vielzahl von rechtlichen Vorgaben. Die wichtigen rechtlichen Bestimmungen im Bereich der Pflege und Betreuung dieser Personengruppen werden deshalb in diesem Fachbuch dargestellt.

Nur mit der Kenntnis des rechtlichen Hintergrunds und der daraus resultierenden Verantwortung ist es möglich, sich vor den »rechtlichen Gefahren«, die den Mitarbeitenden selbst drohen, zu schützen und gleichzeitig zu wissen, welche Rechte der anvertrauten Menschen es zu schützen gilt und welche Vorgaben gegenüber Arbeitgeber, Behörden etc. zu beachten sind.

Der Verfasser dankt denjenigen, die durch ihre Anregungen dazu beigetragen haben, dass dieses Buch den Anforderungen der Praxis gerecht wird.

Zur Vertiefung sind die Fundstellen, d. h. Urteile in Zeitschriften, Verfasser von Zeitschriftenaufsätzen, in Fußnoten angegeben.

Heidelberg, im Februar 2025
Theo Kienzle

Inhaltsverzeichnis

Vorwort 5

Abkürzungsverzeichnis 13

Teil I Gemeinschaftskunde

1 Prinzipien der deutschen Demokratie 19
    1.1   Demokratie 19
    1.2   Rechtsstaat 20
            1.2.1   Gesetzgebung 21
            1.2.2   Sonstige Staatsorgane 23
            1.2.3   Rechte des Bundes, der Länder, der Städte und Gemeinden ... 24
    1.3   Sozialstaat 25
    1.4   Politische Einflussnahme 25
    1.5   Grundrechte 26

2 Öffentliche Verwaltung 30

Teil II Rechtsgrundlagen

Teil III Zivilrecht

3 Zivilrechtliche Handlungsfähigkeit 35
    3.1   Rechtsfähigkeit 35
    3.2   Handlungsfähigkeit 37
            3.2.1   Geschäftsfähigkeit 37
            3.2.2   Deliktsfähigkeit 41
    3.3   Rechtliche Betreuung 42
            3.3.1   Voraussetzungen der Betreuung 43
            3.3.2   Betreuungsverfahren 44
            3.3.3   Umfang der Betreuung 45
            3.3.4   Betreuer 47
            3.3.5   Aufgabenbereiche des Betreuers 47
            3.3.6   Pflichten des Betreuers 48
            3.3.7   Medizinische Maßnahmen 48
            3.3.8   Vorsorgevollmacht – Betreuungsverfügung 52
    3.4   Freiheitsbeschränkungen 53
            3.4.1   Grundlagen 53

		3.4.2	Einwilligung	54
		3.4.3	Notstand	55
		3.4.4	Richterlicher Beschluss	57

4 Haftung im Zivilrecht ... 67
- 4.1 Übersicht ... 67
- 4.2 Grundlagen der Haftung für Heilerziehungspfleger ... 68
  - 4.2.1 Verletzung der Rechtsgüter ... 68
  - 4.2.2 Rechtfertigungsgründe ... 69
  - 4.2.3 Verschulden ... 71
  - 4.2.4 Deliktsfähigkeit ... 74
  - 4.2.5 Rechtsfolgen ... 74
  - 4.2.6 Verjährung ... 76
  - 4.2.7 Haftungsfreistellung der Pflegekräfte ... 76
  - 4.2.8 Beweislast ... 77
  - 4.2.9 Dokumentation ... 79
- 4.3 Besondere Haftungsbereiche im Bereich der Heilerziehungspflege ... 80
  - 4.3.1 Medizinische Maßnahmen ... 80
  - 4.3.2 Schutz der Privatsphäre ... 87
  - 4.3.3 Aufsichtspflicht ... 89
  - 4.3.4 Sexualität behinderter Menschen ... 97
  - 4.3.5 Gewalt in der Pflege und Betreuung ... 99

5 Vertragsrecht ... 101
- 5.1 Rechtliche Grundlagen ... 101
- 5.2 Vertragsabschluss und Vertragswirkungen ... 102
- 5.3 Leistungsstörungen ... 104
- 5.4 Erlöschen von Forderungen ... 106
- 5.5 Einreden ... 107
- 5.6 Übergang von Forderungen ... 108
- 5.7 Beendigung des Vertrages ... 108
- 5.8 Pflichtverletzungen ... 109
  - 5.8.1 Allgemeines ... 109
  - 5.8.2 Verletzung vorvertraglicher Pflichten ... 110
  - 5.8.3 Gewährleistung ... 110
- 5.9 Vertragsarten ... 111
  - 5.9.1 Kaufvertrag ... 111
  - 5.9.2 Schenkung ... 111
  - 5.9.3 Miete ... 112
  - 5.9.4 Dienstvertrag ... 113
  - 5.9.5 Heimvertrag ... 114

6 Familienrecht ... 115
- 6.1 Sorgerecht ... 115
- 6.2 Unterhalt ... 117
- 6.3 Ehefähigkeit ... 118

7	Erbrecht		120
	7.1	Allgemeines	120
	7.2	Gesetzliche Erbfolge	120
		7.2.1 Grundlagen	120
		7.2.2 Erbausschlagung	122
		7.2.3 Erbrecht des Staates	123
		7.2.4 Pflichtteilsanspruch	123
	7.3	Gewillkürte Erbfolge	125
		7.3.1 Testierfähigkeit	125
		7.3.2 Testamentsformen	125
		7.3.3 Widerruf des Testaments	128
		7.3.4 Inhalt des Testaments	128
		7.3.5 Erbvertrag	129
	7.4	Maßnahmen im Todesfall	130
8	Rechtsweg im Zivilrecht		131

Teil IV Strafrecht

9	Straftat		135
	9.1	Tatbestand	135
		9.1.1 Objektiver Tatbestand	136
		9.1.2 Subjektiver Tatbestand	137
	9.2	Rechtswidrigkeit	141
		9.2.1 Notwehr	141
		9.2.2 Notstand	141
		9.2.3 Einwilligung	142
	9.3	Schuld	143
10	Rechtsfolgen		145
11	Strafverfahren		147
12	Jugendstrafrecht		149
13	Besondere strafrechtliche Probleme		154
	13.1	Sterbehilfe	154
		13.1.1 Aktive Sterbehilfe	154
		13.1.2 Indirekte Sterbehilfe	155
		13.1.3 Passive Sterbehilfe	155
		13.1.4 Behandlungsabbruch	156
		13.1.5 Beihilfe zum Suizid	158
	13.2	Sexuelle Selbstbestimmung behinderter Menschen	158
		13.2.1 Sexueller Missbrauch von Schutzbefohlenen (§ 174 StGB)	159
		13.2.2 Sexueller Missbrauch von Gefangenen, behördlich Verwahrten oder Kranken und Hilfsbedürftigen in Einrichtungen (§ 174 a StGB)	159

		13.2.3	Sexueller Missbrauch von widerstandsunfähigen Personen (§ 179 StGB)	160

           13.2.3 Sexueller Missbrauch von widerstandsunfähigen Personen (§ 179 StGB) 160
           13.2.4 Sexueller Missbrauch von Kindern (§ 176 StGB) 161
           13.2.5 Sexueller Missbrauch von Jugendlichen (§ 182 StGB) 161
           13.2.6 Sexuelle Nötigung bzw. Vergewaltigung (§ 177 StGB) 162
    13.3 Schutz der Privatsphäre 163
           13.3.1 Schweigepflicht 163
           13.3.2 Briefgeheimnis 165

Teil V Verwaltungs- und Sozialrecht

14 Einleitung **169**

15 Verwaltungs- und Sozialverfahren **171**

16 Sozialversicherung **174**
    16.1 Grundlagen 174
    16.2 Krankenversicherung 176
    16.3 Unfallversicherung 177
    16.4 Rentenversicherung 181
           16.4.1 Rente wegen Alters 181
           16.4.2 Rente wegen Erwerbsminderung 181
           16.4.3 Rente wegen Todes 182
    16.5 Arbeitslosenversicherung 183
    16.6 Sozialversicherung von Menschen mit Behinderung 185
    16.7 Pflegeversicherung 186

17 Sozialhilfe **190**
    17.1 Hilfe zum Lebensunterhalt 191
    17.2 Grundsicherung im Alter und bei Erwerbsminderung 193
    17.3 Eingliederungshilfe 194
    17.4 Hilfe zur Pflege 197
    17.5 Einsatz des Einkommens und Vermögens 197
    17.6 Sozialhilfeträger 198
    17.7 Kostenersatz 199

18 Rehabilitation und Teilhabe behinderter Menschen **200**
    18.1 Grundlagen 200
    18.2 Verfahren 201
    18.3 Leistungen 202
           18.3.1 Allgemeines 202
           18.3.2 Vergünstigungen im öffentlichen Leben 203
    18.4 Teilhabe am Arbeitsleben 204
           18.4.1 Private Arbeitsverhältnisse 204
           18.4.2 Werkstätten für behinderte Menschen (WfbM) 204

19 Jugendhilferecht **207**

20	Heimrecht		209
21	Arzneimittel- und Betäubungsmittelgesetz		214
	21.1	Arzneimittelgesetz	214
	21.2	Betäubungsmittel	216

Teil VI Arbeitsrecht

22	Allgemeines		219
23	Arbeitsvertrag		221
	23.1	Abschluss und Inhalt	221
	23.2	Dauer des Arbeitsverhältnisses	223
	23.3	Arbeitnehmerschutzrechte	225
		23.3.1 Mutterschutzgesetz	228
		23.3.2 Schwerbehindertenrecht	230
		23.3.3 Arbeitszeitrecht	230
		23.3.4 Unfallverhütungsvorschriften	232
		23.3.5 Gewerbeordnung	233
		23.3.6 Arbeitsstättenverordnung	233
		23.3.7 Arbeitsschutzgesetz	233
		23.3.8 Überblick: Medizinprodukterecht-Durchführungsgesetz	234
		23.3.9 Schutz sexuelle Belästigung	235
		23.3.10 Allgemeines Gleichbehandlungsgesetz	236
24	Umfang der Tätigkeit und Direktionsrecht		238
25	Tarifverträge		240
26	Betriebliche Mitbestimmung		241
	26.1	Grundlagen	241
	26.2	Rechte der Arbeitnehmervertretungen	241
	26.3	Betriebsvereinbarungen	243
27	Vergütung und Entgeltfortzahlung		244
	27.1	Grundlagen	244
	27.2	Entgeltfortzahlung	244
28	Urlaub		246
29	Beendigung des Arbeitsverhältnisses		248
	29.1	Ordentliche Kündigung	248
	29.2	Außerordentliche Kündigung	252
	29.3	Aufhebungsvertrag	253
	29.4	Befristung	254
	29.5	Kündigungsschutz	255
	29.6	Berufs- oder Erwerbsunfähigkeit	255

29.7	Arbeits- und Dienstzeugnis	255
29.8	Verjährungs- und Ausschlussfristen	256

Teil VII Anhang

Literatur **261**

Stichwortverzeichnis **263**

Abkürzungsverzeichnis

a. a. O.	am angeführten Ort	BtMG	Betäubungsmittelgesetz
AG	Amtsgericht	BtMVV	Betäubungsmittel-Verschreibungs-Verordnung
AMG	Arzneimittelgesetz		
AP	Arbeitsrechtliche Praxis, Nachschlagewerk des Bundesarbeitsgerichts	BVerfG	Bundesverfassungsgericht
		BVerfGE	Entscheidungssammlung Bundesverfassungsgericht
APflege	Zeitschrift: Altenpflege		
ArbSchG	Arbeitsschutzgesetz		
ArbStättV	Arbeitsstättenverordnung	BWG	Bundeswahlgesetz
		DAVorm	Der Amtsvormund, Rundbrief des Deutschen Instituts für Vormundschaftswesen
ArztR	Zeitschrift: Arztrecht		
BAG	Bundesarbeitsgericht		
BayObLG	Bayerisches oberstes Landesgericht		
		DienstV	Dienstvereinbarung
BayPsychKHG	Bayerisches Psychisch-Kranken-Hilfe-Gesetz	DMW	Zeitschrift: Deutsche Medizinische Wochenschrift
BBiG	Berufsbildungsgesetz		
BDSG	Bundesdatenschutzgesetz	DS	Deutsches Sonntagsblatt
		DSGVO	Datenschutzgrundverordnung
BPersVG	Bundespersonalvertretungsgesetz		
		Dtsch.	Deutsch(en)
BeschG	Beschäftigtenschutzgesetz	EntgFG	Entgeltfortzahlungsgesetz
BetrVerfG	Betriebsverfassungsgesetz	EMRK	Europäische Menschenrechtskonvention
BGB	Bürgerliches Gesetzbuch	Ethik Med	Zeitschrift: Ethik in der Medizin
BGBl	Bundesgesetzblatt		
BGH	Bundesgerichtshof	EzA	Entscheidungssammlung zum Arbeitsrecht
BGHZ	Entscheidungssammlung des Bundesgerichtshofs in Zivilsachen		
		FamFG	Gesetz über das Verfahren in Familiensachen und in den Angelegenheiten der freiwilligen Gerichtsbarkeit (Familienverfahrensgesetz)
BKVO	Berufskrankheitenverordnung		
BSG	Bundessozialgericht		
BSGE	Entscheidungssammlung des Bundessozialgerichts		
		FEVS	Fürsorgerechtliche Entscheidungen der Verwaltungs- und Sozialgerichte
BSHG	Bundessozialhilfegesetz		

GewO	Gewerbeordnung	NStZ	Neue Zeitschrift für Strafrecht
GVG	Gerichtsverfassungsgesetz	NZA	Neue Zeitschrift für Arbeitsrecht
HeimMindBauV	Heimmindestbauverordnung	OLG	Oberlandesgericht
HeimmitwV	Heimmitwirkungsverordnung	PostO	Postordnung
		PStG	Personenstandsgesetz
HeimPersVO	Heimpersonalverordnung	PflBG	Pflegeberufegesetz
		PflR	Zeitschrift: Pflegerecht
HinSchG	Hinweisgeberschutzgesetz	PflRi	Pflegebedürftigkeitsrichtlinien
JArbSchG	Jugendarbeitsschutzgesetz	PsychKHG BaWü	Gesetz über Hilfen und Schutzmaßnahmen bei psychischen Krankheiten (Psychisch-Kranken-Hilfe-Gesetz) in Baden-Württemberg
JAVollzO	Justizanstaltsvollzugsordnung		
LAG	Landesarbeitsgericht		
LBerufG	Landesberufsgericht für Ärzte		
LG	Landgericht	PsychKHG Hessen	Hessisches Gesetz über Hilfen bei psychischen Krankheiten
LJHG-BW	Landesjugendhilfegesetz Baden-Württemberg		
		R & P	Zeitschrift: Recht und Psychiatrie
LQV	Leistungs- und Qualitätsvereinbarung	SchwbG	Schwerbehindertengesetz
LVwVfG BW	Landesverwaltungsverfahrensgesetz Baden-Württemberg	SchwbWV	Werkstättenmitwirkungsverordnung zum Schwerbehindertengesetz
LWV Hessen	Landeswohlfahrtsverband Hessen		
MDR	Zeitschrift: Monatsschrift des Rechts	SGB	Sozialgesetzbuch
		SGB I	Sozialgesetzbuch – Erstes Buch – Allgemeiner Teil
MedR	Zeitschrift: Medizinrecht		
MPAMIV	Medizinprodukte-Anwendermelde- und Informationsverordnung	SGB III	Sozialgesetzbuch – Drittes Buch – Arbeitsförderung
MPDG	Medizinprodukterecht-Durchführungsgesetz	SGB V	Sozialgesetzbuch – Fünftes Buch – Gesetzliche Krankenversicherung
MPBetreibV	Medizinproduktebetreiberverordnung	SGB VI	Sozialgesetzbuch – Sechstes Buch – Gesetzliche Rentenversicherung
MuSchG	Mutterschutzgesetz		
m. w. N.	mit weiteren Nachweisen		
		SGB VII	Sozialgesetzbuch – Siebtes Buch – Gesetzliche Unfallversicherung
NJW	Zeitschrift: Neue Juristische Wochenschrift		
NJW RR	Zeitschrift: Neue Juristische Wochenschrift – Rechtsprechungsreport	SGB VIII	Sozialgesetzbuch – Achtes Buch – Kinder- und Jugendhilfe

SGB IX	Sozialgesetzbuch – Neuntes Buch – Rehabilitation und Teilhabe von Menschen mit Behinderungen	StPO	Strafprozessordnung
		TVöD	Tarifvertrag öffentlicher Dienst
		TzBfG	Teilzeit- und Befristungsgesetz
SGB X	Sozialgesetzbuch – Zehntes Buch – Sozialverwaltungsverfahren und Sozialdatenschutz	VersR	Zeitschrift: Versicherungsrecht
		VO	Verordnung
		VwVfG	Verwaltungsverfahrensgesetz
SGB XI	Sozialgesetzbuch – Elftes Buch – Soziale Pflegeversicherung	WBVG	Wohn- und Betreuungsvertragsgesetz
		WRV	Weimarer Reichsverfassung
SGB XII	Sozialgesetzbuch – Zwölftes Buch – Sozialhilfe	WTPG	Wohn-, Teilhabe- und Pflegegesetz (BaWü)
SGB XIV	Sozialgesetzbuch – Vierzehntes Buch – Soziale Entschädigung	WVO	Werkstättenverordnung
		ZPO	Zivilprozessordnung
SozR	Entscheidungssammlung der Richter des Bundessozialgerichts	ZuSEG	Gesetz über die Entschädigung von Zeugen und Sachverständigen
StGB	Strafgesetzbuch		

Teil I Gemeinschaftskunde

1 Prinzipien der deutschen Demokratie

1.1 Demokratie

> **Definition**
>
> Der Begriff *Demokratie* bedeutet, dass die Staatsgewalt vom Volk ausgeht, abgeleitet von dem griechischen Wort »demos« = »Volk«.

Da in Deutschland mit dem Grundgesetz eine *repräsentative Demokratie* festgelegt wurde, wird die »Gewalt« auf Abgeordnete übertragen. Die wahlberechtigten Bürger wählen für eine Legislaturperiode einen Vertreter, den *Abgeordneten*, der dann stellvertretend für sie im Parlament (Bundestag, Landtag etc.) sitzt. Bezüglich der Wahl der Abgeordneten und sonstigen Volksvertreter gelten folgende *Wahlgrundsätze*:

- allgemein,
- unmittelbar,
- geheim,
- frei und
- gleich

Grundlage ist Art. 38 Abs. 1 GG. Diese Wahlgrundsätze lassen sich wie folgt erläutern:

- *allgemein:* Jeder Bürger, der das achtzehnte Lebensjahr vollendet hat und die deutsche Staatsbürgerschaft besitzt, kann wählen (aktives Wahlrecht) oder gewählt werden (passives Wahlrecht).
- *unmittelbar:* Die Abgeordneten werden direkt in das Parlament gewählt, ohne Wahlmänner oder ähnliches
- *frei:* Niemand kann gezwungen werden zu wählen oder sich für eine bestimmte Partei zu entscheiden.
- *gleich:* Jede Stimme zählt gleich.
- *geheim:* Der Wähler muss seine Wahlentscheidung nicht offenbaren und er muss durch Wahlkabinen etc. bei der Stimmabgabe vor einer Kenntnisnahme durch Dritte geschützt werden.

Die verfassungsrechtlichen Grundlagen des *Wahlrechts* finden sich im Grundgesetz:

- Art. 20 Abs. 2 GG: »Alle Staatsgewalt geht vom Volke aus. Sie wird vom Volke in Wahlen und Abstimmungen und durch besondere Organe der Gesetzgebung, der vollziehenden Gewalt und der Rechtsprechung ausgeübt.«
- Art. 21 Abs. 1 GG: »Die Parteien wirken bei der politischen Willensbildung des Volkes mit.«
- Art. 38 Abs. 1 GG: »Die Abgeordneten des Deutschen Bundestages werden in allgemeiner, unmittelbarer, freier, gleicher und geheimer Wahl gewählt.«
- Art. 38 Abs. 2 GG: »Wahlberechtigt ist, wer das achtzehnte Lebensjahr vollendet hat; wählbar ist, wer das Alter erreicht hat, mit dem die Volljährigkeit eintritt.«

Die Ausgestaltung des speziellen Wahlrechts und die Verwirklichung der obigen Grundsätze erfolgt durch das *Bundeswahlgesetz*. Dort ist unter anderem festgelegt, dass zur Durchführung der Wahl das Bundesgebiet in einzelne Wahlkreise eingeteilt wird.

Wahlberechtigt ist jeder Bürger, somit jeder Deutsche, nach Vollendung des *achtzehnten Lebensjahres*. Auch Deutsche, die sich im Ausland aufhalten, sind wahlberechtigt. Weitere Voraussetzung ist, dass seit mindestens drei Monaten ein Aufenthalt im Bundesgebiet als Deutscher vorliegt. *Wählen kann* aber *nicht* derjenige, der vom Wahlrecht durch

- richterliche Aberkennung
- die Bestellung eines Betreuers für alle Angelegenheiten
- den Maßregelvollzug (§§ 20, 63 StGB)

ausgeschlossen ist. Die richterliche Aberkennung kann gemäß § 45 Abs. 5 StGB nur bei besonderen Straftaten, folglich nur in Ausnahmefällen, erfolgen.

Die Ausübung der Wahl erfolgt durch die persönliche Stimmabgabe im Wahlkreis oder mittels Briefwahl bei Verhinderung der Stimmabgabe. *Behinderte Personen* können gemäß § 33 Abs. 2 BWG eine Person ihres Vertrauens zum Wahlvorgang mit in die Kabine nehmen und sich von dieser helfen lassen. Für das *passive Wahlrecht* (Wählbarkeit) gilt als Altersgrenze wieder die Vollendung des achtzehnten Lebensjahres.

Bei der Wahl zum Parlament des Bundes und der Länder hat jeder Bürger *zwei Stimmen*: Die Erststimme für den Wahlkreisabgeordneten, wobei der Kandidat des Wahlkreises mit der Mehrheit der Stimmen gewählt ist (*Mehrheitswahl*), sowie die Zweitstimme für die Landesliste der Partei. Die Anzahl der Zweitstimmen für eine Liste legt die Anzahl der Abgeordneten dieser Partei im Bundestag fest (*Verhältniswahl*).

Ein besonderes Wahlsystem gilt bei Kommunalwahlen in Baden-Württemberg (Stadtrat, Gemeinderat etc.).

Der Name »Bundesrepublik« kennzeichnet den Staat als Republik. Abgeleitet ist er vom lateinischen res publica. Res publica bedeutet, dass das Staatsoberhaupt nicht durch Erbfolge bestimmt wird, wie in der Monarchie, sondern gewählt wird.

> **Definition**
>
> *Res publica* bedeutet, dass das Staatsoberhaupt nicht durch Erbfolge bestimmt wird wie in der Monarchie, sondern gewählt wird.

Das deutsche Staatsoberhaupt, der *Bundespräsident*, wird durch die *Bundesversammlung* gewählt. Die Bundesversammlung setzt sich jeweils zur Hälfte aus den Abgeordneten des Bundestages und den Vertretern der Bundesländer zusammen (Art. 54 GG). Die *Amtsdauer* des Bundespräsidenten beträgt *fünf Jahre*, und er kann nur einmal wiedergewählt werden.

1.2 Rechtsstaat

Nach Art. 20, 28 Abs. 1 Satz 1 GG ist die Bundesrepublik Deutschland ein Rechtsstaat. Dieser ist durch *drei Grundsätze* gekennzeichnet:

- Gewaltenteilung
- Bindung der Gesetzgebung an die verfassungsmäßige Ordnung
- Gesetzmäßigkeit der Verwaltung.

Die *Gewaltenteilung* besagt, dass drei Gewalten existieren, die voneinander zu trennen sind. Diese Gewalten sind

- die gesetzgebende Gewalt = Legislative

- die ausführende Gewalt = Exekutive
- die richterliche Gewalt = Judikative

Diese Organe sollen ihre Aufgaben unabhängig voneinander erfüllen und sich gegenseitig kontrollieren. Die Gewaltenteilung ist deshalb ein wesentliches Instrument zur Sicherung der Demokratie.

Die *Bindung der Gesetzgebung an die verfassungsmäßige Ordnung* soll sichern, dass der Gesetzgeber sich nicht über die Verfassung hinwegsetzen kann.

Die *Gesetzmäßigkeit der Verwaltung* soll den Bürger vor willkürlichen Handlungen schützen, denn die Verwaltung darf nur im Rahmen der Gesetze handeln.

Eine enge Verbindung besteht zwischen den Vorgaben einer Rechtsordnung in zivilisierten Staaten und gesellschaftlichen Begriffen wie *Ethik*, *Sitte* und *Moral*. Die anerkannten moralischen und sittlichen Grundsätze wie auch christliche Werte (z. B. 10 Gebote) sind innerhalb der Rechtsordnung in den Grundrechten (z. B. Menschenwürde, Freiheitsrecht), dem Zivilrecht (z. B. Schutz des Lebens, Körpers und von vertraglichen Verhältnissen mit der Folge von Schadensersatz bei deren Verletzung etc.), im Strafrecht (z. B. Schutz des Eigentums und des Lebens) sowie im Verwaltungs- und Polizeirecht umgesetzt worden. Das Recht stellt gerade die Verankerung ethischer, sittlicher und moralischer Grundsätze in einer Gesellschaft dar.

1.2.1 Gesetzgebung

Für den Erlass von Gesetzen ist die Legislative (Gesetzgebung) zuständig. Die Legislative ist vom Volk gewählt. Auf Bundesebene ist dies der *Bundestag*, auf Länderebene der *Landtag*, in Städten und Gemeinden der *Stadtrat bzw. Gemeinderat*.

Die Länder sind im Gesetzgebungsverfahren über den *Bundesrat* an jedem Gesetz beteiligt. Sofern das entsprechende Gesetz die besonderen Interessen der Länder betrifft (Zustimmungsgesetze), hat der Bundesrat sogar das Recht, ein vom Bundestag beschlossenes Gesetz zu blockieren. Ist in einem solchen Fall keine Einigung zwischen Bundestag und Bundesrat möglich, so muss der *Vermittlungsausschuss* eingeschaltet werden (Art. 77 Abs. 2 GG). Der Vermittlungsausschuss setzt sich aus Mitgliedern des Bundestages und des Bundesrates zusammen.

Die Anregung zum Erlass neuer Gesetze, die *Gesetzesinitiative*, kann von

- der Bundesregierung
- dem Bundestag (mindestens 5 % der Abgeordneten)
- dem Bundesrat ausgehen.

Bei der Gesetzesinitiative wird ein Gesetzentwurf vorgelegt, der dann in erster Lesung, der ersten Beratung im Bundestag, behandelt wird. Danach kommt er in einen der Fachausschüsse. Anschließend gibt es eine zweite und dritte Lesung im Bundestag. Nach der dritten Lesung kommt es zur *Schlussabstimmung*, d. h. der Verabschiedung. Gesetze, die das Grundgesetz ändern, müssen mit einer Zwei-Drittel-Mehrheit der Stimmen des Bundestags verabschiedet werden und die Bundesländer müssen ebenfalls mit einer Zwei-Drittel-Mehrheit zustimmen (▶ Abb. 1.1).

Die beschlossenen Gesetze werden vom Bundeskanzler *gegengezeichnet* und vom Bundespräsidenten ausgefertigt und damit rechtsgültig. Mit der *Verkündung* im *Bundesgesetzblatt* tritt das Gesetz in Kraft, sofern kein späterer anderer Zeitpunkt bestimmt ist.

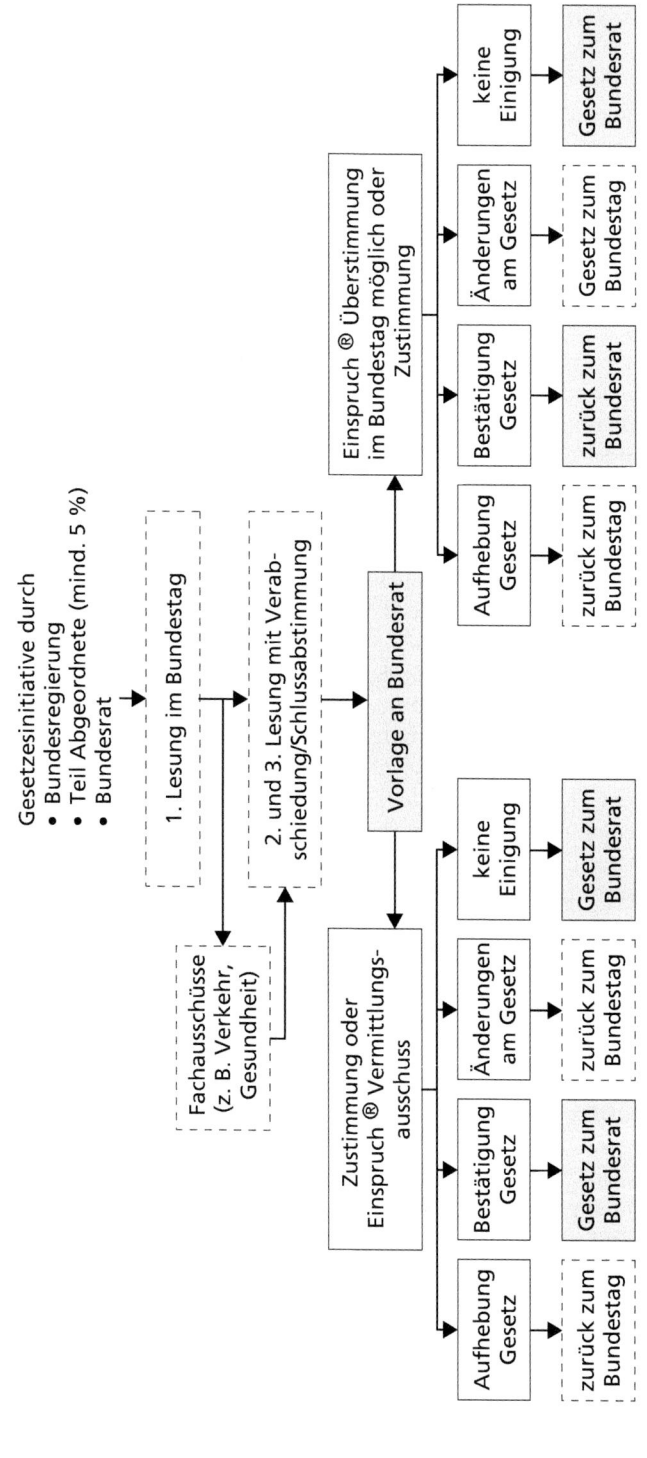

Abb. 1.1: Gesetzgebungsverfahren.

1.2.2 Sonstige Staatsorgane

1.2.2.1 Exekutive

Die Exekutive ist als ausführende Gewalt für die Durchführung der Gesetze verantwortlich. Auf *Bundesebene* zählen zur Exekutive

- der Bundespräsident
- die Bundesregierung
- die Bundesverwaltung

Auf *Länder- und Kreisebene* zählen zur Exekutive

- die Landesregierung
- die Landesverwaltung einschließlich der Regierungspräsidien
- die Polizei
- sonstige Behörden und Ämter (Regierungspräsidium, Stadtverwaltung etc.)

Die Funktion des *Bundespräsidenten* ist schwach. Er hat im Wesentlichen nur *repräsentative Aufgaben*, d. h. er vertritt die Bundesrepublik nach außen. Er hat außerdem die Pflicht zur Ausfertigung von Gesetzen nach deren Verabschiedung.

Der *Bundeskanzler* wird nach der Wahl des Bundestages auf Vorschlag des Bundespräsidenten vom Bundestag gewählt und anschließend vom Bundespräsidenten ernannt. Der Bundeskanzler ist dem Bundestag während seiner Amtszeit verantwortlich. Soll eine *Ablösung des Bundeskanzlers* erfolgen, gibt es zwei Möglichkeiten:

- Ein neuer Bundeskanzler wird gewählt (konstruktives Misstrauensvotum) oder
- der Kanzler selbst stellt die Vertrauensfrage. Er stellt den Antrag, ihm das Vertrauen auszusprechen. Stimmt die Mehrheit des Bundestages gegen ihn, kann der Bundespräsident auf Vorschlag des Bundeskanzlers den Bundestag innerhalb von 21 Tagen auflösen (Art. 68 GG). Dann sind Neuwahlen erforderlich. Die Auflösung kann durch die Wahl eines neuen Bundeskanzlers verhindert werden.

Der Bundeskanzler *schlägt* die *Bundesminister* vor, die anschließend vom Bundespräsidenten formell ernannt werden (Art. 64 GG). Der Bundeskanzler bestimmt auch die *Richtlinien* der Politik (Art. 65 GG), d. h. die Grundzüge der Tätigkeit der Regierung.

Aufgaben der Bundesregierung sind

- Erarbeiten von Gesetzesvorlagen
- Erlass von Rechtsverordnungen
- Aufsicht über die Länder hinsichtlich der Ausführung von Bundesgesetzen
- Erlass von Verwaltungsvorschriften

1.2.2.2 Judikative

Die Rechtsprechung (Judikative) ist die höchste Kontrollinstanz. An ihrer Spitze steht das *Bundesverfassungsgericht*, das darüber wacht, ob Legislative und Exekutive die Verfassung bei Gesetzen und Maßnahmen beachten.

In den Bundesländern existieren weitere *Verfassungs-* oder *Staatsgerichtshöfe*, die die Einhaltung der Landesverfassung kontrollieren. Die *Richter* des Bundesverfassungsgerichts werden je zur Hälfte vom Bundestag und vom Bundesrat gewählt.

Die Rechtsprechung ist in verschiedene *Gerichtszweige* und verschiedene Instanzen gegliedert. Höchste Instanz ist das jeweilige Bundesgericht. Es werden die ordentliche Gerichtsbarkeit mit Straf- und Zivilabteilung sowie die Verwaltungs-, die Finanz-, die Arbeits- und die Sozialgerichtsbarkeit unterschieden.

Die ▶ Tab. 1.1 zeigt den Gerichtsaufbau.

Tab. 1.1: Gerichtsaufbau.

Bundesverfassungsgericht				
Bundesgerichtshof	Bundesverwaltungsgericht	Bundesfinanzhof	Bundesarbeitsgericht	Bundessozialgericht
Oberlandesgericht	Oberverwaltungsgericht/ Verwaltungsgerichtshof		Landesarbeitsgericht	Landessozialgericht
Landgericht	Verwaltungsgericht	Finanzgericht	Arbeitsgericht	Sozialgericht
Amtsgericht				
Strafabteilung Zivilabteilung				
Ordentliche Gerichtsbarkeit	Verwaltungsgerichtsbarkeit	Finanzgerichtsbarkeit	Arbeitsgerichtsbarkeit	Sozialgerichtsbarkeit

1.2.3 Rechte des Bundes, der Länder, der Städte und Gemeinden

Die Bundesrepublik Deutschland ist ein *Bundesstaat*. Sie setzt sich aus 16 *Bundesländern* zusammen.

Die Bundesländer besitzen für bestimmte Bereiche eine verfassungsrechtlich geschützte *Selbstständigkeit*. So können die Länder in manchen Bereichen eigenständig Gesetze erlassen, wie beispielsweise die

- Landespolizeigesetze
- Kommunalgesetze
- Unterbringungs- bzw. Psychisch Kranken Hilfegesetze und
- Schul- und Kultusgesetze (inkl. teilweise Pflegeausbildung).

Die Länder müssen sich in ihrem Kompetenzbereich bundesfreundlich verhalten.

Deshalb müssen die Schulgesetze so weit übereinstimmen, dass ein Schüler ohne Probleme in ein anderes Bundesland wechseln kann.

Die *Gemeinden* und *Städte* sind so genannte Gebietskörperschaften. Durch Art. 28 Abs. 2 GG haben sie das Recht, alle Angelegenheiten »*der örtlichen Gemeinschaft im Rahmen der Gesetze in eigener Verantwortung zu regeln*«. Diese so genannte *Selbstverwaltung* umfasst auch die finanzielle Eigenverantwortung. Dies bedeutet, dass die Gemeinde oder Stadt durch *Satzungen* Angelegenheiten wie die Nutzung des Friedhofs, Abgaben und Gebühren, Abfallbeseitigung, Bebauung des Gemeindegebietes, Wasserversorgung und Beseitigung von Abwässern etc. regeln kann. Die Satzung darf jedoch nicht gegen höherrangiges Recht, beispielsweise Gesetze, verstoßen. Das zuständige »Gesetzgebungsorgan« der Gemeinde bzw. Stadt ist der Gemeinderat bzw. Stadtrat.

1.3 Sozialstaat

Das Grundgesetz legt in Art. 20 Abs. 1 fest, dass die Bundesrepublik Deutschland ein demokratischer und *sozialer* Bundesstaat ist. Damit wurde die verfassungsrechtliche Grundlage für den Sozialstaat geschaffen. Das *Sozialstaatsgebot* verpflichtet den Staat, wirtschaftlich schwachen Menschen ein menschenwürdiges Dasein zu ermöglichen. Jeder soll einen *wirtschaftlichen* und *kulturellen Mindeststandard*, zumindest das *Existenzminimum*, haben. Besonders den hilfsbedürftigen, den sozial schwachen und behinderten Menschen soll diese besondere Fürsorge des Staates zukommen, und es sollen soziale Gegensätze ausgeglichen werden. Unterstützt wird die oben genannte Pflicht durch das *Benachteiligungsverbot* für Menschen mit Behinderung in Art. 3 Abs. 3 Satz 2 GG:

»*Niemand darf wegen seiner Behinderung benachteiligt werden.*«

Dadurch wurden die Rechte behinderter Menschen erheblich gestärkt.

Merkmal des Sozialstaats sind insbesondere die *Sozialversicherungen*. Diese sind

- die Arbeitslosenversicherung,
- die (gesetzliche) Krankenversicherung,
- die (gesetzliche) Rentenversicherung,
- die (gesetzliche) Unfallversicherung und
- die (soziale) Pflegeversicherung.

Personen, die unterhalb des Existenzminimums leben müssten, sollen im »untersten sozialen Netz« der Sozialhilfe oder der Grundsicherung (für Arbeitssuchende, alte oder behinderte Menschen) aufgefangen werden.

Das Sozialstaatsprinzip übt auch einen Einfluss auf die Wirtschaftsordnung aus. Die Wirtschaftsordnung der Bundesrepublik ist die *soziale Marktwirtschaft*.

> **Definition**
>
> *Soziale Marktwirtschaft* bedeutet, dass der Staat die (gesetzlichen) Rahmenbedingungen dafür schafft, dass sich eine funktionsfähige Wirtschaft als soziale Wettbewerbswirtschaft ohne marktbeherrschende Einflüsse entfalten kann.

1.4 Politische Einflussnahme

Der Bürger hat in einem demokratischen Staat verschiedene Möglichkeiten, politisch Einfluss zu nehmen.

Zuerst und im Wesentlichen bestimmt der Bürger die Art der Politik durch sein Wahlrecht. Dazu kann er sich einer politischen *Partei* anschließen, d. h. dort Mitglied werden. Die Parteien werden im Grundgesetz in Art. 21 GG als Teil der verfassungsmäßigen Ordnung garantiert. Nach diesem Verfassungsartikel wirken die Parteien bei der politischen Willensbildung des Volkes mit und ihre Gründung ist frei. Ihre innere Ordnung muss demokratischen Grundsätzen entsprechen.

Zusätzlich können sich die Menschen in Form einer so genannten Bürgerinitiative organisieren. Die Bürgerinitiative ist ein Zusammenschluss von Personen, die ein gemeinsames Ziel verfolgen.

In der Praxis bekannt sind Bürgerinitiativen gegen den Bau einer Autobahn oder

Bahntrasse, gegen den Betrieb eines Atomkraftwerkes oder nur zur Installation eines gesicherten Fußgängerüberweges zum Schutz der Kinder. Die Bürgerinitiativen haben den Vorteil, dass der Bürger dort direkt auf die Politik Einfluss nehmen kann.

Ein wesentliches Instrument der Bürgerinitiativen ist die Nutzung der *Medien*, d. h. Presse, Radio und Fernsehen, um auf ihre Ziele aufmerksam zu machen und auf die Politik Druck auszuüben. Auch ansonsten sind die Medien ein wesentliches Instrument zur Sicherung der Demokratie, weshalb sie im Grundgesetz über Art. 5 GG (freie Meinungsäußerung) geschützt sind:

»*Jeder hat das Recht, seine Meinung in Wort, Schrift und Bild frei zu äußern und zu verbreiten und sich aus allgemein zugänglichen Quellen ungehindert zu unterrichten. Die Pressefreiheit und die Freiheit der Berichterstattung durch Rundfunk und Film werden gewährleistet. Eine Zensur findet nicht statt.*«

Schließlich hat jeder Bürger das Recht, sich an einen der *Petitionsausschüsse* des Bundes[1] oder der Bundesländer zu wenden. Dort wird seine Beschwerde geprüft und unter Umständen Abhilfe angeregt.

1.5 Grundrechte

Grundlage der Demokratie der Bundesrepublik Deutschland sind die Grundrechte. Sie sind so genannte *Abwehrrechte* gegen Willkür des Staates. Teilweise wirken Grundrechte auch unmittelbar zwischen den Bürgern.

Beispiel

Ein Arbeitgeber darf Frauen weder am Arbeitsplatz noch bei der Auswahl benachteiligen, da dies gegen den Gleichheitsgrundsatz des Art. 3 GG verstößt.

Die Grundrechte sind eng verwandt mit den *Menschenrechten*. Das Grundgesetz hat die Menschenrechte in besonderem Umfang geschützt.

Die Grundrechte sind nicht nur Abwehrrechte, d. h. sie schützen den Bürger vor staatlichen Eingriffen, sondern auch *Anspruchsrechte*, d. h. sie geben den Bürgern Ansprüche gegen den Staat. An dieser Stelle sollen nur einige wichtige Grundrechte dargestellt werden, die ihre Wirkung insbesondere im Bereich der Heilerziehungs- und Altenpflege sowie der Krankenpflege entfalten.

Menschenwürde (Art. 1 GG)
Schutz der Menschenwürde: Die Würde jedes Menschen stellt das höchste Gut in der Wertordnung des Grundgesetzes dar.

(1) Die Würde des Menschen ist unantastbar. Sie zu achten und zu schützen ist Verpflichtung aller staatlichen Gewalt.
(2) [...]

Die Würde jedes Menschen ist unabhängig von Eigenschaften (Krankheit, Behinderung, Geschlecht, Rasse), Alter und Einsichtsfähigkeit als eines der höchsten Rechtsgüter geschützt. Die Menschenwürde hat Auswirkungen auf viele Bereiche der Betreuung und Pflege von behinderten und alten Menschen:

- Schweigepflicht und Datenschutz
- (Eigene) Einwilligung in freiheitseinschränkenden Maßnahmen

---

[1] Weitere Informationen online unter: https://epetitionen.bundestag.de/epet/startseite.nc.html

- Umfang der Einrichtung einer Betreuung
- Sterbehilfe, inkl. Suizid und Patientenverfügung sowie
- Wahrung der Intimsphäre, und die Freizeit- und Wohnraumgestaltung.

Recht auf freie Entfaltung der Persönlichkeit (Art. 2 Abs. 1 GG):
Jeder Bürger hat das Recht, seinen Lebensbereich selbst nach seinen Wünschen und Bedürfnissen zu gestalten, soweit er dadurch nicht andere in ihren Rechten verletzt.

(1) Jeder hat das Recht auf die freie Entfaltung seiner Persönlichkeit, soweit er nicht die Rechte anderer verletzt und nicht gegen die verfassungsmäßige Ordnung oder das Sittengesetz verstößt.

Dieser Artikel garantiert das Recht auf *Selbstbestimmung*, auch des behinderten und alten Menschen in einer Einrichtung. Diese Selbstbestimmung umfasst die Gestaltung der Freizeit, die Verwendung des persönlichen Geldes (Taschengeld, Barbetrag etc.), die Partnersuche, die Gestaltung des Wohnraums und die Auswahl der Kleidung, Musik etc.

Freiheit der Person, Leben, körperliche Unversehrtheit (Art. 2 Abs. 2 GG):
Diese Rechtsgüter werden besonders geschützt, Einschränkungen sind nur aufgrund von Gesetzen und eines Richterspruchs möglich.

(2) Jeder hat das Recht auf Leben und körperliche Unversehrtheit. Die Freiheit der Person ist unverletzlich. In diese Rechte darf nur aufgrund eines Gesetzes eingegriffen werden.

Aus diesem Grund muss für die *Unterbringung* psychisch kranker Menschen oder gar der *Zwangsbehandlung* eine gesetzliche Grundlage bestehen. Dies gilt selbstverständlich auch für sonstige Zwangsmaßnahmen und freiheitsbeschränkende Maßnahmen. Ergänzt wird dieses Grundrecht durch den Anspruch auf Nachprüfung aller staatlichen Maßnahmen durch ein Gericht (Art. 19 Abs. 4 GG) und das Recht, dass immer ein Gericht über freiheitsentziehende Maßnahmen entscheiden muss (Art. 104 GG).

Durch Art. 2 Abs. 2 GG werden auch die staatlichen Organe dazu verpflichtet, Leben, körperliche Unversehrtheit und Freiheit zu schützen.

Gleichheitsgrundsatz (Art. 3 GG):
Dieses Grundrecht verbietet die Ungleichbehandlung gleicher Sachverhalte, insbesondere Ungleichbehandlungen wegen des Geschlechts, der Rasse, der Behinderung und der Religion. Danach sind *alle Menschen gleich*.

(1) Alle Menschen sind vor dem Gesetz gleich.
(2) Männer und Frauen sind gleichberechtigt. […]
(3) Niemand darf wegen seines Geschlechtes, seiner Abstammung, seiner Rasse, seiner Sprache, seiner Heimat und Herkunft, seines Glaubens, […] benachteiligt oder bevorzugt werden. Niemand darf wegen seiner Behinderung benachteiligt werden.

Besonders wichtig ist das Verbot der Benachteiligung von behinderten Menschen. Dieses Grundrecht soll nicht nur die Diskriminierung behinderter Menschen verhindern, sondern diesen auch Rechte auf gesellschaftliche Maßnahmen geben. Dies kommt vor allem neuen Sozialgesetzbuch IX (SGB IX), dem Gesetz zur »Rehabilitation und Teilhabe behinderter Menschen« zum Ausdruck.

Glaubens-, Gewissens- und Bekenntnisfreiheit (Art. 4 GG):
Dieses Grundrecht schützt die Freiheit der Religionsausübung und der weltanschaulichen Überzeugung.

(1) Die Freiheit des Glaubens, des Gewissens und die Freiheit des religiösen und weltanschaulichen Bekenntnisses sind unverletzlich.

(2) Die ungestörte Religionsausübung wird gewährleistet.

In der Praxis der Alten- und Heilerziehungspflege sowie in psychiatrischen Einrichtungen ist aufgrund dieses Grundrechts unter anderem die freie Religionsausübung zu ermöglichen.

Schutz von Ehe und Familie (Art. 6 GG):
Die Ehe und die Familie sind vom Staat zu schützen. Die Erziehung der Kinder ist Aufgabe der Eltern:

(1) Ehe und Familie stehen unter dem besonderen Schutze der staatlichen Ordnung.
(2) Pflege und Erziehung der Kinder sind das natürliche Recht der Eltern und die zuvörderst ihnen obliegende Pflicht. Über ihre Betätigung wacht die staatliche Gemeinschaft.
(3) Gegen den Willen der Erziehungsberechtigten dürfen Kinder nur auf Grund eines Gesetzes von der Familie getrennt werden, wenn die Erziehungsberechtigten versagen oder wenn die Kinder aus anderen Gründen zu verwahrlosen drohen.
(4) Jede Mutter hat Anspruch auf den Schutz und die Fürsorge der Gemeinschaft.
(5) Den unehelichen Kindern sind durch die Gesetzgebung die gleichen Bedingungen für ihre leibliche und seelische Entwicklung und ihre Stellung in der Gesellschaft zu schaffen wie den ehelichen Kindern.

Der Staat hat durch dieses Grundrecht auch die Verpflichtung, die Familie insbesondere in wirtschaftlicher Hinsicht zu fördern und bei behinderten Müttern zu prüfen, ob diese nicht mit staatlichen Hilfen in der Lage sind, ihre Kinder selbst zu versorgen. Die Wegnahme des Kindes von der Mutter darf deshalb nur das letzte Mittel sein.

Brief-, Post- und Fernmeldegeheimnis (Art. 10 GG):
Mitteilungen, die auf dem Postweg oder über das Telefon gemacht werden, sind vor den Staatsorganen geschützt. Ausnahmen müssen gesetzlich geregelt werden.

(1) Das Briefgeheimnis sowie das Post- und Fernmeldegeheimnis sind unverletzlich.
(2) Beschränkungen dürfen nur aufgrund eines Gesetzes angeordnet werden.

Dies bedeutet, dass auch der Bewohner eines Heims das Recht zu ungehindertem Empfang von Post und zum Telefonieren ohne »Mithörer« hat. Wer dies nicht beachtet, begeht sogar eine Straftat nach § 202 StGB.

Freiheit der Berufswahl (Art. 12 GG):
Danach kann jeder seinen Beruf selbst ohne Einfluss des Staates wählen. Der Staat darf den Zugang zum Beruf auch nicht durch zu hohe Hürden erschweren.

(1) Alle Deutschen haben das Recht, Beruf, Arbeitsplatz und Ausbildungsstätte frei zu wählen. Die Berufsausübung kann durch Gesetz oder auf Grund eines Gesetzes geregelt werden.
(2) Niemand darf zu einer bestimmten Arbeit gezwungen werden, außer im Rahmen einer herkömmlichen allgemeinen, für alle gleichen öffentlichen Dienstleistungspflicht.
(3) Zwangsarbeit ist nur bei einer gerichtlich angeordneten Freiheitsentziehung zulässig.

Dies bedeutet auch, dass bei Prüfungsordnungen und der Prüfung selbst alle rechtsstaatlichen Regeln zu beachten und willkürliche Entscheidungen verboten sind.

Unverletzlichkeit der Wohnung (Art. 13 GG):
Danach ist die Wohnung jedes Menschen ein besonders geschützter Bereich.

(1) Die Wohnung ist unverletzlich.
(2) Durchsuchungen dürfen nur durch den Richter, bei Gefahr im Verzuge auch durch die in den Gesetzen vorgesehenen anderen Organe

angeordnet und nur in der dort vorgeschriebenen Form durchgeführt werden.

Der Begriff Wohnung ist auch dahingehend zu verstehen, dass auch die Zimmer der jeweiligen Heimbewohner geschützt sind und Dritte diese nur mit deren Zustimmung betreten dürfen. Dies vor allem aufgrund der Neuregelung zur Eingliederungshilfe, der »besonderen Wohnformen«.

2 Öffentliche Verwaltung

Die öffentliche Verwaltung, d. h. die Ämter und Behörden, ist Teil der Exekutive und an *rechtsstaatliche Grundsätze* gebunden. Dies bedeutet, dass sie den betroffenen Bürgern zu dienen, ihre Aufgaben effizient wahrzunehmen und bei ihren Entscheidungen die Verhältnismäßigkeit der Mittel zu beachten hat, d. h. keine Entscheidungen treffen darf, die den Bürger unangemessen benachteiligen. Sie muss außerdem stets im *pflichtgemäßen Ermessen* entscheiden, was bedeutet, dass bei jeder Entscheidung alle Aspekte gewürdigt werden, auch diejenigen, die zu Gunsten des Bürgers sprechen. Es gilt in diesem Zusammenhang sowohl im allgemeinen Verwaltungsverfahren als auch im Sozialverfahren der *Untersuchungsgrundsatz*, d. h. die Behörde muss den Sachverhalt umfassend ermitteln. Im Verwaltungsverfahren gilt nach § 24 VwVfG:

(1) Die Behörde ermittelt den Sachverhalt von Amts wegen. [...]
(2) Die Behörde hat alle für den Einzelfall bedeutsamen, auch die für die Beteiligten günstigen Umstände zu berücksichtigen.

Im Sozialverfahren ist dazu analog in § 20 SGB X geregelt:

(1) Die Behörde ermittelt den Sachverhalt von Amts wegen. [...]
(2) Die Behörde hat alle für den Einzelfall bedeutsamen, auch die für die Beteiligten günstigen Umstände zu berücksichtigen.

Die zuständige Behörde ist darüber hinaus dazu verpflichtet, den Bürger zu *beraten* und die erforderlichen *Auskünfte* zu erteilen. Dies regelt im allgemeinen Verwaltungsverfahren § 25 VwVfG:

»Die Behörde soll die Abgabe von Erklärungen, die Stellung von Anträgen oder die Berichtigung von Erklärungen oder Anträgen anregen, wenn diese offensichtlich nur versehentlich oder aus Unkenntnis unterblieben oder unrichtig abgegeben oder gestellt worden sind. Sie erteilt, soweit erforderlich, Auskunft über die den Beteiligten im Verwaltungsverfahren zustehenden Rechte und die ihnen obliegenden Pflichten.«

und im Sozialverfahren § 14 SGB I:

»Jeder hat Anspruch auf Beratung über seine Rechte und Pflichten nach diesem Gesetzbuch. Zuständig für die Beratung sind die Leistungsträger, denen gegenüber die Rechte geltend zu machen oder die Pflichten zu erfüllen sind.«

Bei Verletzung der Beratungspflicht kann der Bürger sogar eine Art von Schadenersatzanspruch, den *sozialrechtlichen Herstellungsanspruch* geltend machen.

Die weiteren Einzelheiten zum Verwaltungs- und Sozialverfahren werden in ▶ Teil V behandelt.

Teil II Rechtsgrundlagen

Die Rechtsordnung regelt das gesamte menschliche Zusammenleben von der Geburt bis zum Tod. Durch verschiedene *Rechtsvorschriften* soll gewährleistet werden, dass die menschlichen Beziehungen in »geregelten Bahnen« verlaufen. Diese Rechtsvorschriften stellen gewissermaßen die Spielregeln des gesellschaftlichen Miteinanders dar. Es handelt sich dabei um *Gesetze, Verordnungen, Satzungen, Gewohnheitssätze* und *vertragliche Gestaltungen*, die zusammen mit den Artikeln des *Grundgesetzes*, der Verfassung, die Rechtsordnung bilden.

Es werden zwei *Rechtsgebiete* unterschieden:

- das Privatrecht und
- das öffentliche Recht.

Die Abgrenzung zwischen den Rechtsgebieten hat in der Praxis Bedeutung

- für die Möglichkeit der Inanspruchnahme gerichtlicher Hilfe, d.h. welches Gericht zuständig ist, und
- dafür, wie Rechte durchgesetzt werden müssen, dabei auch, welche *Rechtssubjekte* sich gegenüberstehen.

Zum *öffentlichen Recht* zählen beispielsweise das Schulrecht, das Polizeirecht, das Gesundheitsrecht sowie das Unterbringungsrecht. Das Strafrecht kann als Sonderbereich des öffentlichen Rechts angesehen werden. Es gilt auch im Verhältnis zwischen Staat und Bürger. Mithilfe von speziellen Rechtsnormen, wie beispielsweise im Strafgesetzbuch, wird sozialschädliches Verhalten bestraft oder durch Bußgelder geahndet. Im öffentlichen Recht gilt grundsätzlich das *Über-/Unterordnungsverhältnis*. Es gilt im Verhältnis zwischen Staat und Bürger oder zwischen staatlichen Institutionen. Ansprüche aus dem öffentlichen Recht, beispielsweise eine Klage gegen die Ablehnung einer Baugenehmigung für ein Wohnheim oder die nicht bestandene Prüfung zum examinierten Heilerziehungspfleger, sind vor den *Verwaltungsgerichten* geltend zu machen. Für den Sonderbereich des Sozialrechts inklusive der Sozialhilfe stehen die *Sozialgerichte* und für den steuerlichen Bereich die *Finanzgerichte* zur Verfügung.

Im *Privatrecht* stehen sich *gleichgeordnete Personen* gegenüber. Einer der wichtigsten Teile des *Privatrechts* ist das Bürgerliche Recht mit seiner Hauptrechtsquelle, dem Bürgerlichen Gesetzbuch (BGB). Zum Bereich des Privatrechts zählt aber nicht nur das Bürgerliche Recht, sondern auch beispielsweise das Handelsrecht, das Gesellschaftsrecht und das Arbeitsrecht. Auseinandersetzungen privatrechtlicher Art müssen von den *Zivilgerichten* als Teil der *ordentlichen Gerichtsbarkeit* entschieden werden, wobei erste Instanz entweder das *Amts-* oder *Landgericht* ist. Eine Klage, z.B. auf Schadenersatz, muss beim Amtsgericht eingereicht werden. Wenn der Streitwert über 5.000,00 Euro liegt, jedoch beim Landgericht. Für arbeitsrechtliche Streitigkeiten ist das *Arbeitsgericht* zuständig. Der strafrechtliche Anspruch des Staates wird vor den *Strafgerichten* verhandelt. Die Zuständigkeit der Strafgerichte, wiederum bei den Amts- und Landgerichten als erste Instanz, besteht auch für so genannte Privatklagen wegen Beleidigung oder Hausfriedensbruch.

Zu den Einzelheiten des Aufbaus der Gerichtsbarkeit wird auf ▶ Tab. 1.1 bzw. ▶ Teil I, Kap. 1.2.2.2 verwiesen.

Alle Bürger haben in der Bundesrepublik Deutschland gemäß Art. 3 GG die gleichen Rechte und Pflichten. Kein Bürger darf ohne sachlichen Grund ungleich zu anderen behandelt bzw. benachteiligt werden. Das Grundgesetz garantiert jedem Bürger angemessenen Rechtsschutz. Zur Durchsetzung rechtlicher Ansprüche stehen dem Bürger die Gerichte zur Verfügung. Für jedes der oben genannten Rechtsgebiete existiert eine spezielle Gerichtsbarkeit.

Teil III   Zivilrecht

Das Zivilrecht regelt das Verhältnis zwischen den einzelnen Bürgern bzw. zwischen Bürgern und Vereinigungen. Die wesentlichen Grundlagen sind im Bürgerlichen Gesetzbuch (BGB) festgelegt. Dieses ist in folgende Abschnitte gegliedert:

- Allgemeiner Teil,
- Recht der Schuldverhältnisse,
- Sachenrecht,
- Familienrecht (inkl. Betreuungsrecht) und
- Erbrecht.

Beispielhaft für den Inhalt des BGB sind die Voraussetzungen für den Abschluss von Verträgen bzw. deren Rückabwicklung, die Vertragsarten, die Beziehungen zwischen Eltern und Kind sowie der Ehegatten untereinander, die Rechtswirkungen des Eigentums und die Vermögensübertragung im Falle des Todes zu nennen. Im BGB sind jedoch auch die Voraussetzungen für eine (rechtliche) Betreuung und die »Patientenverfügung« sowie das Haftungsrecht geregelt.

Im Allgemeinen Teil des Bürgerlichen Gesetzbuchs werden Aussagen dazu getroffen, welche Person rechts- und handlungsfähig ist. Im Recht der Schuldverhältnisse ist unter anderem die deliktische Haftung (▶ Teil III, Kap. 4) geregelt. Das Sachenrecht befasst sich mit dem Eigentum an beweglichen Sachen und Grundstücken. Das Familienrecht hat Bedeutung für die Betreuung (▶ Teil III, Kap. 3.3), für die Rechtsfolgen der Ehe und die Unterhaltspflicht (▶ Teil III, 4.2) sowie das Recht der elterlichen Sorge (▶ Teil III, Kap. 6.1). Das Erbrecht, d. h. Fragen der gesetzlichen Erbfolge und Arten von Testamenten, wird in diesem Lehrbuch in ▶ Teil III, Kap. 7 abgehandelt.

3 Zivilrechtliche Handlungsfähigkeit

3.1 Rechtsfähigkeit

Durch die Rechtsfähigkeit ist jedes Rechtssubjekt Träger von Rechten und Pflichten. Rechte und Pflichten sind in der Rechtsordnung an ein *Rechtssubjekt* gebunden. Nur ein Rechtssubjekt kann die von der Rechtsordnung eingeräumten Rechte ausüben. Es werden dabei zwei Gruppen unterschieden:

- natürliche Personen
- juristische Personen

Natürliche Personen sind alle Menschen. Unter den Begriff *juristische Personen* fallen insbesondere Vereinigungen von Personen wie Vereine, staatliche Institutionen, Kirchen, Gesellschaften (z. B. GmbH, AG, KG) und Stiftungen, auch die öffentlichen Träger von Heimen, Krankenhäusern etc. sowie die politischen Parteien. Natürliche und juristische Personen sind *Träger von Rechten und Pflichten*, sie besitzen somit die Rechtsfähigkeit.

Natürliche Personen
Bei natürlichen Personen ist die Rechtsfähigkeit *unabhängig vom körperlichen und geistigen Zustand* gegeben, d. h. auch ein schwerstbehinderter Mensch ist rechtsfähig und bleibt dies auch, selbst im Zustand der Demenz und anderer schwerer psychischer Erkrankungen. Jede natürliche Person ist dabei besonders Träger von Grundrechten, insbesondere derjenigen auf Menschenwürde und körperliche Unversehrtheit bzw. Leben.

Die Rechtsfähigkeit beginnt beim Menschen gemäß § 1 BGB grundsätzlich mit der Vollendung der *Geburt* (▶ Abb. 3.1), wobei als Ausnahmen gelten:

- Das Leben des ungeborenen Kindes ist von der *Verfassung* (vgl. Art. 2 Abs. 2 GG; §§ 218 ff. StGB) geschützt. Das Recht auf Leben nach Art. 2 Abs. 2 GG existiert damit bereits vor der Geburt.
- Im Rahmen der *Unfallversicherung* besteht außerdem der Schutz des Embryos bei einem Arbeitsunfall bzw. einer Berufskrankheit (§ 12 SGB VII), d. h. einer Schädigung durch die Arbeitstätigkeit der Mutter.
- Der Embryo bzw. Fetus ist zudem bereits *erbberechtigt*, d. h. er »erbt mit«, obwohl er noch nicht geboren ist und sein Erbe nicht selbst in Besitz nehmen kann (§ 1923 BGB).
- Er hat im Rahmen der unerlaubten Handlung bei der *deliktischen Haftung* nach §§ 823 ff. BGB Schutz und damit Ansprüche auf Unterhaltszahlungen gemäß § 844 Abs. 2 BGB, sofern der Unterhaltspflichtige, beispielsweise der Vater, getötet wird.

Die Rechtsfähigkeit (▶ Abb. 3.1) endet mit dem *Tod*, und dabei sind wiederum die Ausnahmen:
Die *Leiche* ist unter anderem durch § 168 StGB geschützt:

(1) Wer unbefugt aus dem Gewahrsam des Berechtigten den Körper oder Teile des Körpers eines verstorbenen Menschen, eine tote Leibesfrucht, Teile einer solchen oder die Asche

eines verstorbenen Menschen wegnimmt oder wer daran beschimpfenden Unfug verübt, wird mit Freiheitsstrafe [...] bestraft.

Die unangemessene Behandlung einer Leiche ist folglich mit Strafe bedroht. Vergleichbares gilt für die Entnahme von Organen. Das Transplantationsgesetz sieht dies nur bei Zustimmung der Berechtigten vor.

- Das allgemeine *Persönlichkeitsrecht* besteht gleichfalls über den Tod hinaus. Auch ein Verstorbener darf nicht verunglimpft werden.
- Ebenfalls gilt nach dem Tod noch die *Schweigepflicht* (§ 203 Abs. 4 StGB), d. h. Auskünfte an Angehörige sind auch nach dem Tod nur in wenigen Ausnahmefällen möglich.
- Schließlich kann der Verstorbene in Form eines Testamentes etc. über sein Vermögen dessen Empfänger nach dem Tod bestimmen, übergibt gewissermaßen für die Zeit nach dem Tod sein Vermögen.

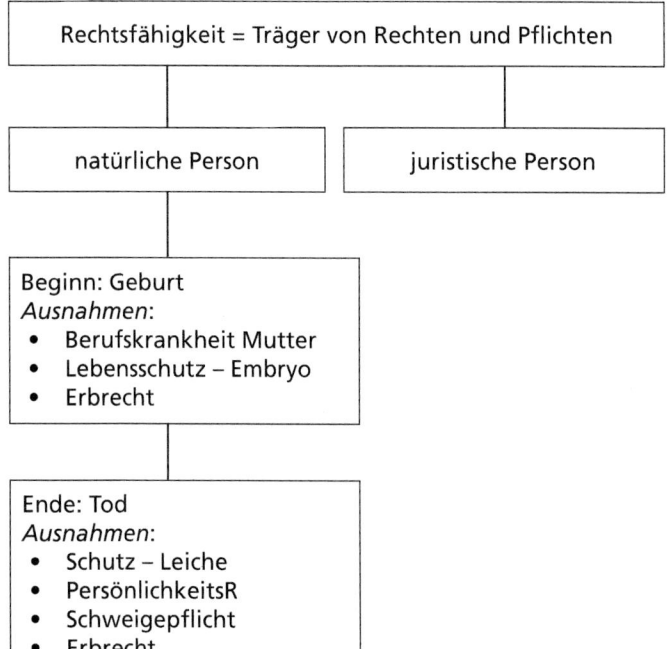

Abb. 3.1: Rechtsfähigkeit.

Sofern Rechtsfähigkeit besteht, besitzt die natürliche Person gleichzeitig auch die *Parteifähigkeit*. Dies bedeutet, dass ein Mensch bereits kurz nach der Geburt selbst in einem Rechtsstreit Kläger oder Beklagter sein kann, wobei jedoch keine Aussage getroffen ist, ob der Betroffene, z. B. ein Kind, selbst oder durch andere Personen seine Rechte geltend macht.

Beispiel

Das zweijährige Kind kann gegenüber seinem Vater Unterhaltsansprüche geltend machen. Der Vater hingegen kann Anfechtungsklage gegen das Kind erheben und dabei behaupten, er sei nicht der leibliche Vater.

Beispiel

Der schwer geistig behinderte B. klagt auf Zahlung von Schmerzensgeld, weil er durch einen Fehler der Hebamme bei der Geburt geschädigt worden ist. Dies kann er trotz der Behinderung, da er wie jeder andere Mensch rechtsfähig ist. Er wird allerdings durch die Eltern gesetzlich vertreten.

Die Rechtsfähigkeit beim Menschen hat daher nicht nur theoretische, sondern auch erhebliche praktische Bedeutung.

Juristische Personen

Der Beginn der Rechtsfähigkeit einer juristischen Person ist *an bestimmte Rechtsakte gebunden*. So erhält ein Verein seine Rechtsfähigkeit erst mit der Eintragung in das Vereinsregister. Sie endet bei juristischen Personen mit der Auflösung.

Wiederholungsfragen

- Welche beiden Personengruppen werden bei der Rechtsfähigkeit unterschieden?
- Welche Bedeutung hat die Rechtsfähigkeit?
- Was versteht man unter einer »juristischen Person«?
- Wann beginnt und endet die Rechtsfähigkeit bei natürlichen Personen und welche Ausnahmen kennen Sie?
- Was bedeutet »Parteifähigkeit«?

3.2 Handlungsfähigkeit

Von der Rechtsfähigkeit zu unterscheiden ist die *Handlungsfähigkeit* eines Menschen. Ob eine Person Träger von Rechten ist, sagt allein nichts darüber aus, ob das Rechtssubjekt, beispielsweise der Mensch, in der Lage ist, diese Rechte selbst auszuüben. Dies ist eine Frage der Handlungsfähigkeit. Die Wahrnehmung von Rechten durch einen selbst setzt Handlungsfähigkeit voraus.

Definition

Handlungsfähigkeit besteht, sobald ein Mensch in der Lage ist, Rechtsgeschäfte selbst abzuschließen, d.h. Handlungen mit rechtlicher Wirkung vorzunehmen und für sein Handeln selbst verantwortlich zu sein, mit der Folge, für verursachte Schäden Ersatz zu leisten.

Die Handlungsfähigkeit gliedert sich in die beiden Bereiche:

- Geschäftsfähigkeit und
- Deliktsfähigkeit.

Diese werden nachfolgend unter Berücksichtigung der Altersstufen und/oder geistiger Einschränkungen dargestellt (▶ Abb. 3.2).

3.2.1 Geschäftsfähigkeit

Definition

Kann ein Mensch rechtlich verbindliche Handlungen vollziehen, ist die *Geschäftsfähigkeit* als Teil der Handlungsfähigkeit gegeben.

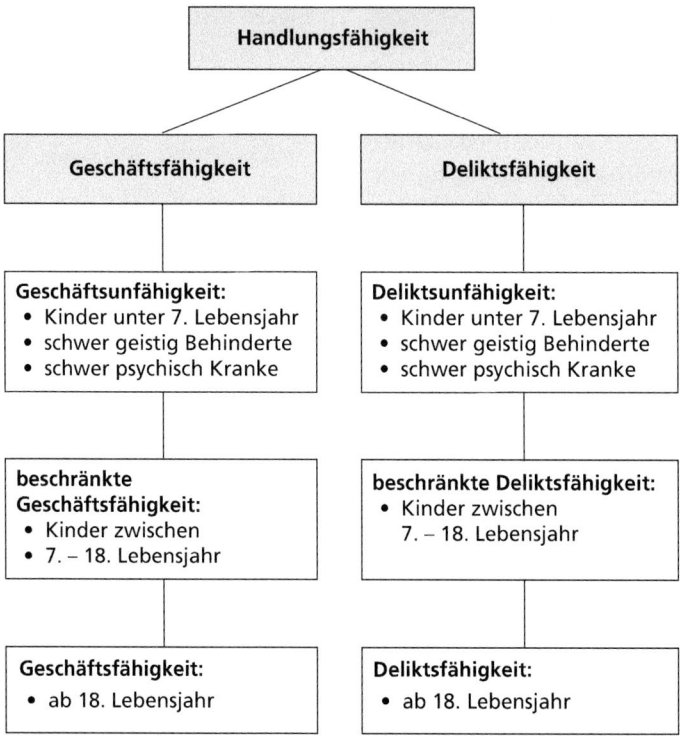

Abb. 3.2: Handlungsfähigkeit mit den Bereichen Geschäftsfähigkeit und Deliktsfähigkeit.

Die Geschäftsfähigkeit beginnt nicht wie die Rechtsfähigkeit mit dem Augenblick der Geburt, sondern ist an bestimmte Altersstufen und/oder an die geistigen Fähigkeiten gebunden.

Es werden drei Stufen unterschieden:

- Geschäftsunfähigkeit (= Geschäftsfähigkeit fehlt ganz)
- beschränkte Geschäftsfähigkeit (= der Betroffene kann *nur* bestimmte Handlungen vornehmen)
- volle Geschäftsfähigkeit.

3.2.1.1 Geschäftsunfähigkeit

Kinder unterhalb des siebten Lebensjahres sind geschäftsunfähig, d. h. ihre Rechtsgeschäfte sind *nichtig* (§§ 104, 105 BGB) und die wechselseitigen Leistungen müssen zurückerstattet werden.

Beispiel

Der sechsjährige K. kauft im Spielwarengeschäft von Geld, welches er zum Geburtstag geschenkt bekommen hat, ein Dart-Spiel. Sobald die Eltern auf das Alter und damit die Geschäftsunfähigkeit hinweisen, muss der Kaufpreis zurückerstattet und auch das Spiel zurückgegeben werden. Der Kaufvertrag ist nichtig.

Bei einer schweren *krankhaften Störung der Geistestätigkeit* wie

- einer psychischen Erkrankung oder
- einer geistigen Behinderung

kann gleichfalls Geschäftsunfähigkeit vorliegen. Dabei kommt es auf das *Ausmaß* der Erkrankung bzw. Behinderung an. Leichtere Formen führen in der Regel nicht zur Geschäftsunfähigkeit. Falls jedoch eine Geschäftsunfähigkeit vorliegt, ist ein gesetzlicher Vertreter, meist ein *Betreuer*, notwendig. Bei volljährigen geschäftsunfähigen Personen, z. B. Personen mit Betreuungsbedarf bzw. Heimbewohnern oder erheblich psychisch Kranken, besteht allerdings aufgrund der Vorschrift des § 105a BGB die Besonderheit, dass ein sogenanntes *Geschäft des täglichen Lebens*, das mit geringen Mitteln bewirkt werden kann, wirksam wird, sobald Leistung und Gegenleistung erfüllt sind. Dies gilt nur dann nicht, wenn eine erhebliche Gefahr für die Person oder das Vermögen des Geschäftsunfähigen besteht, beispielsweise in der manischen Phase einer bipolaren affektiven Störung, bei Personen mit Spielsucht oder ähnlichem.

3.2.1.2 Beschränkte Geschäftsfähigkeit

Minderjährige zwischen dem siebten und dem achtzehnten Lebensjahr sind nach § 106 BGB beschränkt geschäftsfähig. Rechtsgeschäftliche Erklärungen dieser Altersgruppe sind *schwebend unwirksam*. Das Geschäft bzw. der Vertrag wird erst (voll) wirksam, wenn die Zustimmung durch den gesetzlichen Vertreter (Eltern, Vormund) erteilt wird. Es wird allerdings endgültig unwirksam, wenn sie verweigert wird. Gesetzliche Vertreter sind auch zur Vertretung der geschäftsunfähigen Kinder beim Abschluss von Verträgen befugt, wobei manche Verträge vom Familiengericht genehmigt werden müssen.

Das Gesetz sieht in § 110 BGB einen *Ausnahmefall* von der beschränkten Geschäftsfähigkeit vor: Wird einem Minderjährigen zwischen dem siebten und achtzehnten Lebensjahr oder einem psychisch kranken bzw. geistig behinderten Menschen ein bestimmter Geldbetrag zur *freien Verfügung* zugeteilt, kann er dieses Geld *ohne* die Zustimmung des gesetzlichen Vertreters verbrauchen und damit Geschäfte ausführen. Diese Vorschrift ist auf das *Taschengeld* und auf den *Barbetrag* des Sozialhilfeträgers sowie *weitere Beträge* zur freien Verfügung anzuwenden. Es ist daher auch für den Klient einer Einrichtung nicht erforderlich, die Verwendung des Barbetrages oder Taschengeldes nachzuweisen. Der Klient muss über die Verwendung des Taschengeldes keinerlei Rechenschaft ablegen und muss jederzeit Zugriff auf diese Beträge haben. Diese Vorschrift ist selbst dann anzuwenden, wenn der Klient vom Taschengeld Beträge *anspart*, um eine größere Anschaffung zu machen. In der *Praxis* muss bei behinderten Menschen allerdings eine pragmatische Lösung insoweit gefunden werden, dass in Absprache mit dem jeweiligen Klienten eine bestimmte Zweckbestimmung für Teilbeträge (beispielsweise für Freizeiten etc.) gefunden wird. Der Betreuer ist allerdings nicht dazu berechtigt, dem Klienten ohne vernünftige Gründe die Verwendung des Taschengeldes für eine Freizeit zu untersagen oder diesen zur Freizeit zu zwingen, da einerseits der Betreute selbst über die Verwendung bestimmen kann und der Betreuer nach § 1821 BGB die Wünsche und das Wohl des behinderten Menschen berücksichtigen muss.

Schließlich kann der Minderjährige frei entscheiden, d. h. muss der gesetzliche Vertreter einem Rechtsgeschäft *nicht* zustimmen, welches dem Minderjährigen *lediglich* einen *rechtlichen Vorteil* bringt (§ 107 BGB). Entscheidend sind dabei allein die rechtlichen Folgen, nicht die wirtschaftlichen. Deshalb sind Schenkungen an den Minderjährigen bzw. an den Klienten mit Betreuung (mit Ausnahme einer Grundstücksschenkung) ohne Zustimmung der Eltern bzw. des Betreuers wirksam.

Bei Minderjährigen steht die *Vermögenssorge* zusammen mit der *Personensorge* entweder den *Eltern* als gesetzlichen Vertretern oder einem *Vormund* zu. Bei Personen, die zwar volljährig, aber aufgrund einer Erkrankung oder Behinderung nicht geschäftsfähig sind, wird diese Funktion durch den *Betreuer* erfüllt.

Eine besondere Form der »beschränkten Geschäftsfähigkeit« ist die *Sozialmündigkeit* nach § 36 Abs. 1 SGB I. Durch diese Vorschrift wird Minderjährigen, die das fünfzehnte Lebensjahr vollendet haben, eine beschränkte Handlungsfähigkeit eingeräumt. Dies bedeutet, dass ab diesem Alter Anträge auf *Sozialleistungen* gestellt werden und derartige Leistungen entgegengenommen werden können. Die gesetzlichen Vertreter sollen jedoch informiert werden. Die Handlungsfähigkeit geht durch die genannte Vorschrift sogar so weit, dass die Minderjährigen ab dem fünfzehnten Lebensjahr sogar vor dem Sozialgericht *prozessfähig* sind.

Außerdem liegt in der Regel ab dem 14. Lebensjahr die notwendige *Einsichts- bzw. Einwilligungsfähigkeit* vor, d. h. der jeweilige Jugendliche kann *selbst*, unter Umständen mithilfe des Familiengerichts, in *medizinische Maßnahmen* auch gegen den Willen der Eltern einwilligen oder diese verweigern. Bei medizinischen Maßnahmen können daher die Eltern ab dem 14. Lebensjahr nicht mehr allein »über den Kopf des Kindes hinweg« entscheiden. Davon zu unterscheiden sind allerdings nicht notwendige Eingriffe, wie Piercing, Tätowierung und Schönheitsoperationen.

Bei Betreuungen kann das *Betreuungsgericht* nach § 1825 BGB einen Einwilligungsvorbehalt anordnen. Dadurch wird der Betreute durch §§ 1825 Abs. 1, Satz 2 BGB i. V. m. § 108 Abs. 1 BGB einem Minderjährigen zwischen dem siebten und dem achtzehnten Lebensjahr gleichgestellt und damit beschränkt geschäftsfähig. Seine Rechtsgeschäfte sind deshalb bis zur Genehmigung durch den Betreuer gleichfalls *schwebend unwirksam*. Näheres dazu in ▶ Teil III, 3.3.3.

3.2.1.3 Volle Geschäftsfähigkeit

Personen, die das *achtzehnte Lebensjahr vollendet* haben, sind voll geschäftsfähig, sofern keine psychischen oder geistigen Beeinträchtigungen bestehen. Sofern volle Geschäftsfähigkeit besteht, können voll verantwortlich Rechtsgeschäfte abgeschlossen werden, und die Volljährigen haften selbst im gesamten von der Rechtsordnung vorgesehenen Umfang. Ausnahmen sind nur in Einzelfällen möglich.

Die Geschäftsfähigkeit besteht *nur bei natürlichen Personen*. Juristische Personen können am Rechtsverkehr nur über ihre gesetzlichen Vertreter, beispielsweise beim Verein über den Vorstand oder bei der Gesellschaft über den Geschäftsführer, teilnehmen.

Vor Gericht entspricht der Geschäftsfähigkeit die *Prozessfähigkeit*, d. h. die Fähigkeit, wirksam vor Gericht zu handeln. Jeder Mensch kann unabhängig vom Alter und der psychischen Gesundheit klagen und verklagt werden. Da jeder Mensch die Rechtsfähigkeit besitzt, ist jeder parteifähig. Er kann jedoch nicht in jedem Falle die notwendigen Prozesshandlungen selbst vornehmen. Hierzu ist er nur befugt, sofern zusätzlich die Prozessfähigkeit vorliegt. Prozessfähig ist derjenige, der geschäftsfähig ist (§ 51 ZPO).

> **Beispiel**
>
> Das achtjährige Kind kann zwar selbst als Kläger gegenüber seinem Vater auf Zahlung von Unterhalt auftreten, muss sich aber von der Mutter gesetzlich vertreten lassen, da ansonsten die Klage aufgrund seiner Prozessunfähigkeit unzulässig wäre.

Liegt keine oder nur beschränkte Geschäftsfähigkeit vor, muss der Betroffene sich durch seinen gesetzlichen Vertreter wie Eltern oder Vormund, Betreuer, Ergänzungspfleger oder Prozesspfleger vertreten lassen.

> **Wiederholungsfragen**
>
> - Welche Stufen der Geschäftsfähigkeit gibt es, welche Altersgrenze gilt?
> - Wie ist das Rechtsgeschäft eines Geschäftsunfähigen zu beurteilen?
> - Wann kann ein Minderjähriger selbst Verträge abschließen?
> - Wer ist gesetzlicher Vertreter bei Kindern, wer bei Betreuten?

3.2.2 Deliktsfähigkeit

> **Definition**
>
> Die *Deliktsfähigkeit* ist die volle Verantwortlichkeit für die Verursachung eines fremden Schadens.

Sie ist *nur bei natürlichen Personen* gegeben. Sie ist gleichfalls *Teil der Handlungsfähigkeit*. Deliktsfähigkeit liegt nur vor, wenn eine Person *in der Lage ist zu erkennen*, dass sie einen anderen rechtswidrig *schädigt*. Fehlt diese Einsicht, ist der Schädiger, beispielsweise der psychisch kranke oder geistig behinderte Mensch, nicht verantwortlich, er ist deshalb nicht zum Ersatz des Schadens verpflichtet. Diese Eigenverantwortlichkeit kann jedoch nicht im Umfang und mit derselben Großzügigkeit, d. h. mit weiten Altersgrenzen, geregelt werden wie bei der Geschäftsfähigkeit, denn der Geschädigte hat Anspruch darauf, dass nur in Ausnahmefällen der Schaden nicht ersetzt wird und er ihn selbst zu tragen hat.

Es werden auch bei der Deliktsfähigkeit drei (Alters)Stufen unterschieden:

- Deliktsunfähigkeit (= keine Verantwortung für Schädigung Dritter)
- beschränkte Deliktsfähigkeit (= Verantwortung im Rahmen der Einsichtsfähigkeit)
- volle Deliktsfähigkeit

Im Einzelnen gilt, dass derjenige, *der geschäftsfähig ist*, in der Regel *auch* gleichzeitig *deliktsfähig* ist. Umgekehrt jedoch kann auch der beschränkt Geschäftsfähige unter bestimmten Voraussetzungen deliktsfähig sein. Die beschränkte Geschäftsfähigkeit ist also nicht mit der beschränkten Deliktsfähigkeit gleichzusetzen. Die Deliktsfähigkeit ist der *Regelfall*, die Deliktsunfähigkeit hingegen die Ausnahme. Dies bedeutet, dass eine Person zwar durch eine Erkrankung geschäftsunfähig sein kann, aber trotzdem die notwendige Einsicht hat, dass sie andere Personen keinen Schaden zufügen darf, somit deliktsfähig ist.

3.2.2.1 Deliktsunfähigkeit

Stets deliktsunfähig sind

- Kinder unterhalb des siebten Lebensjahres
- Erwachsene,
  - die im Zustand der *Bewusstlosigkeit* oder
  - in einem Zustand *schwerer krankhafter Störung der Geistestätigkeit*

  einer natürlichen oder juristischen Person einen Schaden zufügen (§ 827 BGB). Folglich sind durch Krankheit oder Behinderung deliktsunfähig
- schwer psychisch kranke Menschen (z. B. akute Psychose)
- erheblich seelisch behinderte Menschen (z. B. Alzheimer-Krankheit)
- schwer geistig behinderte Menschen

Eine bloße Minderung der Geistes- und Willenskraft sowie krankhafte Gleichgültigkeit ist dafür aber nicht ausreichend. Auch eine bestehende *Betreuung* allein führt nicht automatisch zur Deliktsunfähigkeit.

Wurde der Schaden im Zustand der Deliktsunfähigkeit verursacht, haftet nicht der Schädiger, sondern derjenige, der ihn zu beaufsichtigen hatte. Es liegt dann unter Umständen ein Fall der *Aufsichtspflichtverlet-*

zung vor (▶ Teil III, Kap. 4.3.3). Dies allerdings nur dann, wenn die Aufsicht tatsächlich verletzt wurde, d. h. beim Aufsichtspflichtigen (beispielsweise Fachkraft) ein Verschulden vorliegt.

Beispiel

Ein fünfjähriger Junge zerkratzt den Lack eines Kraftfahrzeuges. Der Halter des PKW kann von ihm selbst keinen Ersatz für den Schaden, d. h. die Kosten für eine neue Lackierung, fordern. Diese Zahlung müsste also durch die Eltern des Kindes erfolgen, wenn sie ihre Aufsichtspflicht verletzt hätten.

Es haftet aber der Deliktsunfähige selbst, wenn nach besonderen Umständen die *Billigkeit* einen Ersatz des Schadens erfordert. Die Voraussetzungen dafür sind in § 829 BGB geregelt:

»*... für einen von ihm verursachten Schaden ... nicht verantwortlich ist, hat gleichwohl ... den Schaden insoweit zu ersetzen, als die Billigkeit nach den Umständen, insbesondere nach den Verhältnissen der Beteiligten, eine Schadloshaltung erfordert und ihm nicht die Mittel entzogen werden, deren er zum angemessenen Unterhalte sowie zur Erfüllung seiner gesetzlichen Unterhaltspflichten bedarf.*«

Es müssen bei der Prüfung der Billigkeit folglich alle Umstände, insbesondere die Vermögensverhältnisse von Schädiger und Geschädigtem, abgewogen werden. Sofern die Vermögensverhältnisse desjenigen, der den Schaden verursacht hat, erheblich besser sind als diejenigen des Geschädigten, ist die Zahlung von Schadenersatz aufgrund der so genannten Billigkeit notwendig und es tritt die *Billigkeitshaftung* ein.

3.2.2.2 Beschränkte Deliktsfähigkeit

Minderjährige sind *zwischen dem siebten und dem achtzehnten Lebensjahr* beschränkt deliktsfähig, d. h. nur für den verursachten Schaden verantwortlich, *sofern* er die *erforderliche Einsicht* bei der Tat hatten (§ 828 Abs. 3 BGB). Der Schädiger, also der Minderjährige, muss daher im Zeitpunkt der Handlung die geistige Entwicklung besitzen, die es ihm ermöglicht, das Unrecht seiner Handlung gegenüber den Mitmenschen zu erkennen und gleichzeitig die Verpflichtung, für die Folgen selbst einzustehen. Es wird daher vergleichbar mit dem Strafrecht die *geistige Reife* überprüft und gewürdigt.

Wiederholungsfragen

- Wer ist »deliktsunfähig«?
- Welche Personen haften wann für Deliktsunfähige?
- Was bedeutet beschränke Deliktsfähigkeit?
- Wann haften beschränkt Deliktsfähige?

3.3 Rechtliche Betreuung

Im Vordergrund des seit dem 1.01.2023 geltenden neuen Betreuungsrechts stehen die Wünsche und das *Wohl* des Betroffenen und der Wille, dem kranken und/oder behinderten Menschen Hilfestellung zu geben. Die *Personensorge*, d. h. die persönliche Betreuung, soll ein erhebliches Gewicht haben. Die rechtliche Betreuung soll dem Schutz und der Hilfe von Erwachsenen dienen. Sie stellt den Ersatz für das seit dem Jahre 1992 geltende Betreuungsrecht dar, welches seinerzeit die bis Ende 1991 mögliche Vormundschaft und Gebrechlichkeitspflegschaft abgelöst hat. Ziel des Gesetzes ist, die Rechte von (psychisch) kranken und behinderten Menschen zu verbessern sowie die Rechte von behinderten Menschen nach der UN-Behindertenkonvention[2] umzusetzen. Nach der amtlichen Begründung zum Betreuungsrecht sollen Rechtseingriffe nur noch dort erfolgen, wo sie *unausweichlichlich* sind.[3]

3.3.1 Voraussetzungen der Betreuung

Voraussetzung der Betreuung sind nach § 1814 Abs. 1 BGB eine

- Volljährigkeit und
- Besorgung von Angelegenheiten nicht oder teilweise nicht möglich,
- dies aufgrund Krankheit oder Behinderung.

Die Krankheit oder Behinderung allein führt aber noch nicht zur Bestellung eines Betreuers, denn zusätzlich muss es dem (psychisch) kranken oder behinderten Menschen unmöglich sein, seine (rechtlichen) Angelegenheiten selbst zu erledigen. Es muss folglich immer die Unfähigkeit zur Besorgung der Angelegenheiten zu den gesundheitlichen Einschränkungen hinzukommen.

Die Bestellung des Betreuers darf nur zusätzlich dann erfolgen, sofern eine Besorgung der Angelegenheiten nicht auf eine andere Weise, beispielsweise durch einen Bevollmächtigten oder andere Hilfen erfolgen kann. Eine dieser denkbaren anderen Möglichkeiten ist die Vollmacht (beispielsweise Vorsorgevollmacht) für einen Familienangehörigen oder andere Personen. Nach dem Willen des Gesetzgebers soll die Betreuung gemäß den §§ 1896 ff. BGB lediglich durchgeführt werden, wenn andere Möglichkeiten nicht zur Verfügung stehen. Die Betreuung soll also das letzte Mittel zur Regelung der Angelegenheiten sein.

Die rechtliche Betreuung darf nicht für rein tatsächliche Tätigkeiten wie Körperpflege, Kochen oder ähnliches angeordnet werden, sondern nur, wenn ein gesetzlicher Vertreter oder Beistand notwendig ist.

Gegen den »Freien Willen« darf keine Betreuung angeordnet werden (§ 1814 Abs. 2 BGB):

(2) Gegen den freien Willen des Volljährigen darf ein Betreuer nicht bestellt werden.

Dadurch wird mehr als früher der Tatsache Rechnung getragen, dass auch bei einem psychisch kranken Menschen oder Menschen mit Behinderung Art. 2 GG (Persönlichkeitsrecht) zu beachten ist.

Die Krankheit oder Behinderung allein führt aber noch nicht zur Bestellung eines Betreuers, denn *zusätzlich* muss es dem Kranken oder Behinderten *unmöglich* sein, seine (rechtlichen) *Angelegenheiten selbst zu erledigen*. Es muss folglich immer die Unfähigkeit zur Besorgung der Angelegenheiten zu den gesundheitlichen Einschränkungen *hinzukommen*.

Beispiel

Frau K. leidet an einer chronischen Psychose. Dennoch kann sie ihr Leben selbst gestalten und ihre finanziellen Angelegenheiten regeln. Deshalb ist ein Betreuer nicht möglich und auch nicht erforderlich.

---

2 genau: »Übereinkommen über die Rechte von Menschen mit Behinderungen« (Convention on the Rights of Persons with Disabilities – CRPD), Menschenrechtsübereinkommen der Vereinten Nationen, am 13.12.2006 von der Generalversammlung der Vereinten Nationen beschlossen, am 3.05.2008 in Kraft getreten und erst im Jahre 2009 von Deutschland ratifiziert.
3 BT-Drucksache 11/4528, S. 52

Die Bestellung des Betreuers darf nur dann erfolgen, sofern eine Besorgung der Angelegenheiten nicht auf eine *andere Weise*, beispielsweise durch einen *Bevollmächtigten* (Rechtsanwalt, Bekannter, Verwandter oder Familienangehöriger) oder andere Hilfen erfolgen kann. Eine dieser denkbaren anderen Möglichkeiten ist die *Vorsorgevollmacht* für einen Familienangehörigen. Nach dem Willen des Gesetzgebers soll die Betreuung gemäß den §§ 1814 ff. BGB lediglich durchgeführt werden, wenn andere Möglichkeiten nicht zur Verfügung stehen. Die Betreuung soll also das *letzte Mittel* zur Regelung der Angelegenheiten sein.

Die rechtliche Betreuung darf nicht für rein *tatsächliche Tätigkeiten* wie Körperpflege, Kochen oder ähnliches angeordnet werden, sondern nur, wenn ein *gesetzlicher Vertreter* oder *Beistand* notwendig ist.

3.3.2 Betreuungsverfahren

Der Antrag auf Bestellung eines Betreuers muss grundsätzlich *vom Betroffenen selbst* gestellt werden. Sofern er »seinen Willen nicht kundtun« kann, ist die Bestellung *von Amts wegen* erforderlich. Die Anregung, d. h. der »Antrag« dazu, kann aber auch von *Familienangehörigen* und sonstigen Personen (z. B. *Pflegekräften, Nachbarn*), also von *jeder Person* erfolgen.

Beispiel

Der neunzehnjährige B. ist geistig behindert. Bisher hat seine Mutter die Angelegenheiten für ihn erledigt. Da sie selbst erkrankt, fühlt sie sich nun überfordert. Sie wendet sich deshalb an das Betreuungsgericht zur Bestellung eines Betreuers für ihren Sohn. Dieses bestellt einen Betreuer mit dem Aufgabenkreis Vermögenssorge.

Das Betreuungsverfahren wird vor dem *Amtsgericht* (dort: *Betreuungsgericht*) durchgeführt, in dessen Bezirk der Betroffene seinen gewöhnlichen Aufenthalt hat (§ 272, Abs. 1, Ziff. 2 FamFG). Der Betroffene ist selbst bei einer Geschäftsunfähigkeit in vollem Umfang *verfahrensfähig* (§ 275 FamFG), d. h. er kann selbst Anträge stellen, Rechtsmittel einlegen und Vollmachten erteilen. Es gelten im Betreuungsverfahren zwei wichtige Verfahrensgrundsätze:

- Es muss eine persönliche Anhörung erfolgen und
- ein Gutachten eingeholt werden.

Es muss beim Betroffenen im Verlauf des Verfahrens gemäß § 278 FamFG immer eine *persönliche Anhörung* erfolgen, damit der Richter sich einen eigenen, unmittelbaren Eindruck verschaffen kann. Dabei kann der Betroffene auch Wünsche hinsichtlich des Betreuers äußern.

Beispiel

Herr B. leidet an einer akuten Psychose. Nachdem er in seiner Wohnung verwahrlost, im Schmutz liegend und völlig entkräftet, gefunden worden ist, wird er in ein psychiatrisches Krankenhaus eingeliefert. Es wird vom Sozialdienst eine Betreuung beim Amtsgericht angeregt. Die Betreuungsrichterin besucht Herrn B. im Krankenhaus und erörtert mit ihm die Betreuung und deren Auswirkungen. Er kann dabei seine Einwände vorbringen und gegebenenfalls einen Betreuer vorschlagen.

Die *Anhörung* kann gemäß § 278 Abs. 4 FamFG *nur unterbleiben*, wenn nach ärztlichem Gutachten hiervon erhebliche Nachteile für die Gesundheit des Betroffenen zu befürchten sind.

Zur Feststellung der Notwendigkeit einer rechtlichen Betreuung muss ein *Sachverständigengutachten* eingeholt werden (§ 280 FamFG). Der Gutachter muss den Betroffenen selbst untersuchen, wobei zur Untersuchung eine Unterbringung angeordnet und der Betroffene bei der Weigerung zwangsweise vorgeführt werden kann.

Im Betreuungsverfahren sind auch die Eltern und der Ehegatte des Betroffenen, die Kinder, die Betreuungsbehörde sowie Vertrauenspersonen des Betreuten anzuhören. In besonderen Fällen muss vom Gericht zur Wahrung der Interessen des Betroffenen ein *Verfahrenspfleger* bestellt werden (§ 276 Abs. 1 FamFG). Dies gilt besonders dann, wenn die Schutzbedürftigkeit des Betroffenen groß ist, weil entweder die Angelegenheit erhebliche Auswirkungen hat (z. B. Aufenthaltsbestimmung) oder die geistige Behinderung bzw. psychische Erkrankung schwer ist.

Die Entscheidung des Gerichts muss dem Betroffenen, dem Betreuer, dem Verfahrenspfleger und der Betreuungsbehörde sowie unter Umständen weiteren Behörden (z. B. Führerscheinstelle) mitgeteilt werden. Die *Anordnung der Betreuung* muss spätestens *nach sieben Jahren überprüft* werden (§ 295 Abs. 2 FamFG).

Gegen Entscheidungen des Betreuungsgerichts ist das Rechtsmittel der Beschwerde möglich. Gegen die Anordnung eines Einwilligungsvorbehalts kann innerhalb einer Frist von einem Monat Beschwerde eingelegt werden (§ 63 Abs. 1 FamFG).

Die Betreuung ist unabhängig auch *aufzuheben*, sobald deren *Voraussetzungen entfallen* sind (§ 1871 BGB). Die Aufhebung der Betreuung hat von Amts wegen, d. h. ohne speziellen Antrag, bei Kenntnis des Gerichts von der Besserung des Gesundheitszustandes etc. zu erfolgen.

Beispiel

Die Psychose des Herrn B. bessert sich erheblich, sodass keine weitere stationäre oder ambulante Behandlung mehr erforderlich ist. Sein Betreuer oder er selbst kann dies dem Betreuungsgericht mitteilen. Das Gericht überprüft die Mitteilung und hebt die Betreuung dann sofort auf.

3.3.3 Umfang der Betreuung

Im Rahmen der rechtlichen Betreuung werden grundsätzlich *zwei Arten* unterschieden.

Bei der ersten, gewissermaßen der *Grundform*, ändert die Betreuung nichts an der Geschäftsfähigkeit. Ist der Betreute, insbesondere bei einer Betreuung wegen einer Körperbehinderung, noch geschäftsfähig, ist der Betreuer lediglich Beistand, bei Geschäftsunfähigkeit des Betroffenen, beispielsweise einer erheblichen psychischen Erkrankung oder geistigen Behinderung, ist der Betreuer gesetzlicher Vertreter. Es werden allerdings vom Betreuungsgericht keine Beschränkungen der Geschäftsfähigkeit getroffen, sondern diese ergibt sich lediglich aus der Erkrankung oder Behinderung, die Grund für die Behinderung war.

Nach der aktuellen gesetzlichen Regelung sollen die Wünsche der Betroffenen mehr im Vordergrund stehen, mehr Beachtung der Selbstbestimmung und der (Menschen-)Würde. Deshalb gilt der »Erforderlichkeitsgrundsatz«[4]. Es darf daher ein Betreuer nur bestellt werden, wenn dies erforderlich ist (§ 1814 Abs. 3 BGB). Daher darf ein Betreuer dann nicht bestellt werden, wenn andere Hilfen verfügbar und ausreichend sind. Dazu zählen auch tatsächliche Unterstützungsleistungen durch Familienangehörige, Bekannte oder soziale Dienste. Ist eine rechtsgeschäftliche Vertretung der betroffenen Person erforderlich, so bedarf es regelmäßig dann keiner Betreuung, wenn die Person einer Vertrauensperson eine Vorsorgevollmacht erteilt hat.

Die zweite Art stellt die rechtliche Betreuung mit *Einwilligungsvorbehalt* dar. Das Betreuungsgericht kann nur einen Einwilligungsvorbehalt anordnen, wenn dies zur Abwendung einer *erheblichen Gefahr* für die Person oder das Vermögen des Betreuten erforderlich ist. Es gilt wieder der Grundsatz

---

4 Pressemitteilung BMJ, Nr. 70/2022, v. 29.12.2022

der Erforderlichkeit.[5] Der Betreute muss dann stets die Einwilligung des Betreuers einholen, damit beispielsweise rechtsgeschäftliche Willenserklärungen (Verträge etc.) wirksam werden. Bis zur Erteilung dieser Einwilligung sind die Rechtsgeschäfte wie bei einem Minderjährigen *schwebend unwirksam*. Der Einwilligungsvorbehalt darf nur bestimmte Bereiche betreffen.[6] Ohne Einwilligung kann der Betreute aber trotzdem – ohne Zustimmung des Betreuers –

- heiraten,
- ein Testament errichten,
- sein Taschengeld selbst verwalten und
- geringfügige Rechtsgeschäfte des täglichen Lebens erledigen.

Beispiel

Der Klient kauft sich wöchentlich verschiedene Zeitschriften und verwendet dafür den Barbetrag. Selbst wenn der Betreuer der Ansicht ist, dies sei eine unnötige Ausgabe, hat weder er noch andere mit der Betreuung betraute Personen die Befugnis, den Kauf zu verhindern, indem das Taschengeld für den Klienten verwaltet wird.

Der Betreute kann deshalb grundsätzlich heiraten und auch ein Testament machen. Es muss dann in jedem Einzelfall geprüft werden, ob die Erkrankung oder Behinderung, die Grundlage der Betreuung ist, welche die *Testierfähigkeit* oder Ehefähigkeit ausschließt. Die Ehefähigkeit wird nach allgemeinem Recht (§ 1304 BGB) beurteilt. Der *Standesbeamte* hat im Falle einer Heirat nur zu prüfen, ob keine Geschäftsunfähigkeit vorliegt, im Falle der Heirat prüft daher der Standesbeamte, ob Ehefähigkeit vorliegt. Maßgebend ist dabei allein der Grad der Behinderung oder das Ausmaß der psychischen Erkrankung. Der Betreute kann selbst bei einem Einwilligungsvorbehalt weiter Testamente errichten, wenn nicht wegen der Erkrankung oder Behinderung eine Testierunfähigkeit nach § 2229 Abs. 4 BGB vorliegt, die jedoch auf alle Personen anwendbar ist und unabhängig von einer Betreuung gilt.

Einzelheiten zum Eherecht werden später im Kapitel »Familienrecht« (▶ Teil III, Kap. 6.) behandelt.

Der Betreuer vertritt den Betreuten gerichtlich und außergerichtlich als *gesetzlicher Vertreter*, allerdings vollständig nur in den Fällen der Geschäftsunfähigkeit des Betreuten. Bei geschäftsfähigen Personen ist der Betreuer zwar auch gesetzlicher Vertreter, jedoch kann daneben der Betreute selbst wirksame Willenserklärungen abgeben[7], auch wenn diese dem Betreuer widersprechen. Dies kann in der Praxis zu doppelten und teilweise widersprüchlichen Willenserklärungen führen. Die *Geschäftsfähigkeit* bleibt trotz Bestellung eines Betreuers grundsätzlich erhalten, sofern sie nicht bereits vor Bestellung des Betreuers aufgrund der Erkrankung oder Behinderung eingeschränkt war oder sie durch die Anordnung eines Einwilligungsvorbehalts eingeschränkt wird.

Der Betreute kann, sofern er nicht infolge der Erkrankung oder Behinderung in seiner Geschäftsfähigkeit eingeschränkt ist, Schenkungen durchführen. Dies gilt allerdings nicht für Schenkungen an das Pflegepersonal der Einrichtung, d. h. des Heims, oder die Einrichtung selbst. Derartige *Schenkungen* sind durch die Ländergesetze zum Heimrecht[8] verboten.

Beispiel

Zwei Menschen mit Down-Syndrom wollen standesamtlich getraut werden. Sofern beide nicht geschäftsunfähig sind, muss die Trauung vollzogen werden.

---

5 BGH, Beschl. v. 27.04.2016, AZ: XII ZB 7/16
6 Schell (1992), § 1903, Anm. 1

7 Jürgens u. a. (1994), § 1902, Rdn. 4
8 Dies z. B. durch § 16 Abs. 4 WTPG

Der Einwilligungsvorbehalt darf nur bestimmte Bereiche betreffen.⁹

3.3.4 Betreuer

Das Betreuungsrecht unterscheidet *drei Arten* von Betreuern:

- natürliche Person,
- Vereinsbetreuer und
- Behördenbetreuer.

Zum Betreuer ist grundsätzlich eine natürliche Person zu bestellen (§ 1897 Abs. 1 BGB). Die Wünsche des Betroffenen sind dabei zu berücksichtigen. Der Betroffene hat sogar ein *Ablehnungsrecht* (§ 1816 Abs. 2 BGB). Äußert der Betroffene keine Wünsche, muss das Gericht den Betreuer nach den persönlichen Bindungen auswählen, jedoch Interessenkonflikte zu vermeiden versuchen. Aus diesem Grund dürfen Pflegekräfte des Heimes, in dem sich der Betroffene befindet, nicht zu Betreuern ausgewählt werden (§ 1816 Abs. 6 BGB). Dies gilt inzwischen auch für »Dienste« Bei den natürlichen Personen als Betreuer wird unterschieden zwischen

- ehrenamtlichen Betreuern und
- Berufsbetreuern.

Der ehrenamtliche Betreuer hat lediglich einen Anspruch auf Ersatz seiner Aufwendungen in Höhe von derzeit 449,00 Euro jährlich (Stand 2025). Er kann somit grundsätzlich keine Vergütung beanspruchen, sodass das Amt im Regelfall ehrenamtlich zu führen ist.
Die Vorschrift des § 1875 Abs. 2 BGB sieht bei Berufsbetreuern eine Vergütung vor. Diese ist zu zahlen, wenn die Tätigkeit des Betreuers nur im Rahmen seiner Berufsausübung geführt werden kann. Dann ist eine angemessene Vergütung nach dem Zeitaufwand zu zahlen.

Die Betreuungsbehörde ist zuständig für

- die *Beratung* und *Fortbildung* der Betreuer,
- für *Ermittlungen* im Auftrag des Betreuungsgerichts und
- die *Auswahl* neuer Betreuer[10].

Die Betreuungsbehörde soll von sonstigen Behörden unabhängig sein.

3.3.5 Aufgabenbereiche des Betreuers

Der Betreuer wird für bestimmte Aufgabenbereiche, jedoch nun *genau definierte*, bestellt. Diese können beispielsweise sein:

- Aufenthaltsbestimmung,
- Gesundheitssorge,
- Vermögenssorge,
- Durchsetzung von Ansprüchen gegen Bevollmächtigten des Betreuten,
- Wohnungsangelegenheiten,
- Beantragung von Sozialleistungen und
- Schriftverkehr mit bestimmten Behörden.

Die Aufgabenbereiche des Betreuers müssen *so konkret wie möglich* angegeben werden[11], sind nach der Neufassung *im Einzelnen anzuordnen* (§ 1815 Abs. 1 BGB). Dem Betreuer darf ein Aufgabenbereich nur zugewiesen werden, sofern dies aufgrund der Erkrankung bzw. Behinderung des Betroffenen notwendig ist (§ 1815 Abs. 1 BGB). Der Aufgabenbereich, für den der Betreuer bestellt ist, zeigt selbstverständlich die Grenzen seiner Befugnisse, insbesondere im Rahmen von medizinischen Maßnahmen und dem Aufenthalt.

---

9 Schell (1992), § 1903, Anm. 1

10 vgl. Jürgens u. a. (1994), Rdn. 592 ff.
11 BayObLG, R&P 1994, 195

Das Betreuungsrecht sieht selbst in Fällen einer umfassenden Betreuung Bereiche vor, in denen der Betreuer nur mit der *Genehmigung des Betreuungsgerichts* tätig werden darf. Aufgrund des verfassungsrechtlichen Ranges des Post- und Fernmeldegeheimnisses darf der Betreuer nur mit betreuungsgerichtlicher Genehmigung die Post oder den Fernmeldeverkehr kontrollieren (§ 1815 Abs. 2, Ziff. 5 BGB). Der Betreuer ist ebenfalls nicht befugt, einen Telefonanschluss zu verweigern.

Das Betreuungsgericht muss außerdem nach § 1815 Abs. 2 BGB die Genehmigung zu folgenden Maßnahmen erteilen:

- schwerwiegende ärztliche Eingriffe (§ 1829 BGB),
- Sterilisation (§ 1830 BGB),
- Bestimmung des Umgangs mit Dritten (§ 1815 Abs. 2 Ziff. 4 BGB),
- Auflösung der Wohnung (§ 1833 Abs. 3 BGB),
- Geschäfte über 3.000,00 Euro (§§ 1849 Abs. 2 BGB) und
- Grundstücksverträge (§ 1850 BGB).

Bis zur Genehmigung durch das Betreuungsgericht wird das Rechtsgeschäft nicht wirksam, ist schwebend unwirksam.

Auch freiheitseinschränkende Maßnahmen müssen genehmigt werden. Näheres in ▶ Teil III, Kap. 3.4.

3.3.6 Pflichten des Betreuers

Bereits im alten Recht musste der Betreuer die *Wünsche* seines Betreuten beachten und auch umsetzen. Dies hat in der Praxis oft nicht funktioniert. Im neuen Betreuungsrecht ist daher noch deutlicher geregelt, dass der Betreuer die Angelegenheiten der betreuten Person so zu besorgen hat, dass diese im Rahmen ihrer Möglichkeiten ihr Leben nach *ihren Wünschen gestalten* kann. Zusätzlich darf der Betreuer von seiner *Vertretungsmacht nur Gebrauch machen*, soweit dies *erforderlich* ist (§ 1821 BGB). Dazu muss der Betreuer einen regelmäßigen *persönlichen Kontakt* halten und anstehende Entscheidungen mit ihm besprechen, um die Wünsche der betreuten Person auch zu erfahren (§ 1821 Abs. 5 BGB). Die Pflicht zur Befolgung der Wünsche besteht nur dann nicht, wenn die Person des Betreuten oder dessen Vermögen dadurch *erheblich gefährdet* würde und der Betreute diese Gefahr aufgrund seiner Krankheit oder Behinderung nicht erkennen oder nicht nach dieser Einsicht handeln kann (§ 1821 Abs. 3 Ziff. 1 BGB). Auch *unzumutbare* Wünsche müssen nicht beachtet werden (Ziff. 2).

Beachtet der Betreuer seine Pflichten nicht oder ist der Betreute mit bestimmten Maßnahmen nicht einverstanden, kann der Betreute, d. h. der Klient, beim *Betreuungsgericht* Beschwerde einlegen, also die Rechtmäßigkeit der Vorgehensweise des Betreuers überprüfen lassen. Dieses Recht steht selbstverständlich auch dem Pflege- und Betreuungspersonal etc. zu.

3.3.7 Medizinische Maßnahmen

Bei einer Heilbehandlung, einer *medizinischen Maßnahme*, soll der Betreuer gleichfalls die *Wünsche* des Betreuten berücksichtigen. Untersuchungen, Behandlungen und Eingriffe dürfen sogar nur mit der *Einwilligung* des Betroffenen, also des Betreuten, vorgenommen werden, wenn er trotz geistiger Behinderung oder psychischer Erkrankung *einwilligungsfähig* ist.[12]

Ob der Betreute einwilligungsfähig ist und deshalb eine derartige (wirksame) Einwilligung erteilen kann, hängt von dessen *natürlicher Einsichts- und Steuerungsfähigkeit* ab. Er

---

[12] Schell (1992), S. 55; Kirchhof, S. 25; Jürgens u. a. (1994), Rdn. 200; Schmidt/Böcker (1993), Rdn. 436

hat die notwendige Einwilligungsfähigkeit, sofern er die beabsichtigten diagnostischen oder therapeutischen Maßnahmen in *groben Zügen*, d. h. hinsichtlich der Bedeutung und Tragweite des Eingriffs, erfassen kann.[13] Die Geschäftsfähigkeit ist dazu nicht erforderlich. Für die Einwilligungsfähigkeit sind daher geringere geistige Fähigkeiten als für die Geschäftsfähigkeit notwendig.

Wie beim Gesunden ist gleichfalls eine vorherige Aufklärung über die medizinische Maßnahme und deren Risiko erforderlich. Bei einem einwilligungsfähigen behinderten oder psychisch kranken Menschen kann *nicht* an seiner Stelle der Betreuer einwilligen, da es sich bei der körperlichen Unversehrtheit und dem *Selbstbestimmungsrecht*[14] nach Art. 2 GG um ein höchstpersönliches, verfassungsrechtlich geschütztes Rechtsgut handelt. Sofern der behinderte oder kranke Mensch die medizinische Behandlung *ablehnt*, müssen Maßnahmen unterlassen werden, sofern keine Lebensgefahr besteht.

Eine Behandlung gegen den Willen eines einwilligungsfähigen Klienten stellt immer sowohl eine strafrechtliche *Körperverletzung* nach § 223 StGB als auch eine Verletzung der Rechtsgüter Körper und Gesundheit im Sinne des § 823 Abs. 1 BGB[15] dar. Die Zwangsbehandlung ist zusätzlich nach einer Gesetzesänderung sowie Entscheidungen des Bundesverfassungsgerichts[16] und des Bundesgerichtshofs nur unter strengen Voraussetzungen möglich. Der Bundesgerichtshof hat zu Recht darauf hingewiesen, dass die bisherigen Vorgehensweisen bzw. gesetzlichen Regelungen zur *Zwangsbehandlung* gegen Art. 1 und 2 GG verstoßen.[17] Nach der neuen Vorschrift des § 1832 BGB müssen bei ärztlichen Zwangsmaßnahmen folgende Voraussetzungen erfüllt sein:

(1) *¹Widerspricht eine Untersuchung des Gesundheitszustands, eine Heilbehandlung oder ein ärztlicher Eingriff dem natürlichen Willen des Betreuten (ärztliche Zwangsmaßnahme), so kann der Betreuer in die ärztliche Zwangsmaßnahme nur einwilligen, wenn*
1. *die ärztliche Zwangsmaßnahme notwendig ist, um einen drohenden erheblichen gesundheitlichen Schaden vom Betreuten abzuwenden,*
2. *der Betreute aufgrund einer psychischen Krankheit oder einer geistigen oder seelischen Behinderung die Notwendigkeit der ärztlichen Maßnahme nicht erkennen oder nicht nach dieser Einsicht handeln kann,*
3. *die ärztliche Zwangsmaßnahme dem nach § 1827 zu beachtenden Willen des Betreuten entspricht,*
4. *zuvor ernsthaft, mit dem nötigen Zeitaufwand und ohne Ausübung unzulässigen Drucks versucht wurde, den Betreuten von der Notwendigkeit der ärztlichen Maßnahme zu überzeugen,*
5. *der drohende erhebliche gesundheitliche Schaden durch keine andere den Betreuten weniger belastende Maßnahme abgewendet werden kann,*
6. *der zu erwartende Nutzen der ärztlichen Zwangsmaßnahme die zu erwartenden Beeinträchtigungen deutlich überwiegt und*
7. *die ärztliche Zwangsmaßnahme im Rahmen eines stationären Aufenthalts in einem Krankenhaus, in dem die gebotene medizinische Versorgung des Betreuten einschließlich einer erforderlichen Nachbehandlung sichergestellt ist, durchgeführt wird.*

Wichtige Voraussetzungen sind daher das *Wohl* des Klient, dessen Einwilligungsunfähigkeit, ob ernsthaft versucht wurde, den Patienten zu überzeugen sowie ob der drohende erhebliche gesundheitliche Schaden

---

13 BGHZ 29, 33 = NJW 1959, 811
14 Siehe dazu auch: (▶ Kap. CE 01 1)
15 vgl. dazu auch Kapitel (▶ Kap. CE 05 A 4.2)
16 BVerfG, Beschl. v. 23.03.2011, Az.: 2 BvR 882/09
17 BGH, Beschlüsse v. 20. Juni 2012, Az.: XII ZB 99/12 = NJW 2012, S. 2967 ff

durch keine weniger belastende Maßnahme abgewendet werden kann und ob der zu erwartende Nutzen der ärztlichen Zwangsmaßnahme die zu erwartenden Beeinträchtigungen deutlich überwiegt.

Die Einwilligung des Betreuers in eine Heilbehandlung oder einen ärztlichen Eingriff beim Betreuten muss vom Betreuungsgericht (zusätzlich) genehmigt werden, wenn die begründete Gefahr besteht, dass der Betreute aufgrund der Maßnahme stirbt oder einen schweren und länger dauernden gesundheitlichen Schaden erleidet, also entweder die konkrete Gefahr

- des Todes oder
- schwerer gesundheitlicher Schäden

besteht (§ 1829 BGB). Eine betreuungsgerichtliche Genehmigung ist daher erforderlich, wenn die naheliegende Möglichkeit der schweren Schädigung des Betreuten besteht. Die Gefährdung muss dabei *höher als das Durchschnittsrisiko* liegen.[18]

Ein schwerer und länger andauernder gesundheitlicher Schaden liegt bei folgenden möglichen Folgen einer Heilbehandlung vor:

- Verlust des Sehvermögens bei einem Auge oder beiden Augen,
- Verlust des Gehörs, des Sprachvermögens oder der Fortpflanzungsfähigkeit,
- Verlust eines wichtigen Körpergliedes bzw. dessen dauerhafte Gebrauchsunfähigkeit,
- dauerhafte Entstellung,
- Siechtum, Lähmung,
- geistige Krankheit oder Behinderung.

Die von der Vorschrift geforderte begründete Gefahr ist gegeben, wenn ein Schadenseintritt konkret und nahe liegend möglich ist.

Nach einer Entscheidung des Bundesgerichtshofs ist die *Elektrokrampfbehandlung* nicht genehmigungsfähig.[19]

Genehmigungsbedürftig sind in der Regel:

- Diagnosemaßnahmen:
  - Intravasale Diagnostik mit Ausnahme einfacher Rechtsherzkatheteruntersuchungen, interventionelle Radiologie,
  - Leberblindpunktion,
  - Bronchoskopie,
  - interventionelle Radiologie,
  - Liquorentnahme,
  - Pneumoencephalographie,
  - stereotaktische Punktion des Hypothalamus.
- Operative Eingriffe (insbesondere):
  - Transplantationen von unpaaren Organen (Herz, Leber) und Knochenmark,
  - radikale Eingriffe und Behandlungsmaßnahmen bei fortgeschrittenen Krebserkrankungen; systematische Chemotherapie/Bestrahlung; u. U. die Entfernung von inneren Organen oder Organteilen,
  - Eingriffe am offenen Herzen (einschließlich Bypass-Operationen),
  - gefäßchirurgische Eingriffe an großen (arteriellen) Gefäßen, z. B. Hauptschlagaderaussackungen (Aneurysmen),
  - neurochirurgische Eingriffe an Gehirn und Rückenmark,
  - Hysterektromie (Entfernung der Gebärmutter) wegen des Verlustes der Gebärfähigkeit als Folge des Eingriffs,
  - Entfernung aller Zähne, wenn sicher ist, dass der Patient später keine Prothese tragen kann,
  - Trommelfelloperation bei Gefahr des völligen Verlusts der Hörfähigkeit,
  - Kehlkopfoperation bei Gefahr des Verlusts der Sprache,

---

18 Münchener-Kommentar/ Schwab § 1904, Rdn. 12

19 BGH, Beschl. v. 15.01.2020, Az.: XII ZB 381/19

- Augenoperation bei Netzhautablösung auf einem Auge und Katarakt (Grauer Star) auf dem anderen Auge,
- Entfernung eines Gehirntumors, wenn im konkreten Fall die Gefahr des Verlusts der Hörfähigkeit besteht,
- Implantation eines Herzschrittmachers bei Möglichkeit des Auftretens von Herzrhythmusstörungen schweren Grades,
- Operationen, bei denen infolge weiterer Erkrankungen ein erhöhtes Narkoserisiko besteht (OLG Hamm FGPrax 2003, 160 = NJW 2003, 2392),
- Amputionsmaßnahmen.
- Sonstige Behandlungen:
  - Behandlung mit in Deutschland nicht zugelassenen Medikamenten,
  - Die Heilbehandlung mit Neuroleptika kann genehmigungspflichtig sein (LG Berlin FamRZ 1993, 24). Dasselbe gilt für Psychopharmaka. Im Übrigen können viele Medikamente je nach Dosis, Behandlungsdauer, Begleitumständen schwere und länger dauernde Schäden verursachen.

Es muss in den genannten Fällen zuerst eine *Genehmigung* des Betreuungsgerichts erfolgen, bevor die medizinische Behandlung durchgeführt werden darf. Dies gilt nach § 1829 Abs. 5 BGB auch für den *Bevollmächtigten*.

Wegen der möglichen *Folgeschäden*, insbesondere der zumindest langfristig eintretenden Veränderung der Persönlichkeit, muss eine entsprechende Genehmigung gleichfalls bei der Gabe von *Psychopharmaka*, zumindest der Neuroleptika, erfolgen. Der Arzt hat die Pflicht, den Betreuer auf die Notwendigkeit einer betreuungsgerichtlichen Genehmigung bei einwilligungsunfähigen Personen hinzuweisen. Umgekehrt selbstverständlich ebenfalls.

Ohne die betreuungsgerichtliche Genehmigung dürfen lediglich *unaufschiebbare* Maßnahmen durchgeführt werden (§ 1829 Abs. 1 Satz 2 BGB).

Unabhängig davon setzen Einwilligungen des Betreuers in medizinische Maßnahmen selbstverständlich einen entsprechenden Aufgabenbereich (medizinische Behandlung) des Betreuers voraus.[20]

Nach den aktuellen Regelungen im Betreuungsrecht ist es grundsätzlich möglich, dass der Betreuer einem *Abbruch von lebenserhaltenden* bzw. verlängernden Maßnahmen auch ohne die Genehmigung des Betreuungsgerichts zustimmt, somit den Tod des Betreuten herbeiführt, vor allem dann, wenn eine *Patientenverfügung* vorliegt (§ 1827 BGB). Näheres dazu unter Sterbehilfe mit näherer Abgrenzung.

Da Zwangssterilisationen nicht zulässig sind, dürfen Sterilisationen dem *natürlichen Willen* des Betroffenen nicht widersprechen. Jede Art von Abwehr oder Gegenwehr schließt eine Sterilisation aus. Schließlich gelten strenge *Verfahrensgarantien*. Es muss ein spezieller *Verfahrenspfleger* bestellt werden (§ 297 Abs. 5 FamFG). Erst wenn diese Voraussetzungen vorliegen, kann eine Genehmigung des Betreuungsgerichts zur Sterilisation erfolgen. Der Eingriff darf dann erst *zwei Wochen* nach der Wirksamkeit der betreuungsgerichtlichen Genehmigung durchgeführt werden. Dem Betroffenen soll damit die Möglichkeit der *Beschwerde* eingeräumt werden. Es wird verhindert, dass die Sterilisation vor rechtskräftigem Abschluss des Verfahrens vollzogen wird.

Die wissenschaftliche Erprobung von Arzneimitteln am Betreuten ist in den §§ 40–42 AMG geregelt. Der Betreuer kann für den Betreuten nur unter strengen Voraussetzungen in die klinische Prüfung eines Arzneimittels einwilligen (§ 41 Abs. 3 Nr. 2 AMG).

---

20 Jürgens u. a., Rdn. 1994

3.3.8 Vorsorgevollmacht – Betreuungsverfügung

Wie bereits in ▶ Teil III, Kap. 3.3.1 erwähnt, ist die Errichtung einer rechtlichen Betreuung dann nicht möglich, wenn anderweitige Hilfen zur Verfügung stehen. Dies könnte eine so genannte *Vorsorgevollmacht* oder eine normale Generalvollmacht sein. Sofern eine Vollmacht, gleichgültig mit welcher Bezeichnung, vorliegt, kann *für* diejenigen *Bereiche*, die dort geregelt sind, *keine rechtliche Betreuung* errichtet werden.

Beispiel

Frau M. ist schwer am Alzheimer-Syndrom erkrankt und daher nicht mehr in der Lage, ihre persönlichen Angelegenheiten zu regeln. Sie hat vorsorglich vor mehreren Jahren ihrer Tochter A. eine Generalvollmacht »zur Regelung aller finanziellen Angelegenheiten« erteilt. Die Tochter kann daher alle Bankgeschäfte etc. für ihre Mutter durchführen. Es darf in finanzieller Hinsicht, d. h. zur Vermögensverwaltung, keine rechtliche Betreuung errichtet werden. Für die nicht in der Vollmacht geregelten medizinischen Maßnahmen muss jedoch zur Ergänzung ein Betreuer, unter Umständen die Tochter A. bestellt werden.

Nach der seit dem 01.01.1999 bestehenden Rechtslage kann der Bevollmächtigte auch berechtigt werden, für den Betroffenen medizinische und freiheitsbeschränkende Maßnahmen durchführen zu lassen, also wie dieser selbst darin einwilligen. Er muss allerdings besonders gefährliche medizinische Maßnahmen gleichfalls vom Betreuungsgericht genehmigen lassen (§ 1829 Abs. 52 BGB).

Der Betroffene kann zusätzlich zur Vollmacht oder stattdessen eine so genannte Betreuungsverfügung ausstellen. Nach § 1816 Abs. 2 BGB hat jeder das *Recht*, eine *Person vorzuschlagen*, die zum Betreuer bestellt werden kann. Das Betreuungsgericht muss diesem Vorschlag entsprechen, wenn die Person nicht ungeeignet ist. Er kann allerdings wieder keine Person vorschlagen, die in derselben Einrichtung beschäftigt ist (§ 1816 Abs. 6 BGB).

Im Zusammenhang mit Vollmacht und Betreuungsverfügung ist zudem die sogenannte Patientenverfügung von Interesse. Diese stellt zusammen mit einer Vollmacht zur Regelung der wirtschaftlichen und medizinischen Angelegenheiten eine sinnvolle Regelung des letzten Lebensabschnittes dar und *schützt* bei korrekter Abfassung vor Maßnahmen *gegen den ausdrücklichen oder mutmaßlichen Willen eines Menschen* (▶ Teil IV, Kap. 13.1.4)

Wiederholungsfragen

- Wann kann ein Betreuer bestellt werden, wer entscheidet darüber?
- Welche drei Arten von Betreuern gibt es?
- Schließt die Betreuung eine Heirat aus?
- Wie muss die Betreuung vom Betreuer geführt werden?
- Was gilt bei medizinischen Maßnahmen hinsichtlich der Einwilligung?
- Was muss vom Gericht genehmigt werden?
- Wer kann nicht zum Betreuer bestellt werden?
- Welche Bedeutung hat die Vorsorgevollmacht?
- Was gilt bei Sterilisationen?

3.4 Freiheitsbeschränkungen

3.4.1 Grundlagen

Bei der *Gefahr der Selbst- oder Fremdgefährdung* ist eine Einschränkung der persönlichen Freiheit des Klienten unter bestimmten Voraussetzungen zulässig. Zu diesen *Freiheitsbeschränkungen* zählen beispielsweise:

- Bettgitter,
- Fixierungen,
- Verschließen von Zimmer oder Station bzw. Gruppe,
- Verwendung von Trickschlössern,
- Verhindern des Ausgangs durch körperliche Gewalt oder psychischen Druck,
- die Gabe von Psychopharmaka (Sedativa),
- Steckbrett,
- Feststellen der Bremse am Rollstuhl,
- spezieller Schlafsack oder Gewichtsdecke sowie
- Wegnahme von Kleidung und Schuhen oder Hilfsmitteln.

Bei dem *Bettgitter* ist eine differenzierte Betrachtungsweise erforderlich. Es ist nicht in jedem Fall als eine freiheitsbeschränkende Maßnahme anzusehen. Entscheidend ist die Zielrichtung. Das Bettgitter ist dann nicht als freiheitsbeschränkende Maßnahme anzusehen, sofern es *nur* verhindern soll, dass ein pflegebedürftiger Klient aus dem Bett fällt.[21] Nur wenn es verhindern soll, dass ein Klient das Bett verlässt, ist es eine genehmigungspflichtige Freiheitsbeschränkung. Dies gilt entsprechend für den *Bauchgurt* eines Rollstuhlfahrers. Wenn ihm dadurch die Nutzung des Rollstuhls erst ermöglicht und seine Bewegungsfreiheit durch den Gurt erweitert wird, ist naturgemäß gleichfalls keine Genehmigung des Betreuungsgerichts erforderlich.

Bei Einrichtungen, deren Außentüren zwar verschlossen sind, jedoch durch einen *Pförtner* geöffnet werden, und diese Außentüren lediglich dazu dienen, fremde Personen fernzuhalten, ist ebenfalls keine richterliche Genehmigung erforderlich.[22]

Aufgrund der *Freiheitsrechte* aus Art. 2 GG, die auch den behinderten oder psychisch kranken zustehen, sind freiheitsbeschränkende Maßnahmen nur in wenigen *Ausnahmefällen* zulässig. Länger andauernde oder wiederholte Beschränkungen, die als *Freiheitsentziehung* eingestuft werden können, sind nach Art. 104 GG nur mit richterlicher Genehmigung zulässig. Erfolgt eine Freiheitsentziehung ohne richterliche Genehmigung oder wird die persönliche Freiheit ansonsten in unzulässiger Weise beschränkt, liegt strafrechtlich eine *Freiheitsberaubung* gemäß § 239 StGB vor:

(1) Wer einen Menschen einsperrt oder auf andere Weise der Freiheit beraubt, wird mit Freiheitsstrafe bis zu fünf Jahren oder mit Geldstrafe bestraft.
(2) Der Versuch ist strafbar.

Der Tatbestand dieser Strafvorschrift ist immer dann erfüllt, wenn eine Person in rechtswidriger Weise daran gehindert wird, von ihrer *persönlichen Freiheit Gebrauch zu machen*. Es ist dabei unerheblich, mit welchen Mitteln die Freiheitsbeschränkung erfolgt und ob der Klient gerade davon Gebrauch machen will.

Beispiel

Eine Klientin stört den täglichen Arbeitsablauf des Personals dadurch, dass sie ständig hinter den Heilerziehungspflegern herläuft, sie durch unzusammenhängen-

---

21 Dodegge, MDR 1992, 437

22 Schmidt/Böcker 1993, Rdn. 260

des Reden belästigt sowie hin und wieder eine Fachkraft festhält, damit diese ihr mehr Aufmerksamkeit schenkt. Zur Vermeidung dieser Störungen wird die Klientin in ihrem Zimmer für mehrere Stunden eingeschlossen. Diese Freiheitsbeschränkung ist nicht erforderlich und daher widerrechtlich. Es liegt eine strafbare Freiheitsberaubung vor.

Es wird die *potenzielle Bewegungsfreiheit geschützt*, somit wird allein der Entzug der Gebrauchsmöglichkeit bestraft. Das Einschließen des Schlafenden ist deshalb auch eine Freiheitsberaubung, sofern er dies nicht wünscht. Eine Freiheitsberaubung kann nur nicht gegenüber Personen begangen werden, die keine eigene Selbstbestimmung über ihren Aufenthalt haben. Dazu zählen Kleinstkinder, Bewusstlose und Betrunkene[23] sowie Koma-Patienten und Personen mit schwerster geistiger und körperlicher Behinderung. Gegenüber allen anderen Personen, auch psychisch Kranken und Behinderten, ist eine Freiheitsberaubung gegeben, wenn der Betroffene die Fähigkeit hat, seinen Aufenthalt willkürlich zu verändern, er aber daran gehindert wird. Ob er den aktuellen Willen dazu hat, ist unerheblich.[24]

Eine Freiheitsbeschränkung in Heimen und Krankenhäusern ist *nicht rechtswidrig*, und es fehlt damit die Rechtswidrigkeit, wenn folgende Fälle vorliegen:

- *Einwilligung* des Klienten,
- rechtfertigender *Notstand* gemäß § 34 StGB,
- *richterlicher Beschluss*.

Daneben existieren noch weitere Rechtfertigungstatbestände, welche aber im Bereich der Pflege und Betreuung kaum Bedeutung haben.

Unterbringungsarten bzw. Beispiele können sein:

- Einweisung in eine geschlossene stationäre Einrichtung
- Einschließen im Zimmer
- Verhindern eines Verlassens des Hauses

Die Verwendung *elektronischer* Sicherungsmittel, beispielsweise der »Chip am Kleid«, wird nach überwiegender Meinung in der Literatur und auch nach ständiger Rechtsprechung nicht als Unterbringung gewertet, da dadurch lediglich eine Kontrolle gewährleistet wird und nur im Bedarfsfall eingegriffen wird.

Da die persönliche Freiheit jedes Menschen grundgesetzlich mit Art. 2 GG garantiert ist, kann eine Unterbringung *nur auf richterliche Anordnung* erfolgen, was auch in Art. 104 GG ausdrücklich vorgesehen ist. Bei der Unterbringung muss hinsichtlich der Voraussetzungen und der Zuständigkeit für den Antrag zwischen der Unterbringung im Rahmen der *Betreuung* und derjenigen nach dem jeweiligen *Landesunterbringungsgesetz* unterschieden werden.

3.4.2 Einwilligung

Die Einwilligung des Klienten ist ein ausreichender Rechtfertigungsgrund für freiheitsbeschränkende Maßnahmen wie Fixierungen oder Bettgitter.[25] *Voraussetzung* ist jedoch, dass der *Klient einsichtsfähig* ist. Dazu ist, wie in ▶ Teil III, Kap. 3.3.7 dargelegt, nicht die Geschäftsfähigkeit erforderlich, sondern lediglich die *natürliche Einsichts- und Urteilsfähigkeit*.[26] Der Klient muss in der Lage sein,

---

23 Schönke/Schröder (2001), § 239, Rdn. 3; Dreher/Tröndle (2001), § 239, Rdn. 1
24 Jürgens u. a. (1994), Rdn. 520

25 Schell (1992), S. 69; Jürgens u. a. (1994) Rdn. 495
26 Schönke & Schröder (2001), vor §§ 32, Rdn. 39; Jürgens u. a. (1994), Rdn. 495

wenigstens in *groben Zügen* die Bedeutung und Tragweite der Maßnahme, für die seine Einwilligung eingeholt wird, zu erfassen. Dies bedeutet, dass selbst bei geistig Behinderten oder psychisch kranken Personen oft eine wirksame Einwilligung für bestimmte Maßnahmen, wie beispielsweise Bettgitter oder Fixierungen im Rollstuhl, erlangt werden kann. Um entwürdigende Situationen bei den Klienten zu vermeiden, sollte vor einem Antrag auf richterliche Genehmigung von Zwangsmaßnahmen der Versuch unternommen werden, von dem *Betroffenen selbst* die *Zustimmung* zu erhalten. Es entspricht zumindest der moralischen Verpflichtung eines jeden Mitarbeiters in einer Einrichtung der Behindertenhilfe oder für psychisch Kranke, die *Menschenwürde* und das allgemeine *Persönlichkeitsrecht* der Klienten zu achten. Bei Klienten, mit denen keinerlei Verständigung möglich ist oder die aufgrund ihrer Erkrankung oder Behinderung nicht in der Lage sind, eine wirksame Einwilligung abzugeben, ist die Einsichts- und damit Einwilligungsfähigkeit selbstverständlich ausgeschlossen.

Beispiel

Ein Klient ist nachts aus dem Bett gefallen. Er hat sich dadurch verletzt und es ist zu befürchten, dass der Klient erneut aus dem Bett fällt. Die Heilerziehungspfleger und der Klient vereinbaren, dass der Seitenschutz hochgeklappt wird und er jederzeit klingeln kann, wenn er auf die Toilette muss.

Sogar bei einer wirksam erteilten Einwilligung muss dem Klienten jederzeit die *Möglichkeit des Widerrufs* dieser Einwilligung eingeräumt werden. Ein derartiger Widerruf ist grundsätzlich zu beachten, sofern nicht eine Notsituation vorliegt, d. h. eine *konkrete Gefahr* für den Klienten oder andere Personen droht. Falls mit dem Klienten selbst keine Verständigung möglich oder er nicht einwilligungsfähig ist, kann nur sein *gesetzlicher*

Vertreter, also bei Minderjährigen die Eltern oder bei Erwachsenen der Betreuer, die Einwilligung zu (kurzfristigen) freiheitsbeschränkenden Maßnahmen erteilen. Nach § 1831 Abs. 2, 4 BGB wird die Zustimmung des Betreuers jedoch erst *nach betreuungsgerichtlicher Genehmigung voll* wirksam. Das Betreuungsgericht muss *jede* Unterbringung oder unterbringungsähnliche Maßnahme genehmigen (▶ Teil III, Kap. 3.4.1.3). Sonstige Personen, wie beispielsweise Angehörige, sind zur Einwilligung *nicht* befugt. Eine freiheitsentziehende Maßnahme, die genehmigt werden muss, liegt allerdings nur vor, sofern der Klient entgegen seinem *natürlichen Willen* daran gehindert wird, den Aufenthaltsort zu wechseln.[27] Dies bedeutet, dass der Klient in der Lage sein muss, einen Willen dahingehend zu entwickeln, sich fortzubewegen. Fehlt ein derartiger Fortbewegungswille, ist die Zustimmung des Betreuers für freiheitsbeschränkende Maßnahmen ausreichend. Genauso ausreichend ist die Zustimmung des Betreuers zu *kurzen* freiheitsbeschränkenden Maßnahmen. Bei *Kindern und Jugendlichen* muss die richterliche Genehmigung durch das *Familiengericht* erfolgen, bei der »richtigen« Unterbringung und auch einzelnen freiheitseinschränkenden Maßnahmen (§ 1631 b BGB).

Sofern ein Klient in freiheitsbeschränkende Maßnahmen einwilligt, ist zum haftungsrechtlichen Schutz des Pflege- und Betreuungspersonals eine sorgfältige *Dokumentation* wichtig.

3.4.3 Notstand

Freiheitsbeschränkungen sind *ausnahmsweise* und *kurzfristig* auch im Falle des (strafrechtlichen) *rechtfertigenden Notstandes* nach § 34 StGB zulässig:

---

27 OLG Hamm, FamRZ 1993, 1490

> »Wer in einer gegenwärtigen, nicht anders abwendbaren Gefahr für Leben, Leib, Freiheit, Ehre, Eigentum oder ein anderes Rechtsgut eine Tat begeht, um die Gefahr von sich oder einem anderen abzuwenden, handelt nicht rechtswidrig, wenn bei Abwägung der widerstreitenden Interessen, [...], das geschützte Interesse das beeinträchtigte wesentlich überwiegt. Dies gilt jedoch nur, soweit die Tat ein angemessenes Mittel ist, die Gefahr abzuwenden.«

Dies gilt in Notfällen, d. h. in Situationen, in denen der Klient sich selbst oder andere *gefährdet*. Kann die Gefährdung *nur* mit freiheitsbeschränkenden Maßnahmen abgewendet werden, können derartige Maßnahmen zulässigerweise ergriffen werden. Bei freiheitsbeschränkenden Maßnahmen, die mit dem rechtfertigenden Notstand nach § 34 StGB begründet werden, gilt der *Grundsatz der Verhältnismäßigkeit*. Es darf folglich nur eine Maßnahme ergriffen werden, die zwar geeignet ist, die Gefahr abzuwenden, jedoch so wenig wie möglich in die Freiheit des Klienten eingreift. § 34 StGB schreibt eine *Rechtsgüterabwägung* vor. Dies bedeutet bei Freiheitsbeschränkungen:

- Das zu schützende Rechtsgut muss *höher zu bewerten* sein als die persönliche Freiheit des Klienten. Bei der Gefahr einer Beschädigung von Sachen kann zum Beispiel eine Fixierung oder das Einschließen im Zimmer *nicht* damit gerechtfertigt werden, es liege ein Notstand vor, da die »Freiheit« höher zu bewerten ist als das »Eigentum«.
- Auch muss beachtet werden, dass Freiheitsbeschränkungen, die mit dem rechtfertigenden Notstand begründet werden, nur für *kurze Zeit*, also maximal 24 Stunden, zulässig sind, denn der Notstand ist nur bei einer »gegenwärtigen« Gefahr anwendbar.

Beispiele für Situationen, die *kurzfristige Maßnahmen* über § 34 StGB *rechtfertigen*, sind

- plötzliche Aggressionen des Klienten, wodurch er andere Personen (auch Pflegekräfte) oder sich selbst gefährdet,
- der Versuch eines *Suizides* bzw. *autoaggressiver Handlungen*,
- akute *Weglaufgefahr* (mit Gefährdung).

Der Notstand stellt einen strafrechtlichen Rechtfertigungsgrund (▶ Teil IV, Kap. 4.2.2) dar. Zivilrechtlich sind freiheitsbeschränkende Maßnahmen zum Schutz des Klienten oder Dritter eine *Geschäftsführung ohne Auftrag* (▶ Teil III, Kap. 4.2.2), da im Interesse des Klienten gehandelt wird. Dem strafrechtlichen Rechtfertigungsgrund »Notstand« entspricht daher im Zivilrecht die »Geschäftsführung ohne Auftrag« nach §§ 677 ff. BGB, die Geschäftsführung ohne Auftrag ist somit in derartigen Fällen das Gegenstück des Notstandes.

Nach § 677 BGB kann für jemand ein »Geschäft« geführt werden ohne dessen Auftrag, sofern es dessen *vermuteten Willen* entspricht:

> »Wer ein Geschäft für einen anderen besorgt, ohne von ihm beauftragt oder ihm gegenüber sonst dazu berechtigt zu sein, hat das Geschäft so zu führen, wie das Interesse des Geschäftsherrn mit Rücksicht auf dessen wirklichen oder mutmaßlichen Willen es erfordert.«

Selbst gegen den Willen des Betroffenen kann man bei »öffentlichem Interesse« tätig werden (§ 678 BGB):

> »Ein der Geschäftsführung entgegenstehender Wille des Geschäftsherrn kommt nicht in Betracht, wenn ohne die Geschäftsführung eine Pflicht des Geschäftsherrn, deren Erfüllung im öffentlichen Interesse liegt, oder [...].«

Deshalb kann bei Eigen- oder Fremdgefährdung des Klienten grundsätzlich die notwendige Maßnahme sowohl aufgrund des Notstandes als auch der Geschäftsführung ohne Auftrag getroffen werden. Dies ist bei Fremdgefährdung unter anderem zum Schutz Dritter sogar verpflichtend, da infolge einer unterlassenen Sicherungsmaßnahme die Gefahr bzw. der Vorwurf einer Straftat wegen unterlassener Hilfeleistung (§ 323 c StGB) oder

Körperverletzung durch Unterlassen (§§ 223, 13 StGB) besteht bzw. der Dritte deshalb *Haftungsansprüche* geltend machen kann. Entsprechendes gilt bei der Eigengefährdung.

Bei Angriffen gegen das Pflege- und Betreuungspersonal oder gegen Dritte steht dem Personal zusätzlich ein *Notwehrrecht* aus § 32 StGB oder § 227 BGB zu.[28]

Bei der Durchführung der Fixierung können sich haftungsrechtliche Probleme bei Tod oder Schädigung des Klienten in der Fixierung ergeben. Grundsätzlich muss, insbesondere bei manischen Patienten oder bei starken Aggressionen eine *ständige optische Kontrolle* erfolgen, sofern keine medikamentöse Sedierung möglich ist. Der Betroffene muss ständig überwacht werden, um Gefährdungen zu verhindern.[29] Die Fixierung soll unter anderem aus diesem Grund das *letzte Mittel* darstellen und eine sorgfältige Abwägung der Risiken durch den Arzt erfolgen, der die Anordnung zu treffen hat.

Beispiel

Bei einer Klientin B. besteht erkennbar eine Suizidgefahr. Es wird veranlasst, dass sie für einige Tage das Heim nicht verlässt. Es handelt sich zwar um eine Freiheitsbeschränkung, die jedoch wegen der Gefahr für das Leben von B. durch den Notstand gerechtfertigt ist.

3.4.4 Richterlicher Beschluss

Bei *längeren Zeiträumen* einer freiheitseinschränkenden Maßnahme muss ohne die Einwilligung des Klienten immer eine richterliche Genehmigung entweder nach § 1831 BGB im Rahmen der Betreuung (siehe unten) oder aufgrund eines Unterbringungsgesetzes (siehe unten) erfolgen.

Für einen derartigen richterlichen Beschluss gibt es im Umgang mit (geistig) behinderten Menschen zwei rechtliche Grundlagen:

(1) Unterbringung nach dem Betreuungsrecht

Nach § 1831 BGB sind Unterbringung und sonstige freiheitsbeschränkende Maßnahmen nur zur Abwendung eines drohenden erheblichen gesundheitlichen Schadens eine Untersuchung des Gesundheitszustands, eine Heilbehandlung oder ein ärztlicher Eingriff zulässig, wenn der Betreute aufgrund einer psychischen Krankheit oder geistigen oder seelischen Behinderung die Notwendigkeit der Unterbringung nicht erkennen oder nicht nach dieser Einsicht handeln kann. Im Einzelnen regelt § 1831 Abs. 1 BGB:

(1) Eine Unterbringung des Betreuten durch den Betreuer, die mit Freiheitsentziehung verbunden ist, ist nur zulässig, solange sie erforderlich ist, weil
1. *aufgrund einer psychischen Krankheit oder geistigen oder seelischen Behinderung des Betreuten die Gefahr besteht, dass er sich selbst tötet oder erheblichen gesundheitlichen Schaden zufügt, oder*
2. *zur Abwendung eines drohenden erheblichen gesundheitlichen Schadens eine Untersuchung des Gesundheitszustands, eine Heilbehandlung oder ein ärztlicher Eingriff notwendig ist, die Maßnahme ohne die Unterbringung des Betreuten nicht durchgeführt werden kann und der Betreute aufgrund einer psychischen Krankheit oder geistigen oder seelischen Behinderung die Notwendigkeit der Unterbringung nicht erkennen oder nicht nach dieser Einsicht handeln kann.«*

Die Unterbringung erfolgt folglich durch den Betreuer und das Betreuungsgericht geneh-

---

28 Näheres dazu in Kienzle, Kotschenreuther, Farnkopf, Aggression in der Pflege (2020), Teil II, dort 2.2.1
29 OLG Köln, in R&P 1993, 81

migt diese dann (§ 1831 Abs. 2 BGB). Dies gilt nach § 1831 Abs. 4 auch dann, wenn freiheitsbeschränkende Maßnahmen über einen *längeren Zeitraum* oder *wiederholt* notwendig werden.

Eine gesetzliche Definition für den Begriff »längerer Zeitraum« gibt es nicht, sondern es muss der Einzelfall beachtet werden, dazu auch die Schwere des Eingriffs. Für die Definition des längeren Zeitraums kann unter anderem auf § 128 StPO sowie den Richtervorbehalt aus Art. 104 GG herangezogen werden. Maßstab muss vor allem die rechtsstaatliche Garantie Art. 104 GG sein, dort Abs. 2 S. 3 und Abs. 3 S. 1 sein. Danach ist ein »Festgenommener« spätestens am Tag nach der Festnahme dem Richter vorzuführen. Deshalb muss auch im Falle einer unterbringungsähnlichen Maßnahme bei einer Dauer von *mehr als 24 Stunden* oder einer Nacht die Genehmigung des Betreuungsgerichts beantragt werden. Dies erfordert nicht nur der genannte Art. 104 GG, sondern auch das Grundrecht auf *freie Entfaltung der Persönlichkeit bzw. das grundgesetzliche garantierte Freiheitsrecht* (Art. 2 Abs. 1 GG). Bei Fixierungen oder vergleichbaren Maßnahmen wird dagegen derart schwerwiegend und »hautnah« in ein elementares Recht des Betroffenen, das Recht auf körperliche Bewegungsfreiheit, eingegriffen und die Menschenwürde möglicherweise verletzt, so dass dieses Grundrecht erhebliche Bedeutung zur Bemessung des maximalen Zeitraums ohne Genehmigung hat. Das Bundesverfassungsgericht hat deshalb in dem Urteil vom 24. Juli 2018[30] sogar festgelegt, dass bei einer 5- und 7-Punkt-Fixierung nach einer Dauer von 30 Minuten eine richterliche Genehmigung eingeholt werden muss. Begründet wurde dies unter anderem mit dem besonders schweren Eingriff in die Menschenwürde (Art. 1 GG) und das Persönlichkeitsrecht (Art. 2 Abs. 1 GG). Die Pflicht zum Kontakt mit dem Betreuungsgericht nach 30 Minuten gilt nur nicht zwischen 22 Uhr abends und 6 Uhr morgens. Deshalb müssen Heilerziehungspfleger in der Praxis auch stets berücksichtigen, dass bei unzulässigen Freiheitsbeschränkungen eine strafbare Freiheitsberaubung vorliegen kann, sobald ein längerer Zeitraum im Sinne von § 1831 Abs. 4 BGB vorliegt und trotzdem keine ordnungsgemäße richterliche Genehmigung oder ähnliches vorliegt. Stets genehmigt werden müssen Freiheitsentziehungen, die länger als einen Tag dauern.

Fraglich kann auch sein, wann eine Genehmigung wegen »regelmäßiger« Freiheitsbeschränkung eingeholt werden muss. Erfolgt eine freiheitsentziehende Maßnahme entweder stets zur selben Zeit (z. B. die Eingangstür wird nachts verschlossen) oder aus wiederkehrendem Anlass (z. B. bei Gefahr, aus dem Bett zu fallen), liegt eine Regelmäßigkeit vor. Nicht nur die Wiederholung der Maßnahme bei bestimmten Anlässen, auch ungeplante Wiederholungen, löst die Genehmigungspflicht aus.[31]

Die betreuungsrichterliche Genehmigung muss immer *vom Betreuer* beantragt oder (in Ausnahmefällen) von der Einrichtung beim Betreuungsgericht angeregt werden, falls *weder die Einwilligung des Klienten noch die Voraussetzungen eines Notstandes vorliegen oder Zweifel an der Einwilligungsfähigkeit* bestehen. Dies setzt allerdings eine bestehende Betreuung voraus. In diesen Fällen dürfen freiheitsbeschränkende Maßnahmen, insbesondere solche, die einer Freiheitsentziehung gleichzusetzen sind, nur ergriffen werden, sofern eine richterliche Genehmigung beim zuständigen Betreuungsgericht beantragt ist (wenn ein Abwarten nicht möglich ist) oder bereits erteilt ist.

Die Genehmigung ist auch dann notwendig, wenn eine *Freiheitsbeschränkung* in einem Fall des rechtfertigenden Notstands, d. h. in einer Gefahrensituation getroffen wurde, je-

---

30 BverfG, Urt. V. 24.07.2018 – Az.: 2 BvR 309/15

31 Palandt, BGB, § 1906, Rdn. 21

doch zum Schutz des Klients *fortgesetzt* oder *mehrmals wiederholt* werden muss. Dies gilt insbesondere dann, wenn unterbringungsähnliche Maßnahmen mehr als 2–3-mal erfolgen sollen.[32]

Beispiel

Wird die Klientin aufgrund eines drohenden Suizids im Zimmer eingeschlossen, muss bei fortbestehender Suizidgefahr unverzüglich eine richterliche Genehmigung für das weitere Einschließen eingeholt werden.

Das Gesetz nennt in § 1831 Abs. 1 BGB als mögliche Unterbringungsgründe, dass der Betroffene

- Sich aufgrund einer psychischen Krankheit oder geistigen oder seelischen Behinderung sich selbst tötet oder erheblichen gesundheitlichen Schaden zufügt, oder
- die Unterbringung zur Abwendung eines drohenden erheblichen gesundheitlichen Schadens eine Untersuchung des Gesundheitszustands, eine Heilbehandlung oder ein ärztlicher Eingriff notwendig ist, die Maßnahme ohne die Unterbringung des Betreuten nicht durchgeführt werden kann und der Betreute aufgrund einer psychischen Krankheit oder geistigen oder seelischen Behinderung die Notwendigkeit der Unterbringung nicht erkennen oder nicht nach dieser Einsicht handeln kann.

Das Gericht darf folglich die Unterbringung oder unterbringungsähnliche Maßnahmen nur beschließen, wenn dies dem *Wohl* des Klients notwendig ist und er aufgrund seiner Krankheit nicht einsichtsfähig ist. Freiheitsbeschränkungen sind folglich nur bei *Eigengefährdung* zulässig. Bis zur Entscheidung des Gerichts kann die ergriffene Maßnahme, sofern erforderlich, fortgesetzt werden. In *Zweifelsfällen*, d. h. in denjenigen Fällen, in denen fraglich ist, ob die Freiheitsbeschränkung (noch) zulässig ist, sollte immer das Betreuungsgericht um Stellungnahme gebeten werden[33], indem ein Antrag auf die richterliche Genehmigung der Maßnahme gestellt wird.

Beispiel

Das Bett des Klienten B. muss zu seinem eigenen Schutz ein Bettgitter erhalten. Herr B. ist stark verwirrt, jedoch ist ein Betreuer bisher nicht bestellt worden, da seine Mutter M. alle Angelegenheiten erledigt hat. M. stimmt zwar dem Bettgitter zu, was allerdings nicht ausreichend ist. Die Heimleitung muss eine Genehmigung beim Betreuungsgericht beantragen und darf nur vorläufige Schutzmaßnahmen treffen.

Aufgrund des Wortlauts des § 1831 Abs. 1 BGB ist deshalb eine *Unterbringung* allein *aufgrund* der *Gefahr* einer Schädigung anderer Personen, der so genannten *Fremdschädigung, nicht zulässig*. In derartigen Fällen muss die nachfolgend dargestellte Unterbringung nach dem jeweiligen Landesunterbringungsgesetz bzw. dem jeweiligen Psychisch-Kranken-Hilfe-Gesetz erfolgen.

Im Verlauf des Unterbringungsverfahrens muss eine *persönliche* Anhörung des Betroffenen erfolgen und ein *Sachverständiger* hinzugezogen werden. Das Gericht kann nur dann auf die Anhörung verzichten, wenn der Sachverständige erklärt, dass diese bei dem Betroffenen gesundheitliche Schäden verursachen könnte oder nach dem Eindruck des Richters eine Verständigung nicht möglich ist. Diese fehlende Anhörung muss die Ausnahme sein.

---

32 Schmidt/Böcker (1993), Rdn. 260

33 Linnhoff, APflege 1992, 391, 394

Beispiel

Herr B. wird vom Betreuer in einem psychiatrischen Krankenhaus eingeliefert. Da er die Behandlung nur widerwillig akzeptiert, jedoch bereits erhebliche Verwahrlosung zeigt, muss der Betreuer die Unterbringung zu seinem Wohl beantragen, um weitere gesundheitliche Nachteile zu verhindern.

Beispiel

Für Frau P. besteht bereits eine Betreuung. Ihr psychischer Gesundheitszustand verschlechtert sich, sodass eine ständige Aufsicht erforderlich ist. Da Frau P. sich bereits zweimal dadurch gefährdet hat, dass sie im Winter nur leicht bekleidet in den Straßen umhergeirrt ist, beantragt der Sohn als Betreuer die Unterbringung in der geschlossenen Station eines Heimes.

In dem *Unterbringungsbeschluss* muss genau die *Art der Unterbringung*, beispielsweise in welchem Heim, und deren *Dauer* genannt werden. Die gesetzliche (maximale) Regeldauer der richterlich angeordneten Unterbringung beträgt ein Jahr, lediglich bei einer erkennbar lang andauernden Erkrankung (z. B. chronische Psychose, Demenz, geistige Behinderung) zwei Jahre (§ 329 Abs. 1 FamFG). Über den Zeitraum von zwei Jahren hinaus darf eine Unterbringung nicht angeordnet werden. Das *Gericht* muss nach Ablauf der *Unterbringungsdauer* gegebenenfalls diese neu anordnen bzw. *verlängern*. Im Fall der Verlängerung ist nochmals das gesamte Unterbringungsverfahren durchzuführen, einschließlich der Anhörung des Sachverständigen und des Betroffenen. Es soll dadurch eine *ständige Kontrolle durch das Betreuungsgericht* gewährleistet werden.

Die Unterbringung sollte nur in demjenigen *Umfang* angeordnet werden, in dem sie notwendig ist. Ist daher das Festhalten innerhalb des Gebäudes ausreichend, darf kein Einschließen im Zimmer angeordnet werden. Es gilt der *Grundsatz der Verhältnismäßigkeit*, d. h. es darf nur diejenige Maßnahme der Freiheitsbeschränkung angewandt werden, die zwar die Gefährdung beseitigt, aber nur soweit erforderlich in die Rechte des Klienten eingreift.

Beispiel

Ein desorientierter Bewohner verlässt häufig das Heim und gefährdet sich dadurch. In diesem Fall kommt höchstens die Aufnahme auf eine geschlossene Station in Betracht, selbst dies nur, wenn das Weggehen nicht durch Kontrolle der Eingangstür verhindert werden kann. Eine Fixierung auf einem Stuhl verletzt den Verhältnismäßigkeitsgrundsatz, da die Gefahr durch mildere Mittel abgewendet werden kann.

Beispiel

Der Patient P. des psychiatrischen Krankenhauses verhält sich gegenüber einem anderen Patienten sehr aggressiv. In diesem Fall würde es den Verhältnismäßigkeitsgrundsatz verletzen, wenn er in sein Zimmer eingeschlossen wird, wenn es zum Schutz des anderen Patienten ausreicht, P. von ihm zu trennen und zu überwachen.

Im *Eilfall* wird durch eine *einstweilige Anordnung* eine *vorläufige Unterbringung* durch das Betreuungsgericht angeordnet (§ 331 FamFG). *Voraussetzung* ist, dass ein ärztliches Zeugnis über die Erkrankung vorliegt, dringende Gründe für eine endgültige Unterbringung sprechen und beim Abwarten des Unterbringungsbeschlusses eine Gefährdung des Betroffenen zu erwarten ist. Es muss auch bei der vorläufigen Unterbringung grundsätzlich eine persönliche Anhörung des Betroffenen erfolgen. Diese Art der Unterbringung ist höchstens für die *Dauer* von drei Monaten zulässig. Das normale Unterbringungsverfahren muss dann unverzüglich nachgeholt werden.

(2) Unterbringung nach dem Psychisch-Kranken-Hilfe-Gesetz

Gesetzliche Grundlage einer Unterbringung können auch die »*Psychisch-Kranken-Hilfe-Gesetze*« der Bundesländer sein. Im Folgenden soll beispielhaft und schwerpunktmäßig die Unterbringung nach den Gesetzen Baden-Württemberg (PsychKHG BaWü), Hessen (HFEG) und Bayern (UnterbrG Bay) dargestellt werden. Die Gesetze der einzelnen Bundesländer sind sehr ähnlich.

Eine Unterbringung darf nach §§ 13 PsychKHG (BaWü); § 9 PsychKHG (Hessen); Art. 5 BayPsychKHG nur erfolgen, wenn bei dem Betroffenen eine *geistige* oder *seelische*

- Krankheit
- Behinderung
- Störung von erheblichem Ausmaß

vorliegt. Zur Störung zählt auch die *Drogenabhängigkeit*.

Zusätzliche Voraussetzung ist, dass durch die psychische Krankheit, geistige bzw. seelische Behinderung oder Störung

- Leben oder
- Gesundheit

des Betroffenen *erheblich gefährdet* ist oder eine erhebliche Gefahr für die Rechtsgüter anderer besteht. Für die Unterbringung muss deshalb entweder

- *Eigengefährdung* oder
- *Fremdgefährdung*

vorliegen. Zur *Eigengefährdung* zählen beispielsweise die Gefahr eines Suizids oder autoaggressive Handlungen.

Beispiel

Der Klient B. wird zunehmend depressiv und hat bereits zweimal versucht, mithilfe einer tödlichen Tablettendosis Selbstmord zu begehen. Die Heimleitung sieht sich zu einer notwendigen intensiveren Betreuung wegen des Fehlens einer speziellen Station nicht in der Lage. Der Vater von B. stellt daraufhin einen Antrag beim zuständigen Ordnungsamt auf Unterbringung und begründet diesen mit der Depression.

Die *Fremdgefährdung* liegt bei gewalttätigen Angriffen gegen Dritte oder bei Sachbeschädigungen vor. Bei Sachbeschädigungen muss wegen des auch im Unterbringungsrecht geltenden Verhältnismäßigkeitsgrundsatzes beachtet werden, dass nur bei der Beschädigung von Sachen von *bedeutendem Wert* eine Unterbringung erfolgen kann, d. h., wenn der Wert des Rechtsgutes in einem angemessenen Verhältnis zum Freiheitsentzug steht. Bei geringfügigen Rechtsgutverletzungen ist eine Unterbringung deshalb abzulehnen.[34] Geringfügige Sachbeschädigungen muss die Gesellschaft hinnehmen.

Weiter muss nach der Rechtsprechung des Bundesverfassungsgerichts auch hinsichtlich der Notwendigkeit von Alternativen der *Verhältnismäßigkeitsgrundsatz* gelten[35]. Eine Unterbringung darf deshalb dann nicht erfolgen, wenn die Gefahr auf andere Weise, beispielsweise der Betreuung durch Familienangehörige, abgewendet werden kann (vgl. § 13 Abs. PsychKHG BaWü, Art. 5 Abs. 2 BayPsychKHG).

Die Unterbringung wird von der unteren Verwaltungsbehörde, d. h. dem zuständigen Ordnungsamt *beantragt*. Den Antrag kann auch die Einrichtung stellen, in der sich der Betroffene bereits befindet.

---

34 BGH, R&P 1992, 64
35 BVerfGE 65, 44; 70, 311 m. w. N.

Die Unterbringung muss dann in *Baden-Württemberg* in so genannten *anerkannten Einrichtungen* (§§ 13, 14 PsychKHG) erfolgen. Dies sind insbesondere

- die *Zentren* für Psychiatrie, Zentren für soziale Psychiatrie, Landeskliniken etc.,
- die *Universitätskliniken* und
- das *Zentralinstitut* für seelische Gesundheit sowie
- *sonstige Einrichtungen*, die vom Regierungspräsidium zugelassen sind.

Das Unterbringungsverfahren wird eingeleitet durch den *Antrag der unteren Verwaltungsbehörde*, d. h. des Ordnungsamtes der Stadtverwaltung oder des Landratsamtes bzw. in Bayern der Kreisverwaltungsbehörde. Dorthin kann man sich selbstverständlich auch wenden, sofern die Unterbringung eines Klienten wegen Fremdgefährdung notwendig ist. Möglich ist auch der Antrag einer der oben genannten anerkannten Einrichtungen (beispielsweise eines Psychiatrischen Krankenhauses), sofern der Betroffene sich bereits in der Einrichtung aufhält. Im Antrag ist der *Sachverhalt*, mit dem die Unterbringung begründet wird, darzustellen. Außerdem ist ein *Gutachten* des *Gesundheitsamtes* oder eines *Facharztes* der *Psychiatrie*, der in einer anerkannten Einrichtung tätig ist, beizufügen. Sofern das ärztliche Zeugnis noch nicht bei Antragstellung vorliegt, muss es unverzüglich nachgereicht werden.

Dem Betroffenen ist für das Unterbringungsverfahren ein *Pfleger*, ein so genannter *Verfahrenspfleger*, beizuordnen, sofern dieses zur Wahrung von dessen Interessen erforderlich ist (§ 317 FamFG). Dieser hat die Aufgabe, den größtmöglichen Rechtsschutz für den Betroffenen zu gewährleisten. Über diesen Weg kann auch ein *Rechtsanwalt* beigeordnet werden.

Es gilt auch im Unterbringungsverfahren der *Amtsermittlungsgrundsatz* nach § 26 FamFG. Das Gericht muss alle zur Feststellung der Tatsachen erforderlichen Ermittlungen durchführen und die geeigneten Beweise erheben. Das Gericht muss den Betroffenen nach § 319 FamFG grundsätzlich *persönlich anhören*. Sofern durch die Anhörung erhebliche Nachteile für seinen Gesundheitszustand zu befürchten sind oder er seinen Willen zu äußern nicht in der Lage ist, kann die Anhörung unterbleiben (§ 34 FamFG i. V. m. § 319, Abs. 3 FamFG). Im Fall von gesundheitlichen Nachteilen ist nur die Anhörung des Verfahrenspflegers erforderlich. Außerdem haben noch weitere Personen, wie beispielsweise der Betreuer und die Leitung der Einrichtung, in der er sich aufhält sowie der Ehegatte und Vertrauenspersonen ein Recht zur Stellungnahme (§ 320 FamFG).

Das Betreuungsgericht *ordnet* die Unterbringung durch *Beschluss* entweder an, wobei die Dauer festgelegt wird, oder es *weist* den *Antrag zurück*, wenn die Voraussetzungen nicht vorliegen. Gegen den Unterbringungsbeschluss oder die Ablehnung der Unterbringung ist wieder die *sofortige Beschwerde* möglich, die innerhalb einer Frist von zwei Wochen in schriftlicher Form eingelegt werden muss.

In besonderen Fällen ermöglicht das Gesetz ein Eilverfahren, d. h. die Unterbringung durch *einstweilige Anordnung*. In diesem Verfahren kann entschieden werden, obwohl noch nicht alle Voraussetzungen, insbesondere das *ärztliche Gutachten*, für eine endgültige Entscheidung vorliegen. Ein ärztliches Zeugnis muss jedoch immer vorgelegt werden (§ 331, Ziff. 2 FamFG). Es muss eine hohe Wahrscheinlichkeit dafür vorliegen, dass *Gründe für eine Unterbringung* bestehen und ein *förmliches Unterbringungsverfahren anhängig*, d. h. beantragt sein. Es ist notwendig, dass die Unterbringung sofort erfolgt, insbesondere wenn *Gefahr in Verzug* ist. Dieses gilt insbesondere bei *akuter Eigen-* oder *Fremdgefährdung*. Die Unterbringung durch einstweilige Anordnung darf längstens für einen *Zeitraum* von sechs Wochen mit einer Möglichkeit der Verlängerung bis zu höchstens drei Monaten erfolgen. Die einstweilige Anordnung ist aufzuheben, sobald die Gründe für die Unterbringung weggefallen sind.

Das Psychisch-Kranken-Hilfe-Gesetz sieht in Baden-Württemberg die Möglichkeiten der *fürsorglichen Aufnahme* und der *Zurückhaltung* (§ 16 PsychKHG) einer Person vor bzw. in Bayern der *sofortigen vorläufigen Unterbringung* (Art. 11, 12 BayPsychKHG) oder in Hessen der *Unterbringung bei Gefahr im Verzug* (§ 17 PsychKHG).

Zuerst die Rechtslage in Baden-Württemberg:

- *Zurückhaltung* bedeutet, dass eine Person, die sich bereits, beispielsweise zur freiwilligen Therapie, innerhalb der Einrichtung befindet, dort festgehalten werden kann, bis über die Unterbringung entschieden ist.
- Bei der *fürsorglichen Aufnahme* wird die stationäre Behandlung begonnen, bevor der Unterbringungsbeschluss vorliegt. Der Betroffene wird dazu in die Einrichtung aufgenommen.

Beispiel

Eine Person wird durch die Polizei im Krankenhaus abgeliefert, nachdem sie völlig verwirrt versucht hat, sich vor die Straßenbahn zu legen. In diesem Fall erfolgt die sofortige fürsorgliche Aufnahme wegen Suizidgefahr.

Im Falle der fürsorglichen Aufnahme muss der Unterbringungsantrag erst spätestens bis zum Ablauf des zweiten Tags nach der Aufnahme (oder Zurückhaltung) abgesendet werden. In anderen (insoweit fortschrittlicheren) Bundesländern muss innerhalb von 24 Stunden eine richterliche Entscheidung erfolgen. In Baden-Württemberg hat das psychiatrische Krankenhaus 48 Stunden Zeit, den Antrag abzusenden. Nicht geregelt ist, wann dann ein Richter die Unterbringung bestätigen muss. Diese Regelung ist verfassungswidrig, da ein Verstoß gegen Art. 104 Abs. 2 GG vorliegt. Selbst im Polizeigewahrsam (also Straftätern) darf niemand länger als bis zum Ende des Tages nach der Ingewahrsamnahme festgehalten werden, d. h. muss bis dahin ein Richter das Festhalten bestätigen. Bei psychisch kranken Menschen ist das in Baden-Württemberg wohl nicht notwendig.

Voraussetzung für die Zurückhaltung ist stets, dass dringende Gründe für eine psychische Erkrankung oder geistige Behinderung mit einer erheblichen Gefährdung vorliegen. Der Betroffene muss dann von einem Arzt der Einrichtung untersucht werden und die Unterbringungsbedürftigkeit muss durch eine sofortige *ärztliche Untersuchung* bestätigt werden (§ 16 Abs. 3 PsychKHG). Die Einrichtung, beispielsweise das Psychiatrische Krankenhaus oder das Psychiatrische Zentrum, muss dann spätestens bis zum Ablauf des zweiten Tages nach der Zurückhaltung einen *Unterbringungsantrag* absenden bzw. stellen. Wird der Antrag nicht fristgerecht gestellt, muss der Klient entlassen werden, da ansonsten eine strafbare *Freiheitsberaubung* vorliegt.

Eine Person kann gleichfalls *zur Beobachtung untergebracht* werden. Dieses ist möglich, wenn gewichtige Anhaltspunkte für eine Notwendigkeit der Unterbringung vorliegen. Auf Antrag der oben genannten Behörde bzw. Einrichtung kann das Gericht die Unterbringung zur Beobachtung bis zu einer Dauer von sechs Wochen anordnen. Dem Antrag ist wiederum ein ärztliches Zeugnis beizufügen.

Bei der Auswahl der Einrichtung, in der der Betroffene (in Baden-Württemberg) untergebracht werden soll, sind dessen *Wünsche* soweit möglich gemeinsam mit *therapeutischen Gesichtspunkten* zu berücksichtigen.

In Hessen ist in Eilfällen die Vorschrift des § 17 PsychKHG anzuwenden.
Diese Vorschrift ist dann anwendbar, wenn mit hoher Wahrscheinlichkeit infolge einer psychischen Störung eine erhebliche Gefahr für das Leben, die Gesundheit der betroffenen Person oder das Leben, die Gesundheit oder andere bedeutende Rechtsgüter Anderer be-

steht und nicht anders abgewendet werden kann,, dabei Gefahr in Verzug ist, d. h nicht abgewartet werden kann, bis auf normalem Weg, durch ordnungsgemäßen richterlichen Beschluss, eine Unterbringung erfolgen kann. Wegen der Rechtsgarantien aus Art. 2 und 104 GG kann diese Art der Unterbringung selbstverständlich nur kurzzeitig, d. h. bis zum Ablauf des nächsten Tages, erfolgen.

In Bayern ist die »sofortige vorläufige Unterbringung« in Art. 17 BayPsychKHG geregelt. Danach kann aufgrund dringender Gründe für die Annahme in einer psychiatrischen Einrichtung und falls eine gerichtliche Entscheidung (einstweilige Unterbringung durch das Betreuungsgericht) nicht möglich ist die Kreisverwaltungsbehörde, die sofortige vorläufige Unterbringung anordnen und vollziehen.

Der untergebrachte Patient kann gegen ihren »natürlichen« Willen behandelt werden, wenn und solange sie

(1) *Krankheitsbedingt zur Einsicht in die Behandlungsbedürftigkeit der Krankheit, wegen derer ihre Unterbringung notwendig ist, oder zum Handeln gemäß solcher Einsicht nicht fähig ist und die Behandlung nachweislich dazu dient,*

    a. *eine Lebensgefahr oder eine gegenwärtige erhebliche Gefahr für die Gesundheit der untergebrachten Person abzuwenden oder*

    b. *die tatsächlichen Voraussetzungen freier Selbstbestimmung der untergebrachten Person so weit als möglich wiederherzustellen, um ihr ein möglichst selbstbestimmtes, in der Gemeinschaft eingegliedertes Leben in Freiheit zu ermöglichen, oder*

(2) *die Behandlung dazu dient, eine Lebensgefahr oder eine gegenwärtige erhebliche Gefahr für die Gesundheit dritter Personen abzuwenden. Die Behandlung muss Erfolg versprechend sein. Die Zwangsbehandlung darf nur als letztes Mittel eingesetzt werden. d. h. nur dann, wenn mildere Mittel, insbesondere eine weniger eingreifende Behandlung, aussichtslos sind. Die Belastungen müssen zudem in einem angemessenen Verhältnis zum Nutzen stehen. Der Nutzen muss in diesem Zusammenhang mögliche Schäden der Nichtbehandlung deutlich feststellbar überwiegen.*

Zusätzlich gilt nach § 20 Abs. 4 PsychKHG, dass die Zwangsbehandlung nur auf ärztliche Anordnung und unter ärztlicher Überwachung durchgeführt werden darf und der Arzt den Untergebrachten angemessen aufklären und versuchen muss, doch noch eine Zustimmung zu erreichen. Die Behandlungsmaßnahmen sind zu dokumentieren, dies einschließlich der Durchsetzungsweise, der Gründe und der Wirkungsüberwachung. Zusätzlich muss eine zu dokumentierende Nachbesprechung durch den behandelnden erfolgen, sobald es der Gesundheitszustand zulässt.

Schließlich ist nach Abs. 5 eine vorherige Zustimmung des Betreuungsgerichts erforderlich.

Die *Einwilligung* des Untergebrachten ist grundsätzlich bei folgenden medizinischen Maßnahmen *erforderlich*:

- Elektrokrampftherapie,
- Arteriographie und Pneumoenzephalographie,
- Lumbal- und Subokzipalpunktion,
- Psychopharmakotherapie während einer Schwangerschaft.

D. h. in diesen Fällen darf keine Zwangsbehandlung erfolgen.

Ähnliche Vorschriften mussten aufgrund der Entscheidung des Bundesverfassungsgerichts in den anderen Bundesländern, also auch in Hessen und Bayern geschaffen werden.

Die Unterbringung ist *aufzuheben* und der Betroffene zu *entlassen*, sobald die Voraussetzungen weggefallen sind oder keine wirksame gerichtliche Entscheidung (mehr) vorliegt. Die Einrichtung kann jedoch gegebenenfalls einen Antrag auf *Verlängerung* beim zuständigen Gericht stellen. Die Verlegung eines untergebrachten Klienten auf eine offene Station führt in der Regel dazu, dass der Unterbringungsbeschluss wirkungslos wird.[36]

> **Wiederholungsfragen**
>
> - Welche beiden Arten von Unterbringung werden unterschieden?
> - Was ist der Unterschied zwischen beiden?
> - Welcher Grundsatz gilt bei der Unterbringung?
> - Wie kann in Eilfällen eine vorläufige Unterbringung erfolgen?
> - Welche medizinischen Maßnahmen sind gegen den Willen des Betroffenen nicht möglich?

(3) Besondere Problematik: Behandlung mit Psychopharmaka

Besondere rechtliche Probleme ergeben sich im Umgang mit psychisch Kranken und geistig Behinderten bei der Gabe von *Psychopharmaka*, insbesondere denjenigen mit sedierender Wirkung. Diese Arzneimittelgruppe ist als »unterbringungsähnliche Maßnahme« im Sinne von § 1831 Abs. 4 BGB anzusehen, sofern *Zielrichtung* die *Einschränkung der persönlichen Freiheit* ist. Eine Heilbehandlung, bei der die Einschränkung des Bewegungsdranges nur *Nebenwirkung* ist, muss allerdings nicht genehmigt werden. Bei der Gabe von Psychopharmaka mit der Zielsetzung der Freiheitsbeschränkung ist eine *betreuungsrichterliche Genehmigung* erforderlich. Diese ist nur dann nicht notwendig, sofern der Klient einwilligungsfähig ist und der Einnahme zustimmt. Außerdem ist zu beachten, dass Psychopharmaka hochwirksame Medikamente mit teilweise erheblichen Nebenwirkungen

---

36 Vgl. dazu Beschluss des OLG Hamm vom 18.08.1999, Az.: 15 W 233/99 in OLG Report Hamm 1999, 396

sind. Bei falscher Applikation können Intoxikationen mit schwerwiegenden gesundheitlichen Beeinträchtigungen auftreten, die zu haftungsrechtlichen Problemen führen können (mehr Informationen zum Haftungsrecht unter ▶ Teil III, Kap. 4). Aus diesem Grunde ist es bei der Applikation besonders wichtig, dass eine genaue *ärztliche Verordnung* besteht, die dann korrekt beachtet wird. Sofern die verordnete Dosis oder die bekannten medizinischen Probleme bei der Gabe nicht beachtet werden und dadurch Gesundheitsschäden beim Klienten verursacht werden, *haftet die Fachkraft* zivil- und strafrechtlich. Bei auftretenden Komplikationen sind Pflegekräfte verpflichtet, unverzüglich den zuständigen Arzt zu rufen. Wird dies unterlassen, haftet das Pflegepersonal auch in diesem Fall, sofern gesundheitliche Schäden auftreten.

> **Beispiel**
>
> Die Heilerziehungspflegerin P. verabreicht ein hochwirksames Sedativum ohne ärztliche Verordnung, da sie der Ansicht ist, die Klientin B. sei zu unruhig. Die Klientin erleidet einen Kreislaufkollaps und bleibt danach ein Pflegefall, sodass erhebliche zusätzliche Kosten für Heilmittel etc. aufgewendet werden müssen. Die zuständige Krankenkasse fordert von P. erfolgreich die Erstattung der zusätzlichen Kosten. Die Angehörigen erstatten zudem Strafanzeige wegen fahrlässiger Körperverletzung.

Die *Verordnung* ist stets sorgfältig zu *dokumentieren*.

Bei Gabe von Psychopharmaka ohne ärztliche Verordnung und ohne Einwilligung des Klienten liegt gleichzeitig eine Straftat der *Körperverletzung* und der *Freiheitsberaubung* vor. Dieses gilt insbesondere dann, wenn diese Medikamente aus sachfremden Erwägungen, um beispielsweise den Dienst angenehmer verrichten zu können, verabreicht werden. Eine *Zwangsbehandlung mit Psychopharmaka* ist nur mit Genehmigung durch das Betreuungsgericht zumindest (vorläufig) durch den Betreuer möglich. Zwangsbehandlungen sind ferner möglich in akuten Notsituationen oder bei Klienten, die nach dem jeweiligen Psychisch-Kranken-Hilfegesetz zwangsweise in einer psychiatrischen Einrichtung untergebracht sind. In diesen Notsituationen muss die Genehmigung gemäß § 1831 Abs. 4 und/oder 1832 Abs. 1 BGB nachgeholt werden.

Bei allen freiheitsbeschränkenden Maßnahmen, gleichgültig ob mechanisch oder mittels Psychopharmaka, sollte stets die *Menschenwürde* und das Recht auf *freie Entfaltung der Persönlichkeit* Maßstab in der Betreuung von behinderten oder psychisch kranken Menschen sein. Das Betreuungsrecht hat unter anderem in diesem Bereich zum Ausdruck gebracht, dass das Selbstbestimmungsrecht kranker und behinderter Menschen gewährleistet werden soll.[37] Aus diesem Grund können freiheitsbeschränkende Maßnahmen nicht allein damit gerechtfertigt werden, dass es sich um erzieherische Maßnahmen handelt oder sie »nur zum Wohl des Patienten« erfolgen. Die Motive sind ohne Bedeutung. *Entscheidend* ist lediglich, ob eine der *drei genannten rechtlichen Grundlagen* (Einwilligung, Notstand oder richterlicher Beschluss) für die Einschränkung der persönlichen Freiheit vorliegt.

Mit dem Einsatz aller pädagogischen und psychologischen Möglichkeiten können in der Praxis mit Sicherheit Maßnahmen verhindert werden, die den Klienten in seiner persönlichen Freiheit einengen. Freiheitsbeschränkende Maßnahmen sollten stets das *letzte Mittel* sein, wenn andere Methoden nicht durchführbar sind oder erfolglos bleiben.

Die Unterbringung kann mit dem Rechtsbehelf der *sofortigen Beschwerde* nach § 63 FamFG angefochten werden. Diese muss innerhalb einer Frist von einem Monat in schriftlicher Form beim Betreuungsgericht eingelegt werden. Sie ist unzulässig, sofern sie verspätet oder nicht in der Schriftform erfolgt.

---

37 Heilmann, Geistige Behinderung, 1991, 311

4 Haftung im Zivilrecht

4.1 Übersicht

Die zivilrechtliche Haftung lässt sich grob unterteilen in diejenige aus:

- *Delikt* (deliktische Haftung) und
- *Vertrag* (vertragliche Haftung).

Der Geschädigte hat in beiden Fällen Anspruch auf die Zahlung von *Schadenersatz* als Rechtsfolge der Haftung. Zusätzlich sowohl im Falle der Verletzung des Rechtsgutes Körper und des Rechtsgutes Freiheit (also der Haftung aus Delikt) als auch[38] im Falle der vertraglichen Haftung besteht ein Anspruch auf die Zahlung eines angemessenen *Schmerzensgeldes*.

Beispiel

Ein Wohnheimbewohner wird infolge der Unachtsamkeit der Heilerziehungspflegerin durch heißes Wasser verletzt. Er hat Anspruch auf Erstattung der Kosten für die medizinische Behandlung und zusätzlich auf Zahlung eines Betrages für die erlittenen Schmerzen.

Ein Klient erhält das falsche Medikament und hat danach gesundheitliche Nachteile. Er hat gleichfalls Anspruch auf Schadenersatz und Schmerzensgeld.

Beispiel

Ein Heimbewohner erleidet durch Pflegefehler einen Dekubitus. Auch ihm stehen Schadenersatz und Schmerzensgeld zu.

Die *vertraglichen Schadensersatzansprüche* können nur zwischen den *Vertragspartnern*, d. h. zwischen Klient auf der einen und Träger (Heimträger, Träger ambulanter Dienst oder Krankenhausträger) auf der anderen Seite, geltend gemacht werden.

Der *deliktische Anspruch* wird jedoch gegenüber demjenigen geltend gemacht, der Rechtsgüter eines anderen verletzt, einen anderen also geschädigt hat. Dieser Anspruch richtet sich direkt gegen den Schadensverursacher, d. h. beispielsweise gegen die beteiligten Heilerziehungspfleger, da diese selbst die Schädigung verursachen, aber auch gegen deren Vorgesetzte.

Beispiel

Die Großküche einer Wohneinrichtung für Menschen mit Behinderung beachtet die Regeln für die Aufbewahrung von Lebensmitteln nicht. Es tritt daraufhin bei einigen Klienten eine Magen-Darm-Erkrankung auf. Die Behandlungskosten sind vom Träger dem Klienten selbst bzw. seiner Krankenkasse wegen Verletzung seiner vertraglichen Pflicht zum Schutz der Klient zu erstatten.

---

38 seit der Reform des Schuldrechts zum 01.01.2002

> **Hinweis**
>
> Wird ein Klient geschädigt, weil die Mitarbeiterin/Fachkraft ein Medikament verwechselt, so werden sowohl der Träger als auch die Betreuungs-/Fachkraft zur Zahlung von Schadenersatz verpflichtet. Die Betreuungs-/Fachkraft aufgrund der Gesundheitsschädigung des Klienten, die eine unerlaubte Handlung, ein Delikt, darstellt. Der Träger hat für die Mitarbeiterin als seine Verrichtungsgehilfin bzw. Erfüllungsgehilfin einzustehen, da er durch sie seine vertraglichen Pflichten verletzt hat.

Es sind daher bei der zivilrechtlichen Haftung hinsichtlich der Haftungsgegner grundsätzlich zu unterscheiden:

- vertragliche Haftung: → Träger
- deliktische Haftung: → Verursacher (Pflege- und Betreuungskraft),

wobei zu den Möglichkeiten der Haftung der Einrichtung bzw. des Krankenhaus- oder Heimträgers für die Pflichtverletzungen des Personals auf ▶ Teil III, 4.3 und Teil III, 4.4 verwiesen wird.

Davon zu unterscheiden ist die (eigene) Haftung von geistig behinderten oder psychisch kranken Menschen. Sie können lediglich aus Delikt bei Schädigung anderer Personen (auch der Mitarbeiter der Einrichtung) haften. Ihre Haftung ist jedoch aufgrund einer unter Umständen bestehenden Deliktsunfähigkeit (▶ Teil III, Kap. 3.2.2) eingeschränkt, d. h. sie haften dann nicht, wenn sie aufgrund geistiger Defizite nicht verantwortlich für die Schädigung Dritter sind. Besteht aber die Deliktsfähigkeit, beispielsweise weil die psychische oder geistige Einschränkung nicht so schwer ist, haften auch psychisch kranke oder geistig behinderte Menschen für Delikte, unerlaubte Handlungen. Dies gilt auch bei Schädigungen des Personals.

4.2 Grundlagen der Haftung für Heilerziehungspfleger

Grundlage der Haftung aus *Delikt* sind die Vorschriften über die *unerlaubte Handlung* in den §§ 823 ff. BGB.

Nach § 823 BGB ist zum Schadenersatz verpflichtet, wer

> »... vorsätzlich oder fahrlässig das Leben, den Körper, die Gesundheit, die Freiheit, das Eigentum oder ein sonstiges Recht eines anderen widerrechtlich verletzt.«

4.2.1 Verletzung der Rechtsgüter

Grundvoraussetzung ist folglich die Schädigung eines der dort genannten Rechtsgüter:

- Leben
- Freiheit
- Körper
- Eigentum
- Gesundheit
- sonstiges Recht (z. B. Persönlichkeitsrecht)

Es wird somit durch die Rechtsgutverletzung die *zivilrechtliche Haftung* ausgelöst. Der Schadenersatzanspruch entsteht ebenso dann, wenn gegen ein *Schutzgesetz*, beispielsweise ein Strafgesetz, verstoßen wird.

Beispiel

Der Heilerziehungspfleger K. schlägt den Klient K. Er begeht dadurch eine Straftat, eine Körperverletzung nach § 223 StGB. Diese Vorschrift ist ein Schutzgesetz nach § 823 Abs. 2 BGB, sodass er nicht nur strafrechtlich zur Verantwortung gezogen wird, sondern auch zivilrechtlich, d. h. zur Zahlung von Schadenersatz und Schmerzensgeld verpflichtet ist.

Beispiel

Der Heilerziehungspfleger versäumt es, die Balkontür in dem Zimmer einer Klientin im 2. OG zu verschließen. Die Klientin stürzt hinunter und verletzt sich erheblich. Durch diese Nachlässigkeit wurde die Klientin widerrechtlich am Rechtsgut »Körper« geschädigt, so dass eine unerlaubte Handlung vorliegt und die deliktische Haftung ausgelöst wird.

4.2.2 Rechtfertigungsgründe

Weitere Voraussetzung für die zivilrechtliche Haftung ist, dass der Schädiger *widerrechtlich*, d. h. *rechtswidrig*, gehandelt hat. Die Widerrechtlichkeit liegt stets dann vor, wenn *kein Rechtfertigungsgrund* vorliegt. Rechtfertigungsgründe können im Zivilrecht sein:

- Notwehr
- Geschäftsführung ohne Auftrag
- Notstand
- Einwilligung
- Selbsthilfe.

Bei allen genannten Rechtfertigungsgründen fehlt die Widerrechtlichkeit der Schädigung, so dass *keine* Haftung, d. h. *Zahlung von Schadenersatz und/oder Schmerzensgeld*, möglich ist. Liegt allerdings kein Rechtfertigungsgrund vor, kommt eine zivilrechtliche Haftung in Betracht.

Dabei können diese im Einzelnen wie folgt in Grundzügen dargestellt werden:

Die *Notwehr* ist in § 227 Abs. 2 BGB für den zivilrechtlichen Bereich wie folgt geregelt:

»Notwehr ist diejenige Verteidigung, welche erforderlich ist, um einen gegenwärtigen rechtswidrigen Angriff von sich oder einem anderen abzuwenden.«

Definition

Die *Notwehr*[39] ist danach die zulässige Verteidigung gegen einen gegenwärtigen und rechtswidrigen Angriff.

Rechtfertigungsgrund kann aber nur die *erforderliche* Verteidigung sein, die mit angemessenen Mitteln erfolgt. Eine Verteidigung ist daher nicht mehr zulässig, wenn der Angriff bereits abgeschlossen ist. Sofern die Abwehr des Angriffs mit zulässigen Mitteln erfolgt, können betroffene Heilerziehungspfleger nicht für Verletzungen, welche Klienten erleiden, zur Verantwortung gezogen werden.

Der zweite wichtige Rechtfertigungsgrund ist der (zivilrechtliche) *Notstand* nach § 228 BGB:

»Wer eine fremde Sache beschädigt oder zerstört, um eine durch sie drohende Gefahr ... abzuwenden, handelt nicht widerrechtlich, wenn ... erforderlich ist und der Schaden nicht außer Verhältnis zu der Gefahr steht.«

Diese Vorschrift gestattet die *Zerstörung* oder *Beschädigung* einer fremden Sache zur *Abwendung* einer *Gefahr*. Es gilt jedoch der *Verhältnismäßigkeitsgrundsatz*, d. h. es muss ein angemessenes Verhältnis zwischen Gefahr und Zerstörung bzw. Beschädigung bestehen.

---

39 Näheres dazu in Kienzle/Paul-Ettlinger (2006)

Als besondere Form des Notstandes im Zivilrecht ist das Rechtsinstitut der *Geschäftsführung ohne Auftrag* zu nennen. Die Voraussetzungen liegen gemäß § 677 BGB für denjenigen vor, der

> »... ein Geschäft für einen anderen besorgt, ohne von ihm beauftragt ... zu sein.«
> Derjenige, der für einen anderen tätig ist, ist dazu verpflichtet, »... *das Geschäft so zu führen, wie das Interesse des Geschäftsherrn mit Rücksicht auf dessen wirklichen oder mutmaßlichen Willen* ...« es erfordert.«

Bedeutsam ist in der pflegerischen Praxis der *mutmaßliche Wille* des Klienten. Der Begriff »Geschäftsbesorgung« darf nicht dahingehend verstanden werden, dass nur die Erledigung von Rechtsgeschäften damit gemeint ist.

Die Geschäftsführung ohne Auftrag ist ein gesetzlicher Auffangtatbestand[40] für Handlungen verschiedener Art. So zählt die ärztliche Behandlung bewusstloser Patienten[41] zur »Geschäftsbesorgung«. Entscheidend ist, ob die Geschäftsbesorgung zumindest dem mutmaßlichen Willen des Betroffenen entspricht. Davon ist bei einer *konkreten Gefahr* für den Klienten auszugehen. Denn es besteht grundsätzlich die Pflicht zur Hilfeleistung bei Unfällen oder sonstiger Gefahr, so dass eine derartige Gefahr ein ausreichender Grund für die Besorgung »fremder Angelegenheiten« ist.[42] Die genannte Hilfspflicht ergibt sich zumindest aus der strafrechtlichen Vorschrift des § 323c StGB:

> »Wer bei Unglücksfällen oder gemeiner Gefahr oder Not nicht Hilfe leistet, obwohl dies erforderlich und ihm ... zuzumuten, insbesondere ohne erhebliche eigene Gefahr und ohne Verletzung anderer wichtiger Pflichten möglich ist, wird mit Freiheitsstrafe ... oder mit Geldstrafe bestraft.«

Selbst wenn der Betroffene nicht mit der Geschäftsführung einverstanden ist, muss dieses nach der gesetzlichen Regelung in § 679 BGB nicht beachtet werden, wenn die Geschäftsbesorgung »im öffentlichen Interesse« liegt. Das *öffentliche Interesse* ist anzunehmen bei der Gefahr für Leben und Gesundheit, beispielsweise

- einem Suizidversuch,
- Autoaggressionen,
- Aggressionen gegen Dritte oder
- Eigengefährdung durch Feuer etc.

Die Geschäftsführung ohne Auftrag hat für Heilerziehungspfleger*innen den Vorteil, dass nicht nur die Handlung durch einen Rechtfertigungsgrund gedeckt ist, sondern zusätzlich die Möglichkeit besteht, den *Ersatz eventueller (Un)Kosten* aufgrund der Geschäftsführung nach § 683 BGB zu erlangen.

Beispiel

Der Autofahrer A. weicht dem Klienten B. aus, der ihm plötzlich vor das Auto läuft. Er kollidiert dadurch mit einem Verkehrsschild, wodurch sein PKW beschädigt wird. Da das Ausweichen eine Geschäftsführung ohne Auftrag darstellt, muss B. die dadurch entstehen Unkosten des A., d. h. die Reparatur des PKW, bezahlen, sofern er ausreichendes Vermögen besitzt und deliktsfähig ist.

Ein weiterer Rechtfertigungsgrund ist die *Einwilligung*. Sie muss allerdings *freiwillig* erfolgen, und der Betroffene muss *einwilligungsfähig* sein (▶ Teil III, Kap. 3.3.7). Bei medizinischen Maßnahmen ist die Einwilligung nur nach vorheriger *Aufklärung* wirksam. Durch die Einwilligung gibt der Betroffene die rechtlich wirksame Zustimmung in die Verletzung seiner Rechtsgüter. Lediglich in die Verletzung des Rechtsguts »Leben« kann nicht wirksam eingewilligt werden. Auch kann die Einwilligung in eine Körperverletzung unter Umständen sittenwidrig sein.

---

40 Palandt (2000), Einf. § 677, Rdn. 2
41 BGHZ 33, 251
42 Palandt (2000), § 677, Rdn. 11

> **Beispiel**
>
> Der Klient stimmt einer »Körperverletzung« dadurch zu, dass er die Einwilligung zur Insulin-Injektion erteilt.

> **Beispiel**
>
> Ein Klient stimmt dem »Bettgitter« als Beschränkung seiner Bewegungsfreiheit zu. Deshalb ist diese Freiheitsbeschränkung infolge der Einwilligung nicht widerrechtlich und daher in Ordnung.

Schließlich kann die Widerrechtlichkeit einer Rechtsgutverletzung entfallen, wenn der »Täter« im Wege der *Selbsthilfe* nach § 229 BGB handelt:

> »Wer zum Zwecke der Selbsthilfe eine Sache wegnimmt, zerstört oder beschädigt oder wer zum Zwecke der Selbsthilfe einen Verpflichteten, welcher der Flucht verdächtig ist, festnimmt oder den Widerstand des Verpflichteten gegen eine Handlung, die dieser zu dulden verpflichtet ist, beseitigt, handelt nicht widerrechtlich, wenn obrigkeitliche Hilfe nicht rechtzeitig zu erlangen ist und ohne sofortiges Eingreifen die Gefahr besteht, dass die Verwirklichung des Anspruchs vereitelt oder wesentlich erschwert werde.«

Die Selbsthilfe ist zulässig für denjenigen, der einen Anspruch hat, der nicht rechtzeitig mithilfe der Gerichte oder Behörden durchgesetzt werden kann. Sie kann daher nur dort Anwendung finden, wo die *Gefahr* einer *Vereitelung* des Anspruchs droht. Im Wege der Selbsthilfe kann die *Beschädigung* einer fremden *Sache* (z. B. Aufbrechen einer Schranktür) oder die *Festnahme* einer Person (z. B. bei Fluchtgefahr) gerechtfertigt werden.

4.2.3 Verschulden

> **Beispiel**
>
> Die Heilerziehungspflegerin versäumt es, die Balkontür in dem Zimmer einer Klientin im 2. OG zu verschließen. Die Klientin stürzt hinunter und verletzt sich erheblich. Durch diese Nachlässigkeit wurde die Klientin widerrechtlich am Rechtsgut »Körper« geschädigt, sodass eine unerlaubte Handlung vorliegt und die deliktische Haftung ausgelöst wird.

Liegt eine widerrechtliche Handlung vor, besteht also kein Rechtfertigungsgrund, ist für die Haftung noch entscheidend, ob der Schädiger zusätzlich *schuldhaft*, folglich mit

- Fahrlässigkeit oder
- Vorsatz

gehandelt hat.

Die *Fahrlässigkeit* ergibt sich aus der Vorschrift des § 276 BGB, in der die Voraussetzungen festgelegt sind:

> »... fahrlässig handelt, wer die im Verkehr erforderliche Sorgfalt außer Acht lässt.«

Bei der Fahrlässigkeit ist die Schädigung zwar nicht gewollt, jedoch hat der Täter die *im Verkehr erforderliche Sorgfalt außer Acht* gelassen hat, wodurch eine andere Person an einem ihrer Rechtsgüter geschädigt wurde. Für den Umfang der Sorgfalt, die der Schädiger, beispielsweise eine Fachkraft, anzuwenden hat, gilt im Zivilrecht der *objektive Sorgfaltsmaßstab*. Dies bedeutet, dass jeder darauf vertrauen darf, dass der andere (also beispielsweise die Fachkraft) die erforderlichen Fähigkeiten besitzt, die (beruflichen) Pflichten zu erfüllen.[43] Der Sorgfaltsmaßstab richtet sich im pflegerischen oder pädagogischen Bereich nach dem Erwartungshorizont eines durchschnittlichen Kunden[44] und nach dem *anerkannten Standard*.[45] Notwendig sind diejenigen Maßnahmen, die bei gewissenhafter

---

43 Vgl. Palandt, BGB, § 276 Rdn. 15
44 Vgl. BGH, NJW 1991, 1535
45 Vgl. BGH, NJW 1995, 776

Handhabung aus berufsfachlicher Sicht erwartet werden dürfen.[46] Es gelten dabei im Umgang mit Behinderten die durchschnittlichen Fähigkeiten der Berufsgruppe der Heilerziehungspfleger. Die Rechtsprechung sieht als *Maßstab* diejenige Sorgfalt, die ein *gewissenhafter Angehöriger* der Berufsgruppe beachten würde.[47] Besondere Fähigkeiten des Täters können zu seinem Nachteil gewertet werden, sodass er dadurch ein besonders hohes Maß an Sorgfalt hätte anwenden müssen. Von untergeordneten Mitarbeitern kann nicht dieselbe Sorgfalt wie von leitenden Mitarbeitern erwartet werden, jedoch gilt in diesem Fall unter Umständen das *Übernahmeverschulden*.

> **Definition**
>
> Beim *Übernahmeverschulden* wird eine Aufgabe übernommen, obwohl Zweifel daran bestehen, ob sie ordnungsgemäß durchgeführt werden kann oder ob die dafür erforderliche Qualifikation besteht.

Die Fahrlässigkeit liegt gerade in der voreiligen und unbedachten Übernahme der Tätigkeit, obwohl davon ausgegangen werden konnte, dass die übernommene Tätigkeit nicht im notwendigen Ausmaß beherrscht wird. Deshalb kommt das Übernahmeverschulden insbesondere bei Auszubildenden und »ungelernten« Mitarbeitern in Betracht.

Im Zusammenhang mit dem Übernahmeverschulden muss auch diejenige Seite, die Tätigkeiten auf andere überträgt, betrachtet werden. Es liegt in derartigen Fällen unter Umständen ein *Delegationsverschulden* vor.

> **Definition**
>
> Von einem *Delegationsverschulden* ist dann auszugehen, wenn Tätigkeiten auf eine nicht hinreichend qualifizierte Person (Adressat) übertragen werden.

Der Adressat der Delegation muss für die Tätigkeit hinsichtlich seiner

- fachlichen Qualifikation,
- körperlichen und psychischen Fähigkeiten und
- Zuverlässigkeit

geeignet sein. Zumindest Zweifel bestehen deshalb bei der Eignung für eine Vielzahl von Tätigkeiten im pflegerischen Bereich bei Praktikanten, Auszubildenden bzw. Schülern und Personen ohne jede Ausbildung (z. B. freiwillig Engagierte im Bundesfreiwilligendienst (»Bufdis«), Personen im freiwilligen sozialen Jahr (FSJ) etc.). Bei diesen muss genau geprüft werden, ob die erforderliche Qualifikation für die Tätigkeit, die übertragen werden soll, vorliegt. Kein Delegationsverschulden liegt hingegen vor, sofern Tätigkeiten auf Personen mit entsprechender beruflicher Qualifikation, insbesondere examinierte (Pflege)Fachkräfte, übertragen werden. In diesem Fall kann auf die Zuverlässigkeit etc. vertraut werden, sofern nicht im Einzelfall konkrete Zweifel aufgrund vorheriger Erfahrungen etc. bestehen (horizontaler Vertrauensgrundsatz).

Zur Fahrlässigkeit sind stets zwei Elemente erforderlich:

- Vorhersehbarkeit und
- Vermeidbarkeit.

Zur *Vorhersehbarkeit* zählt, dass das Personal entsprechende Vorsorge zur Verhinderung von Schäden treffen und Erfahrungswerte berücksichtigen muss. Dies gilt insbesondere für die Verhinderung einer Gefährdung von

---

46 Vgl. BGH, NJW 1999, 1778
47 BGH, NJW 1972, 151; OLG Köln, NJW-RR 1990, 793

suizidgefährdeten oder weglaufgefährdeten Personen, die sich im Straßenverkehr etc. schädigen könnten, aber auch hinsichtlich aggressiver Handlungen gegenüber anderen Klienten oder Dritten.

Beispiel

Die für die Essensversorgung zuständigen Bufdis rollen die Essenswagen aus dem Lieferwagen und stellen sie auf einer Straße mit Neigung ab. Einer der Essenswagen rollt unbemerkt den Berg hinunter und beschädigt einen PKW. Der Zivi hat fahrlässig gehandelt. Die Schädigung durch den ungesichert stehenden Essenswagen war vorhersehbar und auch durch geeignete Maßnahmen vermeidbar.

Besondere Anforderungen gelten beim *Suizid*. Das Personal einer Einrichtung hat die Pflicht, alle Gefahren von denjenigen Klienten abzuwenden, die diesen wegen ihrer Suizidgefährdung drohen.[48] Allerdings müssen Schutzmaßnahmen nur in den Grenzen des Erforderlichen und Zumutbaren getroffen werden.[49] Insbesondere in Psychiatrischen Kliniken kann ein Suizid nicht mit völliger Sicherheit ausgeschlossen werden.[50] Dies bedeutet, dass der Schaden, insbesondere eine Gefährdung des Betroffenen oder bei Aggressionen gegenüber Dritten, nur im Rahmen der Vermeidbarkeit verhindert werden muss. Besonders im Bereich des *erlaubten Risikos*, somit in Bereichen, wo sich ein völliger Ausschluss der Gefährdung aus übergeordneten Gründen nicht erreichen lässt, muss ein Restrisiko bleiben. Als Beispiel wäre die Notwendigkeit des Ausgangs bei einer stationären psychiatrischen Behandlung zur Rehabilitation zu nennen. Intensive Überwachungsmaßnahmen gefährden eine erfolgreiche Therapie bei Personen mit psychischen Erkrankungen.[51] Bei vorhersehbarer Gefahr müssen trotzdem diejenigen Maßnahmen getroffen werden, die einerseits die Gefahr beseitigen, andererseits nicht mehr als notwendig in das *Persönlichkeitsrecht* des Betroffenen eingreifen. Es gilt folglich auch insoweit der *Verhältnismäßigkeitsgrundsatz* mit der notwendigen *Güterabwägung*, was bedeutet, dass stets der Eingriff in die Rechte des Klienten mit dem Umfang der Gefährdung verglichen werden muss. Werden allerdings zumutbare und notwendige Schutzmaßnahmen unterlassen, ist der Vorwurf der Fahrlässigkeit gerechtfertigt und es tritt eine Haftung gegenüber dem Klienten ein.

Es werden bei der Fahrlässigkeit verschiedene *Formen*, d. h. leichte, mittlere und grobe Fahrlässigkeit, unterschieden. Eine *grobe Fahrlässigkeit* liegt vor, wenn die im Verkehr erforderliche Sorgfalt in besonders schwerem Maß verletzt worden ist und dasjenige nicht beachtet wurde, was jedem hätte einleuchten müssen.[52]

Beispiel

Die Heilerziehungspflegerin bewahrt Arzneimittel nicht verschlossen auf. Einer der Klienten nimmt deshalb ein Medikament und kann nur mithilfe der Notärztin gerettet werden. Die Heilerziehungspflegerin hat einfachste Regeln der Aufbewahrung von Medikamenten verletzt und deshalb grob fahrlässig gehandelt.

Von der Rechtsprechung entwickelte *Beispiele* für die grobe Fahrlässigkeit sind:

- Missachtung des allgemein anerkannten Pflegestandards
- Verstoß gegen Unfallverhütungsvorschriften

---

48 BGH, NJW 1994, 794 m. w. N.
49 BGH, a. a. O.
50 Wolfslast, NStZ 1984, 96; Bohle, MedR 1990, 298
51 BGH, a. a. O.
52 BGH, NJW-RR 1988, 919

- Tätigkeit und Fahren unter Alkoholeinfluss
- Mitarbeiter erscheint unter Drogeneinfluss zum Dienst
- Baden eines Klienten in zu heißem Wasser
- Liegenlassen eines Schlüssels
- Mitarbeiter eines ambulanten Dienstes wechselt während der Fahrt den Sender des Autoradios und verursacht dabei einen Unfall[53]
- Gabe eines Arzneimittels ohne vorheriges Lesen des Etiketts[54]
- Nichtbehandlung trotz Bitte des Patienten[55]

Zur Vermeidung eines Fahrlässigkeitsvorwurfs ist die Arbeit nach den anerkannten Regeln sowie eine sorgfältige Dokumentation äußerst wichtig!

Bei der zweiten Form des Verschuldens, dem *Vorsatz*, handelt der Täter mit *Wissen* und *Wollen*, d. h. der Schaden oder die Verletzung eines der geschützten Rechtsgüter ist beabsichtigt oder wird zumindest gebilligt.

Beispiel

Ein Heilerziehungspfleger versetzt einem behinderten Menschen einen Schlag in das Gesicht, da dieser ihn angespuckt hat. Es liegt eine vorsätzliche Schädigung des Rechtsgutes »Körper« vor, so dass eine unerlaubte Handlung gegeben ist.

4.2.4 Deliktsfähigkeit

Weitere Voraussetzung des Verschuldens ist gemäß §§ 827, 828 BGB die *Deliktsfähigkeit*.

---

53 PQSG – Online-Magazin für die Altenpflege, www.pqsg.de, »Haftung«
54 Vgl. Böhme (1991), 4.4.1; OLG Köln, NJW 1969, 1586
55 Vgl. Böhme (1991). IV

Definition

Deliktsunfähig sind Personen, die in einem Zustand der schweren krankhaften Störung der Geistestätigkeit (§ 827 BGB) einen Schaden verursachen, oder Kinder, die das siebte Lebensjahr noch nicht vollendet haben (▶ Teil III, Kap. 3.1).

Menschen mit Behinderung und psychisch kranke Menschen müssen daher oft nicht aus Delikt bzw. unerlaubter Handlung haften, selbst wenn die übrigen Voraussetzungen wie Rechtsgutverletzung, Widerrechtlichkeit etc. vorliegen.

4.2.5 Rechtsfolgen

Erst wenn die vorher genannten Voraussetzungen erfüllt sind, d. h. die Fachkraft ein Rechtsgut widerrechtlich und schuldhaft verletzt hat, liegt eine *unerlaubte Handlung (Delikt)* vor.

Die Rechtsfolgen einer zivilrechtlichen Haftung können sein:

- Schadensersatz und/oder
- Schmerzensgeld

Diese unterscheiden sich im Einzelnen wie folgt:

Es kann durch den Geschädigten Schadensersatz gefordert werden. Diese *deliktische Haftung* gibt die Möglichkeit des Ersatzes *materiellen Schadens* (§ 823 Abs. 1 BGB) und der Zahlung eines *Schmerzensgeldes* nach § 253 BGB. Das *Schmerzensgeld* soll einen Ausgleich für die körperliche Beeinträchtigung, d. h. Schmerzen, gesundheitliche (unter Umständen dauernde) Schäden etc. sein. Deshalb ist seine Höhe vom Umfang der Verletzungen und der Dauer der Beeinträchtigung abhängig.

Im Wege des *Schadenersatzes* muss der Geschädigte so gestellt werden, als ob das schädigende Ereignis nie eingetreten wäre

(§ 249 Satz 1 BGB), d. h. als ob nie ein Delikt gegenüber ihm begangen worden wäre. Heilerziehungspflegende müssen im Haftungsfall unter anderem Ersatz für beschädigte Sachen (z. B. Kleidung, Brille, Zahnprothese) und die notwendigen Behandlungskosten leisten sowie sonstige Vermögensnachteile, wie entgangener Gewinn, Unterhalt (oder eine Art von Rente) oder Nutzungsausfall, ausgleichen. Sofern der Geschädigte nicht mehr erwerbstätig sein kann, muss ihm eine Rente gezahlt werden.

Beispiel

Der Heilerziehungspfleger verletzt seine Aufsichtspflicht, wodurch eine Klientin auf eine verkehrsreiche Straße läuft. Der Fahrer eines PKW kann zwar ausweichen, jedoch schleudert das Fahrzeug und prallt gegen einen Lichtmast. Der Fahrer erleidet schwere Verletzungen, sodass er erwerbsunfähig ist. Deshalb muss ihm nicht nur der Schaden am PKW erstattet, sondern auch eine lebenslange Rente vom Heilerziehungspfleger bezahlt werden.

Es haftet im Deliktsrecht, im Gegensatz zur vertraglichen Haftung, grundsätzlich derjenige, der handelt, somit den *Schaden verursacht*. Dies ist in der pflegerischen Praxis im Zweifel die Fachkraft »vor Ort«. Die deliktische Haftung kann durch eine *Berufshaftpflichtversicherung* begrenzt werden. Diese zahlt an den Klienten Schadenersatz und Schmerzensgeld, sofern die versicherte Fachkraft einen Schaden verursacht hat. Diese Versicherung leistet auch Ersatz für die Kosten der Abwehr von unberechtigten Ansprüchen wie Rechtsanwalts- und Gerichtskosten.

Für Schäden, die der Klient anderen gegenüber verursacht und die Ersatzansprüche gegen den Klienten auslösen können, sollte seitens der Einrichtung eine *Privathaftpflichtversicherung* für den *Klient* abgeschlossen bzw. deren Abschluss durch den Betreuer oder die Angehörigen vorgeschlagen werden. Diese hat allerdings nur dann Leistungen zu erbringen, sofern der Klient zum Zeitpunkt des Schadenseintritts *deliktfähig* war.

Bei Schäden, die der Klient *gegenüber dem Pflegepersonal* verursacht, sind zwei Fallgruppen zu unterscheiden.

Ist der Klient *deliktsfähig*, d. h. verantwortlich für sein Tun, haftet er nach den unten dargestellten Regeln selbst. Er muss deshalb wie »außen« auch dem geschädigten Mitarbeiter eines Heims oder eines Krankenhauses Schadenersatz und/oder Schmerzensgeld bezahlen, gegebenenfalls über seine Privathaftpflichtversicherung. Dies bedeutet, dass die Fachkraft grundsätzlich in derartigen Fällen einen *direkten Anspruch gegen den Klienten* auf *Schadenersatz* hat. Dieser lässt sich in der Praxis jedoch wegen der häufig vorhandenen Vermögenslosigkeit des Schadensverursachers nicht verwirklichen oder der Klient ist deliktsunfähig und damit nicht verantwortlich.

Deshalb erhebt sich die Frage, ob und gegebenenfalls in welchem Umfang der Arbeitgeber stattdessen Ersatz leisten muss. Zum einen besteht ein Anspruch gegen den Arbeitgeber im Falle dessen *Verschuldens*, d. h., wenn diesem zumindest Fahrlässigkeit vorgeworfen werden kann. Dies ist beispielsweise gegeben bei unterlassenem Hinweis auf das Vorliegen einer Gefährdung. Ohne ein Verschulden hat der Arbeitgeber aber nur Ersatz zu leisten, wenn der Schaden bei einer gefährlichen Arbeit entstanden ist und ungewöhnlich war.[56] Für so genannte eingebrachte Sachen trifft nach Schaub[57] den Arbeitgeber eine *Obhuts- und Verwahrungspflicht* bei

- persönlich unentbehrlichen,
- unmittelbar arbeitsdienlichen, aber nicht notwendigen und
- mittelbar arbeitsdienlichen Sachen.

---

56 BAG AP Nr. 2 zu § 611 BGB Gefährdungshaftung = BAGE (GS) 12, 15; Nr. 3 zu § 611 BGB Gefährdungshaftung
57 a. a. O. § 108 IV 2

Dabei sind persönlich unentbehrliche Sachen diejenigen, die der Arbeitnehmer dazu benötigt, um zur Arbeitsstelle zu kommen (wie PKW, Fahrrad, Motorrad etc.) oder zur Arbeitsleistung fähig zu sein. Zu letzterem zählt naturgemäß die Kleidung, sowohl Arbeitskleidung als auch normale Straßenkleidung. Ebenso zählen zu den persönlich unentbehrlichen Sachen ein angemessener Geldbetrag und die Uhr. Bei der Uhr kann im Krankenhaus, in der Altenpflege und der Heilerziehungspflege davon ausgegangen werden, dass sie sogar unter den Begriff unmittelbar arbeitsdienlich einzustufen ist, da beispielsweise bei einem epileptischen Anfall eine exakte und sofortige Zeitkontrolle von entscheidender Bedeutung sein kann. Für die genannten Gegenstände muss der Arbeitgeber einerseits *Verwahrungsmöglichkeiten*[58] schaffen und andererseits *für Sachschäden Ersatz*, beispielsweise für zerrissene Kleidung,[59] leisten. Diese Pflicht zum Ersatz ist jedoch in zwei Fällen *eingeschränkt*: Einmal dort, wo den Beschäftigten ein *Mitverschulden* trifft, und zum zweiten dort, wo es sich um Gegenstände handelt, die *nur eingeschränkt arbeitsdienlich* waren. So ist es in der Praxis der Betreuung und Pflege üblich und auch richtig, dass Dinge wie Schmuck etc. nicht ersetzt werden. Dasselbe gilt für teure Kleidung, da angemessene Kleidung auf der Station oder Wohngruppe denselben Zweck erfüllt.

Zusammenfassend ist festzustellen, dass bei Beschädigungen des Eigentums der Mitarbeiter in den meisten Fällen ein Kostenersatz vom Arbeitgeber gefordert werden kann.

4.2.6 Verjährung

Die Verjährungsfrist beträgt bei der deliktischen Haftung *drei Jahre*, gerechnet seit Kenntnis des Geschädigten vom Schaden, im Zweifelsfall seit dem Ereignis. Nach Ablauf der Verjährungsfrist kann der Anspruch auf Schadenersatz aus einer unerlaubten Handlung nicht mehr geltend gemacht werden. *Vertragliche Schadenersatzansprüche* verjähren inzwischen gleichfalls in drei Jahren (§ 195 BGB).

4.2.7 Haftungsfreistellung der Pflegekräfte

Eine Besonderheit der Haftung der Heilerziehungspfleger besteht nach den Grundsätzen über die *gefahrgeneigte Tätigkeit*. Unter bestimmten Voraussetzungen haben Heilerziehungspfleger einen Anspruch auf

- Freistellung oder
- Regress.

Bei der *Freistellung* muss der Arbeitgeber, d. h. der Heimträger, denjenigen Schaden, den der Klient fordert, für seine Beschäftigten ersetzen, bevor diese selbst (gerichtlich) in Anspruch genommen werden, sie folglich von der Ersatzpflicht freistellen.

Beispiel

Die Heilerziehungspflegerin A. lässt die Gebissprothese eines Klienten fallen, sodass diese zerstört wird. Sowohl der Klient als auch seine Krankenkasse fordern den Ersatz der Kosten für eine neue Prothese in der Höhe von 4.000,00 Euro. Der Heimträger ist verpflichtet, A. freizustellen, d. h. den Betrag über 4.000,00 Euro an den Klienten und die Krankenkasse zu bezahlen, damit A. nicht selbst bezahlen muss.

Beim *Regress* ist der Arbeitgeber zur Rückerstattung des Schadenersatzbetrages verpflichtet, falls bereits gezahlt werden musste.

Beispiel

Die Heilerziehungspflegerin A. lässt die Zahnprothese fallen und muss, da der

---

58 LAG Bremen AP 2 zu § BGB
59 vgl. u. a. bei BAG in NJW 1999, S. 814

Heimträger sich weigert, zuerst selbst die Kosten in der Höhe von 4.000,00 Euro zahlen. Sie kann dann vom Arbeitgeber, d. h. Heimträger, vor dem Arbeitsgericht Regress fordern bzw. dort einklagen.

Beide Ansprüche können gegebenenfalls vor dem Arbeitsgericht durchgesetzt werden.

Die Ansprüche auf Freistellung oder Regress bestehen uneingeschränkt dann, wenn nur *leichte Fahrlässigkeit*, d. h. geringe Schuld, vorliegt. Bei *mittlerer Fahrlässigkeit* muss der Schaden nach den Umständen des Einzelfalles geteilt werden. Bei *Vorsatz* haften Pflegekräfte trotz einer gefahrgeneigten Tätigkeit allein ohne Freistellungsanspruch. Bei einer *groben Fahrlässigkeit*, somit bei einer schweren Pflichtverletzung, trifft dies grundsätzlich ebenfalls zu. Der Arbeitgeber, d. h. Heimträger, muss sich jedoch unter Umständen das Fehlen einer *Betriebshaftpflichtversicherung* entgegenhalten lassen, wenn diese ohne Rückgriff auf die Pflegekräfte den Ersatz des Schadens übernommen hätte.[60] Dies bedeutet, dass bei fehlender Haftpflichtversicherung der Arbeitgeber trotz grober Fahrlässigkeit den Schaden allein tragen muss. Außerdem kann selbst bei grober Fahrlässigkeit der Arbeitgeber dazu verpflichtet sein, den Arbeitnehmer ganz oder teilweise von der Zahlung des Schadens freizustellen. Dies gilt dann, wenn der Verdienst des Beschäftigten in einem deutlichen Missverhältnis zum Risiko steht.[61] Eine Begrenzung der Haftung muss deshalb gelten, wenn dem Arbeitnehmer hohe Sachwerte anvertraut werden,[62] oder er ansonsten ein hohes Risiko trägt.

Beispiel

Die Fachkraft fährt eine Klientin zum Augenarzt. Sie verursacht durch eine geringfügige Unachtsamkeit einen Verkehrsunfall, bei dem die Klientin verletzt wird. Die Fachkraft kann von ihrem Arbeitgeber fordern, dass er die entstandenen Kosten einschließlich des Schadenersatzes erstattet, da die Fahrt mit dem Kraftfahrzeug eine gefahrgeneigte Tätigkeit ist.

Beispiel

Eine Heilerziehungspflegerin teilt äußerst unachtsam während einer Unterhaltung mit ihrer Kollegin die Medikamente aus. Durch ein fehlerhaftes Medikament erleidet der Klient einen derartigen gesundheitlichen Schaden, dass sie zu einem Schmerzensgeld von 50.000,00 Euro zusätzlich zum Ersatz des materiellen Schadens verurteilt wird. Unter Berücksichtigung ihres Einkommens und der Schadenssumme liegt ein derartiges Missverhältnis vor, dass trotz der schweren Pflichtverletzung sie von dem Krankenhausträger Rückerstattung fordern kann.

Es muss ausdrücklich darauf hingewiesen werden, dass die *Haftungsfreistellung nur gegenüber dem Heimträger* gilt. Der Geschädigte selbst hat Anspruch auf vollen Ersatz seines Schadens von der Fachkraft, gleichgültig, ob es sich um eine gefahrgeneigte Tätigkeit handelt oder nicht.

Sofern die Grundsätze der gefahrgeneigten Tätigkeit anwendbar sind, besteht auch im umgekehrten Fall für den Heim- oder Krankenhausträger keine Möglichkeit, bei der verursachenden Fachkraft Regress zu nehmen. Dieser Regress ist nicht möglich, da die Fachkraft einen Anspruch auf Freistellung hat.

4.2.8 Beweislast

Wird ein Schadenersatzanspruch geltend gemacht, ist der Klient dazu verpflichtet, vollen Beweis dafür zu erbringen, dass er durch eine

---

60 BAG, NJW 1988, 2820
61 BAG, NJW 1990, 468
62 BAG, NJW 1990, 468 (469)

Pflichtverletzung des Pflegepersonals geschädigt worden ist. Er hat folglich die *Beweislast*. Der Beweis wird in der Praxis durch Zeugenaussagen, Sachverständigengutachten, Schriftstücke (z. B. Dokumentation), Aussagen der betroffenen Fachkraft usw. erbracht. Die unbewiesene Behauptung des Klienten oder seiner Angehörigen bzw. des eventuellen Betreuers ist nicht ausreichend, um einen Schadenersatzanspruch auszulösen.

Also: Ohne Beweis der Pflichtverletzung auch keine Haftung.

Da die Beweisführung im Heim oder Krankenhaus aufgrund der besonderen Verhältnisse in der Praxis häufig schwierig sein kann, hat die Rechtsprechung in Sonderfällen die *Umkehr der Beweislast* vorgesehen. Die *Umkehr der Beweislast* kann zum Vorteil des Klienten erfolgen, wenn folgende Fallkonstellationen vorliegen:

- Vorliegen von *groben Fehlern*,
- *Lücken* in der *Dokumentation*,
- *Verlust der Kranken- oder Klientenakte*,
- *Anscheinsbeweis*.

Dies sei nun im Einzelnen nachfolgend erläutert:

- Vorliegen von *groben Fehlern*: Ein grober Fehler liegt stets dann vor, wenn Sorgfaltspflichten in besonders schwerwiegendem Maß verletzt werden. Da in derartigen Fällen eine Umkehr der Beweislast eintritt, muss das Pflegepersonal teilweise selbst beweisen, dass es den Eintritt des Schadens nicht verursacht hat.
- Sie tritt auch dann ein, wenn *Lücken* in der *Dokumentation* bestehen. Dies wird von der Rechtsprechung damit begründet, dass für den Klienten die Aufklärung des Sachverhaltes und damit der Ursache seiner Schädigung unzumutbar erschwert wird.[63] Zur *sorgfältigen Dokumentation* zählen die Nennung der Gefahrenlage, beispielsweise der Gefahr eines Dekubitus oder die angeordnete Prophylaxe und deren Durchführung. Sofern derartige Eintragungen fehlen, ist dies ein Indiz dafür, dass die prophylaktischen Maßnahmen nicht getroffen wurden.[64] Der Träger der Einrichtung muss deshalb den Beweis dafür erbringen, dass dennoch die Gefährdung erkannt worden ist und entsprechende Pflegemaßnahmen getroffen worden sind. Im Ergebnis gilt bei Lücken in der Dokumentation, dass das, was nicht dokumentiert ist, als nicht durchgeführt anzusehen ist.

Beispiel

Beim Heimbewohner H. der Behinderteneinrichtung B. fehlt eine Dokumentation darüber, dass das verordnete Antiepileptikum auch tatsächlich regelmäßig gegeben wurde. H. erleidet einen schweren epileptischen Anfall und stirbt. Wegen des fehlenden Eintrags zur Gabe des Medikamentes kann zunächst davon ausgegangen werden, dass die Verabreichung unterlassen wurde, B. durch sein Personal pflichtwidrig gehandelt hat und für den Tod des H. und für die wirtschaftlichen Folgen somit haften muss. B. müsste durch andere Beweismittel nachweisen, dass trotz des fehlenden Eintrages das Medikament gegeben wurde.

Diese nachteiligen Folgen mit allen Konsequenzen der Haftung können durch die genaue Beachtung der Sorgfalts- und Dokumentationspflichten verhindert werden.

- Genauso wie bei Lücken in der Dokumentation tritt die Umkehr der Beweislast beim vollständigen *Verlust der Kranken- oder Klientenakte* ein. Dazu existieren inzwischen mehrere Entscheidungen.[65] Das

---

63 St. Rspr., z. B. BGH, NJW 1984, S. 1403

64 BGH, NJW 1986, S. 2365
65 Beispielsweise BGH, NJW 1995, 778; NJW 1996, S. 779; NJW 1996, 1589

Krankenhaus hat nach dieser Rechtsprechung die Pflicht zur Sicherung der Krankenakten. Dies wird wohl auch für Heime zutreffen.
- Außerdem kehrt sich die Beweislast um, wenn *Akten verfälscht* bzw. manipuliert werden.
- Schließlich gilt noch der so genannte *Anscheinsbeweis*. Danach können aus bestimmten Geschehensabläufen rechtliche Schlüsse gezogen werden, wenn allein der Ablauf eine bestimmte Beurteilung nahelegt.

Beispiel

Der Klient erleidet unterwegs einen epileptischen Anfall und verstirbt daran. Der Heilerziehungspfleger hat trotz bekannter Gefahr keine Medikamente mitgeführt. Aufgrund dieses Fehlers und des Todes muss davon ausgegangen werden, dass der Heilerziehungspfleger den Tod verschuldet hat, da der erste Anschein dafürspricht, dass mit dem entsprechenden Medikament der Tod verhindert worden wäre.

Zusammengefasst bedeutet die Umkehr der Beweislast, dass der Klient nicht mehr den (vollen) Beweis für die Pflichtverletzung des Pflege- und Betreuungspersonals erbringen muss, sondern der betroffene Heilerziehungspfleger seine »Unschuld« beweisen muss.

4.2.9 Dokumentation

Wie bereits ausgeführt, kommt einer sorgfältigen und ordnungsgemäßen *Dokumentation* in vielfältiger Hinsicht wesentliche Bedeutung zu. Es können sowohl Fehler in der Dokumentation zu einer Umkehr der Beweislast führen (▶ Teil III, Kap. 4.2.8) als auch eine gute Dokumentation umgekehrt das Pflege- und Betreuungspersonal entlasten, sofern sich aus der Dokumentation die Verordnungen des Arztes und die Verantwortlichen für bestimmte Maßnahmen bzw. Fehler ergeben. Deshalb muss darauf geachtet werden, dass der behandelnde Arzt stets zumindest mit seinem Handzeichen die Anordnungen bestätigt.

Die Einrichtung ist gesetzlich zur Dokumentation verpflichtet. Für den Heimbereich ergibt sich dies unter anderem aus der Pflegeversicherung, d. h. aus §§ 104, 105 SGB XI und aus § 80 SGB XI i. V. mit einer entsprechenden Qualitätsvereinbarung sowie aus dem Heimrecht. Ärzte sind zur Dokumentation sowohl aufgrund des § 10 der Musterberufsordnung und § 73 SGB V verpflichtet. Der Arzt muss zusätzlich seine Behandlung als vertragliche Pflicht gegenüber dem Patienten dokumentieren. Krankenhäuser sind zur Dokumentation insbesondere durch §§ 294, 302 SGB V verpflichtet.

Als Zwischenergebnis ist somit festzuhalten, dass eine unzulängliche Dokumentation negative Auswirkungen auf die Beweislage bei Haftungsfällen haben kann, sie eine vertragliche Pflicht gegenüber Klienten darstellt und das Pflege- und Betreuungspersonal mit einer sorgfältigen Dokumentation auch den Nachweis von professionellem Handeln und von vertretbaren Entscheidungen erbringen kann.

Die Dokumentation ist eine Urkunde nach § 415 ZPO, d. h. es wird grundsätzlich vermutet, dass die Eintragungen dort korrekt sind. Diese Beweisvermutung wird aber bei Widersprüchlichkeit der Eintragungen nach § 419 ZPO entkräftet. Dies gilt auch bei festgestellten Manipulationen.

Die Dokumentation als vertragliche und gesetzliche Pflicht gegenüber dem Klienten sowie den Sozialleistungsträgern, wie beispielsweise Pflegekassen und Krankenversicherung, soll insbesondere eine vollständige Übersicht der Pflegemaßnahmen enthalten, d. h. der Pflegeplanung und -verläufe für Klienten, der Verabreichung der Medikamente inklusive der ordnungsgemäßen Verordnung durch den Arzt, Anwendung von freiheitsentziehenden Maßnahmen einschließlich des Grundes und der jeweiligen Verantwortlichen, eigene und fremde Beobachtungen, besondere Vorkommnisse sowie Anweisungen der Ärzte, jeweils mit Handzeichen. Zum notwendigen Bestandteil der ordnungsmäßen Dokumentation[66] zählen dabei vor allem:

- Anzeichen wie akute Verwirrtheit o. ä.
- Mund- und Zahnstatus
- Trinken, Gewicht, Probleme bei der Nahrungsaufnahme
- verabreichte Psychopharmaka
- Verhaltensauffälligkeiten (z. B. Herumwandern, Weglaufen etc.)
- Schmerzen
- Wachzeit, Aktivitäten bzw. Beschäftigungen
- Sturzrisiken

Sofern wesentliche Aussagen fehlen, kann dies, wie bereits oben ausgeführt, zur Umkehr der Beweislast führen, d. h. das Heim oder Krankenhaus muss nachweisen, dass trotz der Lücken in der Dokumentation ein korrektes Verhalten im Umgang mit dem Klienten vorliegt, also kein »Fehler« gemacht wurde. Die Dokumentation muss deshalb

- richtig,
- vollständig,
- zeitnah und
- kontinuierlich

sein, um die erwähnten rechtlichen Nachteile zu vermeiden. Es gilt deshalb die Dokumentationswahrheit und Dokumentationsklarheit.

Hervorzuheben ist, dass das Pflege- und Betreuungspersonal im eigenen Interesse, d. h. zur Vermeidung eines unberechtigten Vorwurfs und der sich daraus ergebenden Haftung, darauf beharren muss, dass Ärzte und sonstige verantwortliche Personen Anweisungen, Verordnungen etc. beweiskräftig dokumentieren. Deshalb sind beispielsweise telefonische Verordnungen ungeeignet.

4.3 Besondere Haftungsbereiche im Bereich der Heilerziehungspflege

4.3.1 Medizinische Maßnahmen

Der behandelnde Arzt ist in der Regel nicht in der Lage, sämtliche Tätigkeiten selbst durchzuführen, die zur medizinischen Versorgung des Klienten oder Patienten erforderlich sind. Er ist daher unter bestimmten Voraussetzungen berechtigt, medizinische Tätigkeiten auf nicht-ärztliches Personal zu übertragen. Bei dieser *Delegation* gelten im Einzelnen:

4.3.1.1 Einverständnis des Klienten

Es muss sowohl die *Einwilligung* des Klienten hinsichtlich der *medizinischen Maßnahme* als auch hinsichtlich der *Durchführung durch das Personal* gegeben sein. Dies ist erforderlich, da jede medizinische Maßnahme grundsätzlich eine *Körperverletzung* darstellt, die nur durch die Einwilligung ihre Rechtswidrigkeit verliert. Außerdem gebietet das Selbstbestimmungsrecht des Klienten aus Art. 2 GG,

---

66 Vgl. dazu Großkopf/Schanz, Dokumentation – Entbürokratisierung durch Professionalisierung, RDG 02/2006, S. 34 f.

medizinische Maßnahmen nicht ohne seine Zustimmung durchzuführen. Diese Einwilligung ist allerdings nur rechtswirksam, wenn eine *Aufklärung* des Klienten durch den *Arzt* vorausgegangen ist.[67]

Es kann nur in Ausnahmefällen von einer stillschweigenden Einwilligung ausgegangen werden. Eine derartige *mutmaßliche Einwilligung* gilt lediglich bei den Klienten, mit denen eine Verständigung nicht möglich und der gesetzliche Vertreter, wie Eltern (bei Minderjährigen) oder Betreuer (bei Volljährigen), nicht erreichbar sowie die Maßnahme dringend zur Abwendung gesundheitlicher Nachteile, z. B. in Notfällen, angezeigt ist.[68]

> **Definition**
>
> Der *mutmaßliche Wille* ist derjenige, der vom Klient geäußert worden *wäre*, wenn eine Verständigung mit ihm möglich gewesen wäre.

Sofern keine gegenteiligen Anhaltspunkte vorliegen, kann davon ausgegangen werden, dass der mutmaßliche Wille eines Menschen darauf gerichtet ist, die Krankheit zu heilen und die Beschwerden zu beseitigen oder zu lindern. Es muss daher die Überlegung angestellt werden, ob ein »verständiger Patient« in der konkreten (Notfall-)Situation einwilligen würde.[69] Sofern dieses möglich ist, muss immer der Klient selbst oder sein gesetzlicher Vertreter in die medizinische Maßnahme einwilligen. Die Durchführung aufgrund des mutmaßlichen Willens muss eine *Ausnahme* bleiben. Die Angehörigen sind selbst in denjenigen Fällen, in denen Betreuer oder Eltern eines Minderjährigen unerreichbar sind, nicht dazu befugt, für den Klienten ein Einverständnis zu erklären. Sie können lediglich Anhaltspunkte für den mutmaßlichen Willen liefern.

Beispiel

Der Klient soll aufgrund der Verordnung der Ärztin Insulin-Injektionen erhalten. Da dies in seine körperliche Integrität und seine Gesundheit eingreift, sind sie als Körperverletzung einzustufen. Daher liegt nur mit dem Rechtfertigungsgrund der Einwilligung keine strafbare Handlung vor.

Beispiel

Die Heimbewohnerin B. erleidet einen hypoglykämischen Schock. Es kann deshalb davon ausgegangen werden, dass es dem Willen der B. entspricht, die Gefahr sofort zu beseitigen und eine Glukose-Injektion durchzuführen.

Beispiel

Herr A. wird von der Polizei im psychiatrischen Krankenhaus eingeliefert. Man erkennt, dass er nicht nur starke Wahnvorstellungen hat, sondern darunter auch leidet. Deshalb kann davon ausgegangen werden, dass es seinem mutmaßlichen Willen entspricht, ihn zu behandeln.

Entscheidend ist folglich nur der Wille oder der mutmaßliche Wille des Klienten. Bei *Minderjährigen* ist zwar grundsätzlich der Wille der Eltern als gesetzliche Vertreter maßgebend, jedoch muss eine *Einschaltung des Familiengerichts* erfolgen, sofern die Eltern eine medizinische Behandlung ablehnen und das Kind bzw. der Jugendliche dadurch einen gesundheitlichen Schaden erleiden kann oder das Leben bedroht ist.[70] Zusätzlich

---

67 Schell (1991), S. 24; Böhme (1991), A.II.3.6.4 (4)
68 Geiß (1989), S. 106
69 Steffen, MedR 1983, 88 ff

70 Oberlandesgericht Celle, NJW 1995, S. 792

ist zu beachten, dass bei Minderjährigen ab dem 14. Lebensjahr in der Regel davon auszugehen ist, dass die Einwilligungsfähigkeit des Jugendlichen selbst gegeben ist (▶ Teil III, Kap. 3.2).

4.3.1.2 Ordnungsgemäße ärztliche Verordnung

Da es sich bei sämtlichen medizinischen Maßnahmen grundsätzlich um ärztliche Tätigkeiten handelt, hat allein der Arzt die Entscheidungsbefugnis darüber, welche Therapiemaßnahmen durchzuführen sind. Er hat die *Gesamtverantwortung* für Diagnose und Therapie.[71] Fehlt es an einer ärztlichen Verordnung, dürfen Gesundheits- und Krankenpflegekräfte bzw. Heilerziehungs- und Altenpfleger nicht tätig werden.

Es kann vom Arzt gefordert werden, dass eine *genaue Verordnung* erfolgt und der Arzt diese gegebenenfalls selbst abändert.[72] Die in der Praxis üblichen *Bedarfsverordnungen* mit einem Spielraum hinsichtlich der Dosis sind grundsätzlich nicht zulässig und für das Pflegepersonal *haftungsrechtlich gefährlich*, da in diesem Fall die Verantwortlichkeit vom Arzt auf die Pflegekräfte verlagert wird. Bei Bedarfsmedikationen übernimmt das Pflegepersonal ein vermeidbares Risiko. Diejenigen Personen, die in das hierarchische System des Krankenhauses eingebunden sind, haften nur für eigene Fehler deliktisch.[73] Eine Haftung besteht deshalb dann, wenn die Behandlung zur selbstständigen Ausführung überlassen worden ist, wenn durch voreiliges Handeln den ärztlichen Anweisungen zuwidergehandelt wird, pflichtwidrig der gebotene Einwand unterlassen wird oder ein Übernahmeverschulden nachgewiesen werden kann.[74] Die Unzulässigkeit der Bedarfsmedikation ergibt sich vor allem daraus, dass der jeweilige Arzt für Diagnose und Therapie zuständig ist.[75] Eine Bedarfsmedikation ist nur zulässig, wenn gewissermaßen ein »Fahrplan« für die Gabe aufgestellt wird.

Beispiel

Der Arzt verordnet eine Medikation bei Bedarf, sofern ein genau bestimmter Blutdruckwert überschritten wird. Dies ist zulässig.

Beispiel

In das Verordnungsblatt wird eingetragen »… ml bei Unruhe«. Dies ist keine korrekte Bedarfsmedikation und damit unzulässig.

Sobald die Verordnung getroffen ist, muss diese unbedingt in die *Dokumentation* eingetragen[76] und *vom Arzt abgezeichnet* werden. Im Falle einer Komplikation können Heilerziehungspfleger den Nachweis für ihr fehlendes Verschulden bzw. das eventuelle Verschulden des Arztes mit diesen schriftlichen Aufzeichnungen führen. Die *Verordnung* soll immer *schriftlich* erfolgen,[77] d. h. vom Arzt abgezeichnet werden. Dies liegt wegen der Möglichkeit der zivil- und der strafrechtlichen Haftung im Interesse des Personals also der Heilerziehungspfleger.

Problematisch ist in der Praxis, wenn seitens der Ärzte *keine schriftliche Verordnung*

---

71 Rieger, NJW 1979, S. 582; Steffen, MedR 1996, S. 265
72 Steffen, a. a. O.
73 Steffen/Dressler, Arzthaftungsrecht, RdNr. 89 m.w. N.; Pfälz. OLG, ArztR 2000, 69

74 Pfälz. OLG, ArztR 2000, 69, 70
75 Vgl. dazu Rieger, NJW 1979, 582; Böhme (1991), C.IV.1 und F.I.4; Steffen, MedR 1996, 265; BGH, NJW 1976, 2245
76 Steffen, a. a. O.
77 Böhme (1991), S. 222 m. w. N.

erfolgt. Diese ist nicht nur aus haftungsrechtlichen Gründen sinnvoll, sondern zusätzlich aufgrund bestimmter Rechtsvorschriften zwingend. Sofern ohne Wissen des Arztes oder ohne dessen schriftliche Verordnung *verschreibungspflichtige Medikamente* durch Heilerziehungspfleger verabreicht werden, verstößt dies bereits gegen das Arzneimittelrecht. Nach § 48 AMG dürfen verschreibungspflichtige Arzneimittel nur nach Vorlage einer *ärztlichen oder zahnärztlichen Verschreibung* abgegeben werden. Für Medikamente, die *Betäubungsmittel* sind oder solche enthalten, ist die Verschreibungspflicht in §§ 12 f. BtMG besonders geregelt. Für die Verschreibung ist ein spezielles *Formblatt* (§ 8 BtMVV) notwendig. Der Arzt hat die Verantwortung. Lässt der verantwortliche Arzt es an den notwendigen Sicherungs-, Kontroll- und Überwachungsmaßnahmen fehlen und kommt ein Klient oder Patient durch die Einnahme eines ohne ärztliche Verordnung verabreichten Medikaments zu Schaden, so trifft den Arzt hierfür neben den Heilerziehungspfleger die zivil- und strafrechtliche Verantwortung.[78]

Unabhängig davon, dass das Pflege- und Betreuungspersonal aus haftungsrechtlichen Gründen stets eine schriftliche Verordnung fordern sollte und für bestimmte Arzneimittelgruppen die Verschreibung vom Gesetz zwingend vorgeschrieben wird, ist es erforderlich, *pflegerische und medizinische Maßnahmen stets* zu *dokumentieren*. Der Arzt ist dazu verpflichtet, die Medikation in das Krankenblatt oder ähnliche Dokumentationssysteme aufzunehmen.[79] Insoweit besteht eine *vertragliche Dokumentationspflicht* zu Gunsten des Patienten.[80] Dies muss in gleicher Weise für sonstige Einrichtungen gelten, die medizinische und pflegerische Betreuung durchführen. Der Arzt ist insbesondere nicht dazu befugt, mündliche Anordnungen zu erteilen.

Der *Arbeitgeber* ist dazu verpflichtet, die beschäftigten Ärzte im Rahmen seiner *Fürsorgepflicht* zur schriftlichen Dokumentation zu verpflichten.[81]

Beispiel

Der Heilerziehungspfleger ruft abends denjenigen Arzt, der Bereitschaftsdienst hat, an und teilt ihm mit, dass ein Klient erkrankt sei und die Symptome ernst erscheinen. Der Arzt erkundigt sich über das Telefon nach den Symptomen und verordnet auf diese Weise mehrere Medikamente. Da sich der Zustand des Klienten stetig verschlechtert und der Arzt nach einem zweiten Anruf ein Abwarten vorschlägt, ruft der Heilerziehungspfleger den Notarzt, der sofort eine Einweisung in das Krankenhaus veranlasst. Der Arzt des Bereitschaftsdienstes wird wegen unterlassener Hilfeleistung angezeigt und erhält eine Geldstrafe.

Schließlich ist der Arzt dazu verpflichtet, sich selbst einen Eindruck von seinem Patienten zu verschaffen. Er muss daher die Diagnose *persönlich* erstellen. Es muss ausdrücklich darauf hingewiesen werden, dass aufgrund mehrerer Entscheidungen[82] das Unterlassen von Hausbesuchen[83] und die Ferndiagnose bzw. die *Telefondiagnose* unzulässig sind sowie ein Schmerzensgeld, eine berufsrechtliche Maßnahme und ein strafrechtlicher Vorwurf möglich sind. Jede Fachkraft kann die Durchführung von Verordnungen verweigern, sofern der Arzt den Patienten nicht selbst untersucht, stattdessen beispielweise Diagnose und The-

---

78 Rieger, DMW 1977, 585
79 BGH, NJW 1986, 2365 (2366); Schneider (1990), S. 75
80 BGH, NJW 1978, 2337 (ständige Rechtsprechung)

81 Böhme (1991)
82 AG Jever, ArztR 1991, 360; OLG Köln, a. a. O.; LBerufGKoblenz, ArztR 1991, 361
83 LBerufsG Stuttgart, ArztR 2000, 77 (Geldbuße: 1.000,00 DM)

rapie telefonisch erledigt. Diagnose und Therapie sind, wie bereits ausgeführt, Sache des Arztes, er trägt die *Gesamtverantwortung* für Diagnose und Therapie.[84]

Die Einrichtung und ihre Mitarbeiter sind dazu verpflichtet, die Medikamente vor dem *Zugriff Unbefugter* zu schützen und nur *geeignete Behälter* zu verwenden.

Bei der Gabe von *Psychopharmaka* ist besonders zu beachten, dass es sich um hochwirksame Arzneimittel mit teilweise erheblichen Nebenwirkungen handelt. Zudem wird durch die Gabe von Psychopharmaka in der Regel die Bewegungsfreiheit, beispielsweise bei Sedativa, eingeschränkt, so dass die ungerechtfertigte Verabreichung als strafbare *Freiheitsberaubung* gewertet werden kann (vgl. § 1831 Abs. 4 BGB). Dies gilt insbesondere in den Fällen, in denen die Gabe von Psychopharmaka die pädagogische Arbeit mit den behinderten Menschen ersetzen, teilweise Personalmangel ausgleichen, soll. Die Applikation derartiger Arzneimittel sollte erst dann erfolgen, sofern andere therapeutische und pädagogische Methoden versagen. Mit Ausnahme von Notfällen muss aus den genannten Gründen bei *wiederholter* oder *dauernder Gabe* von Psychopharmaka mit sedierender Zielrichtung eine *betreuungsgerichtliche Genehmigung* (§ 1831 Abs. 4 BGB) beantragt werden, sofern der Betroffene einwilligungsunfähig ist. Die Verordnung des Arztes und die Zustimmung des Betreuers sind *nicht ausreichend*, sofern die Wirkung des Medikamentes die persönliche Bewegungsfreiheit beeinträchtigt. Dies gilt auch bei der längeren Verabreichung von *Neuroleptika*,[85] da bei dieser Medikamentengruppe mit Folgeschäden (Persönlichkeitsveränderungen, Spätdyskinesien etc.) zu rechnen ist. Es handelt sich dabei um einen »schweren und länger andauernden gesundheitlichen Schaden« im Sinne von § 1904 BGB[86], so dass selbst der Betreuer nur mit der Genehmigung des Betreuungsgerichts zustimmen kann.

Als vorläufige Zusammenfassung kann festgestellt werden, dass die Verordnung und Verabreichung von Arzneimitteln mit großer Sorgfalt vorzunehmen ist, um Patienten bzw. Klienten zu schützen. Die Anwendung der größtmöglichen Sorgfalt schützt gleichzeitig die Pflegekräfte vor haftungsrechtlichen Ansprüchen.

4.3.1.3 Delegationsfähigkeit

Es ist inzwischen in einigen Fällen möglich, dass ärztliche Tätigkeiten auf sogenanntes nichtärztliches Personal übertragen, d. h. *delegiert*, werden können. Ob eine Delegation erfolgen kann, hängt in erster Linie von der *Gefährlichkeit* der medizinischen Maßnahme und von der *Qualifikation*, dabei insbesondere der Ausbildung, des jeweiligen Mitarbeitenden ab. Bei den wichtigsten medizinischen Tätigkeiten ist zwischenzeitlich entschieden, unter welchen Voraussetzungen das nichtärztliche Personal, somit neben Fachkräften der Gesundheits- und Krankenpflegerin auch Heilerziehungspfleger, qualifiziert und damit berechtigt sind. Bei der Berufsgruppe der Heilerziehungspfleger muss im Gegensatz zum Kranken- und Altenpflegepersonal beachtet werden, dass zur Ausbildung zwar pflegerische (Grund-)Tätigkeiten zählen, jedoch keine spezielle medizinische Tätigkeit. Es werden lediglich die Grundkenntnisse vermittelt. Die Übernahme pflegerischer und medizinischer Tätigkeiten durch Heilerziehungspfleger hängt also davon ab, welche Ausbildung diese nach dem Landesrecht haben bzw. an der jeweiligen Fachschule erhalten haben.

Eine Delegation auf die Fachkraft darf nur dann erfolgen, sofern diese zur Ausführung der ärztlichen Tätigkeit aufgrund ihres *Ausbildungsstandes* bzw. ihrer Vorkenntnisse überhaupt in der Lage ist. Insbesondere bei Auszubildenden kann deshalb die selbstständige Durchführung nur bei entsprechendem Aus-

---

84 Steffen, MedR 1996, 265
85 LG Berlin, R & P 1993, 39
86 Jürgens u. a. (1994), Rdn. 207

bildungsstand erfolgen. Eine Delegation darf daher nur in Ausnahmefällen an Auszubildende oder sonstige nicht-examinierte Pflegekräfte erfolgen. Es ist davon auszugehen, dass bei entsprechend qualifizierten Fachkräften bestimmte medizinische Tätigkeiten zulässig sind.

Vom Arzt dürfen jedoch *ausnahmsweise* an erfahrene Pflegekräfte auch *ohne* die dreijährige Ausbildung das *Injizieren von Insulin* und die orale Gabe von Arzneimitteln übertragen werden, wobei sich der Arzt vom Ausbildungsstand überzeugen muss, also ob die jeweilige Fachkraft hinreichend dafür qualifiziert sind. In einigen Bundesländern liegen »Kataloge« der Heimaufsicht vor, in welchen geregelt ist, wer was im Heimbereich darf.[87]

Bei Heilerziehungspfleger hängt die Frage der Möglichkeit der Übertragung von der jeweiligen landesrechtlichen Ausbildung ab.

Als Übersicht können die Befugnisse bzw. die an die Berufsgruppe der Heilerziehungspflege delegierbaren Tätigkeit wie folgt dargestellt werden:

- Blutdruckmessen,
- Injektionen, s. c.,
- Katheterisierung der Harnblase,
- Blutabnehmen (Ohr/Finger),
- Stellen und Verteilen von Medikamenten,
- Verbandswechsel,
- einfache Messverfahren und
- vergleichbares – allerdings alles nur nach entsprechender Ausbildung, beispielsweise Schulung Medikamente, Schulung Insulininjektion etc.

---

87 vgl. z. B. Hessische Heimaufsicht, Kriterienkatalog zur Durchführung von behandlungspflegerischen ...oder Merkblatt Delegation ärztlicher Leistungen auf das Pflegepersonal in Einrichtungen der stationären Altenpflege und Kurzzeitpflege, Herausgeber: Die Arbeitsgemeinschaft nach § 29 Abs. 1 Landesgesetz über Wohnformen und Teilhabe (LWTG) und § 117 Elftes Buch Sozialgesetzbuch (SGB XI)

Trotz der Möglichkeit einer Übertragung muss der *Arzt die medizinische Maßnahme selbst durchführen*, wenn aufgrund des Gesundheitszustandes des Klienten oder der Art der Maßnahme bzw. der Eigenschaften des Medikamentes eine Gefährdung des Klienten möglich ist.

Beispiel

Bei einer Bewohnerin soll ein Katheter gelegt werden. Obwohl die Heilerziehungspflegerin A. grundsätzlich dazu in der Lage ist, muss sie es ablehnen, da bei der Bewohnerin eine Harnwegsinfektion zu befürchten ist. A muss den behandelnden Arzt darum bitten, den Katheter selbst zu legen, der daraufhin tätig werden muss.

Trotz einer zulässigen Delegation auf Heilerziehungspfleger *haftet der Arzt stets selbst*, sofern eine Schädigung des Klienten auftritt, nach den Grundsätzen über die Haftung für Verrichtungsgehilfen (▶ Teil III, 2.3), da die Durchführung von medizinischen Maßnahmen letztlich in seinen Aufgabenbereich fällt.

Heilerziehungspfleger sind nur *Verrichtungsgehilfen* des Arztes, sofern es sich um den angestellten den Arzt einer Einrichtung handelt. Nur dieser ist zur Anweisung gegenüber Heilerziehungspflegerberechtigt. Ein niedergelassener Arzt, der von außerhalb Bewohner im Heim betreut, ist nur in Absprache mit der Heim- bzw. Pflegedienstleitung zu Anweisungen hinsichtlich der medizinischen Versorgung berechtigt, da gegenüber diesem die Mitarbeiter eines Heims nicht derartige Verrichtungsgehilfen sind. Einer Anweisung der Heimleitung muss jedoch grundsätzlich Folge geleistet werden. In Einzelfällen haben Heilerziehungspfleger ein *Weigerungsrecht*. Dieses gilt insbesondere bei *fehlender Ausbildung* für die Durchführung von speziellen ärztlichen Tätigkeiten und bei einer zu befürchtenden *Gefährdung* des Klienten. Ein Weigerungsrecht besteht auch bei *ungenauen Anordnungen* des Arztes. Sofern keine schriftliche Verordnung erfolgt, können die betroffenen Heilerziehungs- und Altenpfleger die Ausführung verweigern. Ein Recht zur Verweigerung der Durchführung besteht schließlich dann, wenn durch die Ausführung gegen ein *Strafgesetz* verstoßen werden würde, beispielsweise die medizinische Maßnahme eine Körperverletzung darstellt. Dies gilt im Fall einer durch den Klient verweigerten Einwilligung. In diesem Fall müssen Arzt und Heimleitung ausdrücklich auf die rechtlichen Bedenken hingewiesen werden.

Das Weigerungsrecht ist in *Notfällen* stark eingeschränkt. Dann hat die Rettung des Lebens des Klienten Vorrang vor rechtlichen Erwägungen.

Beispiel

Die Ärztin verordnet ein Medikament gegen den Willen einer geistig gesunden Klientin, die dann auch die Einnahme verweigert. In diesem Fall hat die Fachkraft ein Recht zur Weigerung, da sie bei der Missachtung des Willens der Klientin eine Körperverletzung begehen würde.

4.3.1.4 Durchführungs- und Anordnungsverantwortung

Die medizinische Tätigkeit im Pflegebereich kann in zwei *Verantwortungsbereiche* unterteilt werden, die *Durchführungs-* und *Anordnungsverantwortung*.

Wenn die vorgenannten Voraussetzungen (Einwilligung, Qualifikation etc.) vorliegen, kann eine Durchführung von medizinischen Tätigkeiten durch Pflegekräfte erfolgen. Werden diese Tätigkeiten an Heilerziehungspfleger zulässigerweise delegiert, ändert sich der Verantwortungsbereich. Nach der Delegation trägt die *Fachkraft* die *Durchführungsverantwortung* für diejenige Maßnahme, die an sie delegiert wurde. Deshalb sollten Tätigkeiten, für die Heilerziehungspfleger nicht befähigt sind, abgelehnt werden. Stimmt der Heilerziehungspfleger der Übertragung zu und wird die medizinische Maßnahme danach fehlerhaft durchgeführt, haftet er grundsätzlich allein aus *Übernahmeverschulden* (▶ Teil III, Kap 4.2.3) für den Schaden und kann im Falle des Körperschadens auch strafrechtlich zur Verantwortung gezogen werden. Die Fachkraft haftet aber nur dafür, dass die Tätigkeit fachgerecht durchgeführt wird. Im Falle einer fehlerhaften Anordnung des Arztes haftet der Arzt selbst.

Der *Arzt* trägt die *Anordnungsverantwortung*. Der Arzt ist für die korrekte Diagnose und die Wahl der sachgerechten Therapie verantwortlich. Er hat zudem die Gefahr von Komplikationen zu erkennen und diese bei der Anweisung an die Pflegekräfte zu berücksichtigen. Bei bestimmten Tätigkeiten, wie beispielsweise Injektionen, muss der Arzt sich von der Zusatzqualifikation selbst überzeugen. Bei einer korrekten Anordnung seitens des Arztes, jedoch *fehlerhafter Durchführung durch eine Fachkraft*, haftet unter Umständen auch das Heim oder das Krankenhaus neben der Fachkraft.

Die Abgrenzung der Verantwortungsbereiche sollten Heilerziehungspfleger/Fachkräfte dazu veranlassen, beim Arzt auf die *schriftliche Anordnung zur Beweisführung*, d. h. zum späteren Nachweis des Verursachers einer Schädigung des Klienten, zu drängen. Nur auf diese Weise kann in der Praxis eine zivil- und strafrechtliche Entlastung erfolgen.

Beispiel

Die Heilerziehungspflegerin/Fachkraft P erhält die schriftliche Verordnung zur Gabe eines Digitalis-Präparates. Der Arzt gibt versehentlich die Dosis zu hoch an, wodurch der Klient durch einen Herzstillstand einen Gehirnschaden erleidet. Da der Arzt die Anordnungsverantwortung trägt, haftet er allein.

> **Beispiel**
>
> Wurde die Dosis korrekt angegeben, jedoch seitens der Heilerziehungspflegerin/Fachkraft infolge Unachtsamkeit zu hoch dosiert, muss sie Ersatz für die notwendigen Behandlungskosten leisten. Bei der Gabe des Arzneimittels hat sie die Durchführungsverantwortung.

Die sicherste Methode, unberechtigte Schadenersatzansprüche abzuwehren oder den Vorwurf einer strafbaren Handlung zu entkräften, ist eine sorgfältige und ausführliche *Dokumentation*. Damit ist es in der Regel möglich, ordnungsgemäßes Verhalten nachzuweisen und den Vorwurf von Pflichtverletzungen zu entkräften.

> **Wiederholungsfragen**
>
> - Wann dürfen Fachkräfte medizinische Tätigkeiten ausführen?
> - Was gilt hinsichtlich der Einwilligung des Klienten?
> - Welche beiden Verantwortungsbereiche werden unterschieden?
> - Was bedeutet »Übernahmeverschulden«?
> - Welche Bedeutung hat die Dokumentation bei der Delegation?

4.3.2 Schutz der Privatsphäre

Den Bewohnern einer Einrichtung, beispielsweise eines (Wohn)Heimes und den Patienten eines Krankenhauses steht der Schutz der Privatsphäre zu. Dieser Schutz ist *verfassungsrechtlich* in Art. 1 GG als *Schutz der Menschenwürde* und in Art. 2 GG als *Persönlichkeitsrecht* gewährleistet. Auch weitere Rechtsvorschriften im Strafrecht, Verwaltungsrecht und Sozialrecht sowie im zivilrechtlichen Deliktsrecht, von denen einige nachfolgend und weitere im strafrechtlichen Teil dargestellt werden, sollen diesen Schutz gewähren.

4.3.2.1 Datenschutzgesetze und Sozialdatenschutz

Die Bestimmungen der Datenschutzgesetze verfolgen den Zweck, die *persönlichen Daten* einer Person, die in EDV-Anlagen oder sonstigen *Dateien*, wie beispielsweise Karteien gespeichert oder festgehalten sind, zu schützen. Personenbezogene Daten im Sinne des Datenschutzes sind nach der Definition der Europäischen Kommission:

> **Definition**
>
> Alle Informationen, die sich auf eine identifizierte oder identifizierbare lebende Person beziehen. Verschiedene Teilinformationen, die gemeinsam zur Identifizierung einer bestimmten Person führen können, stellen ebenfalls personenbezogene Daten dar (Art. 4 Nr. 1 DSGVO).

Daher in der Praxis der Betreuung von behinderten Menschen: Name, Vorname, Anschrift, Geburtsdatum, Familienverhältnisse, Biografie-Daten, Gesundheitsdaten etc.

Die gespeicherten oder in sonstiger Weise gesammelten Daten sind einerseits dadurch zu schützen, dass *Beschäftigten* ausdrücklich zu untersagen ist, die Daten unbefugt zu nutzen oder zu verarbeiten. Es müssen *technische sowie organisatorische Maßnahmen* getroffen werden, um einen Missbrauch zu verhindern. Dazu zählen selbstverständlich auch die Sicherung von EDV-Anlagen vor dem unberechtigten Zugriff Dritter und die verschlossene Verwahrung von Karteien.

Die *Weitergabe von gespeicherten persönlichen Daten* ist unter eingeschränkten Voraussetzungen möglich. Sofern kein öffentliches Interesse besteht, und die Weiterleitung nicht durch das Bundesdatenschutzgesetz oder ein anderes Gesetz gestattet ist, muss der Betroffene zustimmen. Die Daten von Klienten können lediglich aus besonderen Gründen an Behörden oder private Institutionen weitergegeben werden. Dieses gilt gleichfalls für die Weitergabe von Angaben zum *Guthaben des Taschengeldkontos* aufgrund einer Anfrage des Sozialamtes. Eine Mitteilung kann insoweit nur durch den Betroffenen selbst bzw. mit dessen Zustimmung oder seitens des Betreuers erfolgen.

Zum Schutz des Betroffenen ist zusätzlich gesetzlich vorgesehen, dass er ein *Recht auf Auskunft* und gegebenenfalls ein *Anspruch auf Berichtigung* bzw. *Löschung* seiner Daten hat. In Zweifelsfällen müssen die Angaben zum Betroffenen mit einer *Sperre* versehen werden. Eine Sperrung ist gleichfalls erforderlich, sofern ohne sie schutzwürdige Belange der betroffenen Person verletzt würden. Die jeweilige Person ist schließlich von der erstmaligen Speicherung zu unterrichten.

Dies alles ergibt sich aus der Datenschutzgrundverordnung (DSGVO).

Der oben genannte Schutz wäre unvollkommen, wenn dem Betroffenen kein *Recht auf Schadenersatz* und *Schmerzensgeld* eingeräumt werden würde. Ein Anspruch auf Ersatz des Schadens besteht bei unzulässiger oder unrichtiger Verarbeitung von Daten. Bei einer schweren Verletzung des *Persönlichkeitsrechts* besteht sogar Anspruch auf Zahlung eines Schmerzensgeldes.

Eine besondere Form des Datenschutzes ist der Sozialdatenschutz. Nach der Vorschrift des § 35 SGB I hat jeder Bürger Anspruch darauf, dass Einzelangaben über seine persönlichen Verhältnisse von dem jeweiligen *Sozialleistungsträger*, beispielsweise dem Sozialamt, als Sozialgeheimnis besonders geschützt werden:

»Jeder hat Anspruch darauf, dass Einzelangaben über seine persönlichen und sachlichen Verhältnisse (personenbezogene Daten) von den Leistungsträgern als Sozialgeheimnis gewahrt und nicht unbefugt offenbart werden.«

Die Behörde hat durch technische und organisatorische Maßnahmen sicherzustellen, dass die Sozialdaten ausschließlich befugten Personen, d. h. den Beschäftigten, zugänglich sind (§ 35 Abs. 1 SGB I).

Personen oder Institutionen, denen derartige Sozialdaten zur *Durchführung* ihrer eigenen Aufgaben, wie Alten- und Pflegeheimen, Krankenhäusern oder Einrichtungen für Menschen mit Behinderung, übermittelt werden, müssen in demselben Umfang für deren Geheimhaltung Sorge tragen (§ 78 SGB X). Die Weitergabe der persönlichen Daten ist durch den *Empfänger* nur in den gesetzlich ausdrücklich zugelassenen Fällen möglich. Das Heim oder die Anstalt bzw. das Krankenhaus muss daher auch die Angaben über den Klienten, die es vom Sozialamt oder von der Krankenversicherung erhalten hat, besonders schützen und folglich eine unzulässige Weitergabe verhindern.

Der Sozialdatenschutz ist folglich eine Ergänzung des sonstigen Datenschutzes im Bereich des Sozialrechts zum Schutz der Empfänger von Sozialleistungen jeder Art.

4.3.2.2 Zivilrechtlicher Datenschutz

Im *Zivilrecht* ist der Schutz der persönlichen Daten *nicht* ausdrücklich vorgesehen. Es ist jedoch anerkannt, dass über den Grundsatz von Treu und Glauben für den Träger der Einrichtung zumindest als *Nebenpflicht* aus dem *Heimvertrag* die Verpflichtung besteht, die Privatsphäre des Klientens zu schützen. Wird die Geheimhaltungspflicht verletzt, kann der Klient Schadenersatz fordern. Die Verletzung der Privatsphäre durch die Weitergabe von persönlichen Daten kann außerdem eine *unerlaubte Handlung* nach den Vorschriften der §§ 823 ff. BGB darstellen. In diesem Fall muss nicht nur *Schadenersatz* geleistet, sondern darüber hinaus *Schmerzensgeld* gezahlt werden. Die unzulässige Weitergabe stellt die Verletzung eines »sonstigen Rechts« nach § 823 Abs. 1 BGB dar.

Beispiel

Der Heilerziehungspfleger H. erzählt im Gespräch mit der Einwohnerin eines Dorfes, dass einer der dort ansässigen Einzelhändler X. sich in ihrem psychiatrischen Krankenhaus zur stationären Behandlung wegen einer Neurose aufhält. Nach wenigen Tagen sind zahlreiche Einwohner informiert. Nach seiner Entlassung bemerkt der Händler einen Umsatzverlust und erkennt den Grund. X. kann wegen des Eingriffes in sein Persönlichkeitsrecht Schmerzensgeld von H. sowie vom Krankenhaus Schadenersatz wegen entgangenen Gewinns und der sonstigen geschäftlichen Schädigung fordern.

4.3.2.3 Arbeitsrechtliche Verschwiegenheitspflicht

Für alle Mitarbeitenden einer Einrichtung besteht in der Regel zusätzlich durch eine Klausel im Arbeitsvertrag oder durch § 3, I TVöD eine *Verschwiegenheitspflicht*:

(1) Die Beschäftigten haben über Angelegenheiten, deren Geheimhaltung durch gesetzliche Vorschriften vorgesehen oder vom Arbeitgeber angeordnet ist, Verschwiegenheit zu wahren; dies gilt auch über die Beendigung des Arbeitsverhältnisses hinaus.

Pflegekräfte haben allein aus diesem Grund über Tatsachen, die ihnen im Rahmen der Tätigkeit bekannt werden, Stillschweigen zu bewahren. Wird diese Pflicht nicht beachtet, hat der Träger als Arbeitgeber die Möglichkeit der *Kündigung des Arbeitsverhältnisses*. Die Folgen drohen zusätzlich zu der Möglichkeit einer *Strafanzeige* durch den Klienten.

Bei der Beachtung dieser Leitlinien wird der Anspruch des Klienten auf den Schutz seiner Privatsphäre und somit seines Persönlichkeitsrechts erfüllt.

Im Heim und Krankenhaus hat selbstverständlich die Leitungsebene nicht nur die Pflicht, die Privatsphäre der Klienten zu schützen, sondern zusätzlich die Daten der Mitarbeitenden.

> **Wiederholungsfragen**
>
> - Was schützt die DSGVO?
> - Wie ist die Verschwiegenheit im Arbeitsrecht geregelt?
> - Wann muss Schadenersatz gezahlt werden?
> - Wann dürften Informationen weitergegeben werden?

4.3.3 Aufsichtspflicht

Beim Umgang mit Menschen mit seelischer oder geistiger Behinderung oder Menschen, die an einer (psychischen Erkrankung leiden, muss beachtet werden, dass diese einerseits besondere *Aufsicht* und Betreuung benötigen, jedoch auch wie jeder Mensch Inhaber von *Freiheits-* und *Persönlichkeitsrechten* sind. Der behinderte oder psychisch kranke Mensch hat daher ebenso Anspruch auf die *freie Entfaltung* seiner *Persönlichkeit* nach Art. 2 Abs. 1 GG, und Beachtung seiner *Menschenwürde* nach Art. 1 GG.

Die Rechte dieser Klienten können nur dort beschränkt werden, wo eine *Fremdaggression* vorliegt, wenn durch den Klienten in die Rechte anderer Menschen eingegriffen wird, d. h. andere durch den Klienten geschädigt werden. Die Freiheitsrechte der Klienten finden ebenfalls dort ihre Grenze, wo der behinderte oder kranke Mensch *sich selbst gefährdet* (z. B. durch Autoaggression, Suizid etc.). Maßnahmen müssen daher immer daraufhin *überprüft* werden, ob durch sie in *zulässiger Weise* in die verfassungsmäßigen Rechte eingegriffen wird bzw. zum Schutz des Betroffenen selbst bzw. anderer Personen ein Eingriff trotz der Grundrechte notwendig ist oder unverhältnismäßig die (verfassungsmäßigen) Rechte eingeschränkt werden.

Jede Fachkraft sollte sich folgender Tatsache bewusst sein: Die Betreuung (geistig) behinderter und (psychisch) kranker Menschen erfolgt auf einem schmalen *Grat zwischen* der Möglichkeit einer *Haftung wegen unzulässiger Einschränkung der Freiheitsrechte der Klienten* einerseits und andererseits der *Haftung wegen der Verletzung der Aufsichtspflicht und der Betreuungspflicht* mit der Folge einer Schädigung des Klienten bzw. Dritter, wobei Schadenersatzansprüche in Betracht kommen. Das Bewusstsein über diese Problematik kann in der Praxis helfen, rechtliche Nachteile zu verhindern.

Die Aufsichtspflicht von Heilerziehungspflegern besteht – entgegen verbreiteter Ansicht – *nur ausnahmsweise*, denn grundsätzlich ist jeder Mensch, auch der behinderte Mensch, verpflichtet, *selbst* denjenigen Schaden zu erstatten, den er verursacht hat. Ein *Sonderfall* liegt nur bei Personen vor, die *aufgrund Erkrankungen* oder *Behinderungen*, beispielsweise einer schweren geistigen Behinderung oder einer schweren psychischen Erkrankung, nicht für die Schadensverursachung verantwortlich sind (▶ Teil III, Kap. 4.2.4). Dann besteht eine Aufsichtspflicht, nämlich dort, wo *Aufsichtsbedürftigkeit* wegen einer fehlenden *Deliktsfähigkeit* (§ 827 ff. BGB) anzunehmen ist:

> »Wer im Zustande der Bewusstlosigkeit oder in einem die freie Willensbestimmung ausschließenden Zustande krankhafter Stö-rung der Geistestätigkeit einem anderen Schaden zufügt, ist für den Schaden nicht verantwortlich.«

Die Aufsichtsbedürftigkeit besteht folglich *nur* bei *krankhaften Störungen der Geistestätigkeit*, wobei gleichgültig ist, unter welchen medizinischen Begriff die Störung fällt. Durch die Erkrankung muss die *freie Willensbestimmung ausgeschlossen* sein. Dieses ist der Fall, wenn der Klient aufgrund der psychischen Störung nicht mehr in der Lage ist, seine Entscheidungen vernünftig zu treffen. Eine Aufsichtsbedürftigkeit liegt also dann vor, wenn ein (Wohn)Heimbewohner oder Klient aufgrund einer psychischen Erkrankung nicht mehr in der Lage ist, die Auswirkungen seiner Handlungen zu erkennen und dadurch eine Selbst- bzw. Fremdschädigung befürchtet werden muss.

Beispiel

Der Bewohner B. ist aufgrund seiner geistigen Behinderung derart desorientiert, dass er nicht in der Lage ist, sich außerhalb des Heimes zurechtzufinden und sich nicht sicher im Straßenverkehr bewegen kann. Es besteht hier Aufsichtspflicht, um den Bewohner und Dritte zu schützen. Die Behinderung macht es ihm unmöglich, die Entscheidungen vernünftig zu treffen.

Beispiel

Die Patientin will das psychiatrische Krankenhaus verlassen. Aufgrund der Medikamente muss befürchtet werden, dass sie sich selbst im Straßenverkehr gefährdet. Es besteht daher eine Aufsichtspflicht und es müssen geeignete Schutzmaßnahmen getroffen werden.

Es muss in jedem Einzelfall genau geprüft werden, ob tatsächlich die freie Willensbestimmung durch eine Erkrankung oder Behinderung ausgeschlossen ist und deshalb von einer Aufsichtsbedürftigkeit ausgegangen werden kann. Für die Beurteilung bieten sich verschiedene *Anhaltspunkte* an:

- Eintragungen in der Dokumentation, Berichtsbuch etc. über bisheriges Verhalten,
- aktuelles Verhalten (Desorientierung, Aggression),
- Einschätzung des Arztes; insbesondere in Zweifelsfällen muss das Urteil des Arztes maßgebend sein,
- bei Neuaufnahmen auch Mitteilungen von Angehörigen,
- Feststellungen in einem Gutachten im Betreuungs- oder Unterbringungsverfahren,
- Alter, insbesondere bei Kindern unter sieben Jahren.

Die rechtlichen Grundlagen der Aufsichtspflicht finden sich in § 832 Abs. 1 BGB, somit im Deliktsrecht:

(1) Wer kraft Gesetzes zur Führung der Aufsicht über eine Person verpflichtet ist, die wegen Minderjährigkeit oder wegen ihres geistigen oder körperlichen Zustandes der Beaufsichtigung bedarf, ist zum Ersatze des Schadens verpflichtet, den diese Person einem Dritten widerrechtlich zufügt. Die Ersatzpflicht tritt nicht ein, wenn er seiner Aufsichtspflicht genügt oder wenn der Schaden auch bei gehöriger Aufsichtsführung entstanden sein würde.
(2) Die gleiche Verantwortlichkeit trifft denjenigen, welcher die Führung der Aufsicht durch Vertrag übernimmt.

Bereits aus dem Gesetzeswortlaut ergibt sich, dass eine Verletzung der Aufsichtspflicht nur dann gegeben ist, wenn ein Dritter geschädigt wird, folglich nicht bei der Eigenschädigung des Klienten. Dann liegt »nur« eine Verletzung der Obhuts- oder Betreuungspflicht vor.[88] Durch diese Obhutspflicht muss das Heim zwar die körperliche Unversehrtheit des jeweiligen Klienten schützen, jedoch kann nicht generell, sondern nur aufgrund einer sorgfältigen Abwägung sämtlicher Umstände des jeweiligen Einzelfalls entschieden werden, welchen konkreten Inhalt die Verpflichtung hat. Dabei sind einerseits die Menschenwürde und das Freiheitsrecht eines alten und kranken Menschen zu achten und andererseits sein Leben und seine körperliche Unversehrtheit zu schützen.[89] Die Schlussfolgerung ist, dass nur Maßnahmen zum Schutz der Klienten getroffen werden dürfen, welche nicht zu sehr in seine Grundrechte eingreifen.

Die Aufsichtspflicht kann aufgrund einer *gesetzlichen Verpflichtung*, beispielsweise bei Eltern gegenüber ihren Kindern, oder aufgrund eines *Vertrages*, beispielsweise eines (Wohn)Heimvertrages, bestehen.

Die Aufsichtspflicht und die Obhutspflicht, somit die Verpflichtung zum Schadenersatz im Falle einer Schädigung, ergibt sich aus dem *Heim- oder Betreuungsvertrag*. Die Aufsichts- und Obhutspflichten sind zumindest *Nebenpflicht* dieses Vertrages. Der Träger hat gegenüber dem Heimbewohner bzw. Klienten in jedem Fall Schutz- und Fürsorgepflichten. Er haftet in diesem Fall für das schuldhafte Verhalten seiner Mitarbeitenden als *Erfüllungsgehilfen* (§ 278 BGB). Der (Wohn-)Heim oder sonstige Träger haftet selbst dann, wenn er Dritte, wie beispielsweise ein Transport- oder Reinigungsunternehmen, einsetzt. Bei Eigenschäden des Klienten kommt auch bei der Verantwortlichkeit des Trägers eine Haftung nach § 823 BGB in Betracht, wobei der Einrichtungsträger für seine Mitarbeiter über § 831 BGB als *Verrichtungsgehilfen* einzustehen und deshalb bei deren Pflichtverletzung im Rahmen der Aufsichtsführung *Schadenersatz* und *Schmerzensgeld* zu zahlen hat. Der Träger haftet allerdings nur selbst, sofern er die Aufsichtspflicht an Mitarbeitende übertragen hat, die dafür *nicht ausreichend qualifiziert* sind oder eine *unzureichende Kontrolle* erfolgt. Es liegt dann ein so genanntes *Delegationsverschulden* des Trägers (▸ Teil III, Kap. 4.2.3) vor.[90] Diese Haftung des Trägers besteht auch nach der aktuellen Rechtslage, d. h. nach den diversen Änderungen des Heimrechts.

Grundsätzlich haftet nicht nur der Träger, sondern auch diejenige Fachkraft, die ihre Sorgfaltspflichten verletzt, selbst. Grundlage ist dabei der *Arbeitsvertrag* in Verbindung mit dem Heimvertrag, da Fachkräfte sich im Rahmen des Vertrages zumindest indirekt auch zur Aufsichtsführung im Rahmen ihrer Tätigkeit verpflichten. Dies gilt sowohl für die »klassische« Aufsichtspflicht als auch die vorstehende dargestellte Obhutspflicht (Betreuungspflicht).

Bei Verletzung der Aufsichtspflicht muss gemäß § 832 BGB die »diensthabende« Fachkraft einem *Dritten* denjenigen Schaden ersetzen, der von einer Person, die wegen ihres

---

88 Bundesgerichtshof, Urt. V. 28.04.2005, Az.: III ZR 399/04
89 BGH, a.a.O.
90 Eckert (1990), S. 182

körperlichen oder geistigen Zustandes eine Aufsicht benötigt, verursacht worden ist. Zusätzlich muss im Rahmen der Obhutspflicht bei Verletzung eines der in § 823 BGB geschützten Rechtsgüter (Leben, Körper, Gesundheit und Eigentum) außerdem aufgrund dieser Vorschrift *Schadenersatz* geleistet werden. Der geschädigte Außenstehende (Dritte) hat Anspruch auf Ersatz seines *materiellen Schadens* in vollem Umfang (Sachschaden, Verdienstausfall, Rente usw.), wobei bei Personenschäden außerdem *Schmerzensgeld* zu zahlen ist.

Beispiel

Der geistig schwer behinderte Bewohner B. kann aufgrund mangelnder Aufsicht die Gruppe verlassen. Als er unerwartet die Straße betritt, verursacht er den Sturz einer Fahrradfahrerin, wobei sie so verletzt wird, dass eine längere stationäre Behandlung notwendig wird. Die Behandlungskosten, die Reparatur des Fahrrades, das Schmerzensgeld usw. muss diejenige Heilerziehungspflegerin, die die Aufsicht vernachlässigt hat, erstatten.

Im Rahmen der Obhuts- oder *Betreuungspflicht* muss der Klient selbst vor *Eigenschädigung* geschützt werden. Für den *eigenen Schaden des Klienten*, egal ob Körper- oder Sachschaden, muss über die Vorschrift des § 823 BGB *Schadenersatz* und *Schmerzensgeld* gezahlt werden, da eines der dort geschützten Rechtsgüter (Körper, Gesundheit) verletzt wurde.

Ansprüche aus Verletzung der Aufsichtspflicht *verjähren* im Falle der Geltendmachung als Delikt (§§ 823, 832 BGB) in *drei Jahren* und wegen Verletzung der vertraglichen Pflichten in drei Jahren.

Bei *öffentlichen Trägern* besteht die Besonderheit, dass nur der öffentliche Dienstherr, beispielsweise das Bundesland, nicht der jeweilige Mitarbeitende haftet (§ 839 BGB, Art. 34 GG). Dies gilt aber nur, sofern die jeweilige Fachkraft *hoheitliche Rechte* ausübt, was in der Regel nur in den Psychiatrischen Zentren im Rahmen von Unterbringungen der Fall sein dürfte.

Sofern beide, Einrichtungsträger und Fachkraft, haften, entsteht zwischen ihnen wieder ein *Gesamtschuldverhältnis*. Der Träger kann als Arbeitgeber bei den Fachkräften *Rückgriff* (Regress) nehmen, sofern er für eine Sorgfaltspflichtverletzung des jeweiligen Mitarbeitenden bei der Aufsichtsführung haften muss (§ 840 Abs. 2 BGB). Der Regress ist jedoch in Fällen einer *gefahrgeneigten Tätigkeit* (▶ Teil III, Kap. 4.2.7) eingeschränkt (▶ Teil III, Kap 4.2).

Sofern trotz der vorgenannten Grundsätze ein Rückgriff des Arbeitgebers erfolgen sollte, ist wiederum eine *Berufshaftpflichtversicherung* der Fachkräfte von Nutzen, da diese den Schaden des Klienten und/oder Dritter ersetzt und gegebenenfalls unberechtigte Ansprüche abwehrt bzw. die Rechtsanwalts- und Gerichtskosten finanziert (▶ Tab. 4.1).

Tab. 4.1: Haftung bei Aufsichtspflichtverletzung.

Art der Schädigung	Haftung?		Rechtsgrundlage	Norm
	Träger	Personal		
Klient stürzt	X		Verletzung Pflichten aus Heimvertrag	§ 823 BGB
		X	Verletzung Obhuts- und Betreuungspflicht	§ 823 BGB
Suizidversuch Klient	X		Verletzung Sicherungspflicht; Haftung für Personal/Erfüllungsgehilfen	§ 823 BGB §§ 831, 278 BGB

Tab. 4.1: Haftung bei Aufsichtspflichtverletzung. – Fortsetzung

Art der Schädigung	Haftung?		Rechtsgrundlage	Norm
	Träger	Personal		
Klient schädigt Anderen	X	X	Verletzung Aufsichtspflicht	§ 823 BGB
Klient läuft in PKW	X	X	Verletzung Aufsichtspflicht	§ 823 BGB § 832 BGB

Zum Umfang der Aufsichtspflicht wurden durch die Rechtsprechung verschiedene *Grundsätze* entwickelt:

- Die von dem Klienten ausgehende *Gefahr*, durch die einem Dritten ein Schaden entstanden ist, muss im *Zusammenhang mit dem Betreuungsverhältnis* zwischen Heim und Bewohner stehen. Wird der Klient anderweitig betreut, beispielsweise durch einen Familienangehörigen, haftet die Einrichtung bzw. deren Personal nicht für Schäden.
- Die Aufsichtspflichtigen haften nur dann, sofern die *Gefahr*, die durch den Bewohner oder Klienten bestand, *erkennbar*, d. h. vorhersehbar war. Nur dann muss der Schaden ersetzt werden, sobald die Pflege- und Betreuungskräfte wussten, dass der Klient andere oder sich gefährden wird. Es muss dabei aber berücksichtigt werden, dass Pflegekräfte aufgrund der Ausbildung in der Lage sein müssen, das Persönlichkeitsbild des Klienten oder Patienten richtig einzuschätzen und Gefahren zu erkennen. Sobald jedoch bei sorgfältiger Beobachtung des Klienten keine Gefahr erkennbar war, scheidet eine Haftung aus.
- Eine Haftung kommt schließlich nur dann in Betracht, wenn die *Gefahr mit zumutbaren Mitteln hätte abgewendet werden können*. Nach der Rechtsprechung ist dasjenige zumutbar, das von einem Heimträger und seinem Personal vernünftigerweise verlangt werden kann. Es muss bei der Frage, ob die Abwendung der Gefahr zumutbar war, untersucht werden, ob das Heim von der Organisation, der Ausstattung und insbesondere der personellen Besetzung zu wirksamen Maßnahmen in der Lage war. Ein offenes Heim kann kaum wirksam verhindern, dass ein Bewohner unbeaufsichtigt das Haus verlässt und Schaden anrichtet. Bei bestimmten Klienten müsste allerdings eine Verlegung geprüft werden.

Besondere *Aufsichtsmaßnahmen* sind *bei Kindern sowie geistig behinderten oder psychisch kranken Menschen* hinsichtlich des möglichen *Umgangs mit Zündmitteln* (Streichhölzern, Feuerzeug etc.) erforderlich, d. h. es ist eine gesteigerte Aufsichtspflicht notwendig.[91] Dieses Risiko, das für Dritte von diesen Personen ausgeht, soll nach dem Grundgedanken des § 832 BGB in erster Linie von den Aufsichtspflichtigen getragen werden, denen es eher zumutbar ist als dem außenstehenden Geschädigten, und die eher die Möglichkeit haben, in der gebotenen Weise auf das Kind einzuwirken. Dies gilt entsprechend für geistig behinderte Menschen und noch mehr für Patienten in einem psychiatrischen Krankenhaus. Insbesondere dann, wenn der Zweck der Aufnahme des Patienten in das Krankenhaus nicht nur darin besteht, die Erkrankung zu heilen, sondern auch das Krankenhauspersonal die Pflicht hat, alle Gefahren von dem

---

91 BGH, NJW 1996, S. 1404; BGH, NJW 1997, 2047

Patienten abzuwenden, die wegen der Krankheit durch den Patienten selbst drohen. Notwendig hierfür ist eine Überwachung und Sicherung der Kranken.[92]

Dies bedeutet in der Praxis, dass (Psychiatrie)Patienten bzw. Klienten gegebenenfalls durchsucht werden müssen, um ein »Zündeln« zu verhindern, d. h. eine Kontrolle dahingehend erfolgen muss, ob sie Streichhölzer, Feuerzeug etc. mitführen. Dies gilt allerdings *nur für gefährdete Patienten* oder Klienten, also solche, bei denen die Gefahr einer Eigen- oder Fremdschädigung durch Feuer besteht. Zu den Sorgfaltspflichten zählt in derartigen Fällen auch, dass gefährdete Bewohner bzw. Klienten nur unter Aufsicht rauchen dürfen, in den Zimmern keine Kerzen zugelassen werden etc. Bei einer Schädigung des Klienten bzw. Bewohners darf aber der *Maßstab für die einzuhaltende Sorgfalt nicht im Nachhinein festgelegt* werden. Es muss stattdessen darauf abgestellt werden, was in der konkreten Situation erforderlich war. Entscheidend ist zum Beispiel, ob das Krankenhauspersonal Anlass hatte, eine Durchsuchung, d. h. ein Abtasten der Kleidung des Patienten oder Klienten vorzunehmen und dieses zum Auffinden des Feuerzeugs geführt hätte. Dabei ist zu berücksichtigen, was bisher vorgefallen ist und wie die Bediensteten des Krankenhauses auf eventuell vorangegangene Suizidversuche etc. reagiert hatten. Eine Haftung liegt vor, wenn aufseiten des Patienten eine Selbstverbrennungsgefahr tatsächlich bestand. Ob und gegebenenfalls welche (weiteren) Schutzmaßnahmen zu treffen waren, ist eine Frage der Abwägung im Einzelfall.[93] Bei der Abwägung sind auch die Notwendigkeit eines vertrauensvollen Verhältnisses zum Zweck der Therapie und die verfassungsmäßigen Rechte des Patienten (Menschenwürde und Persönlichkeitsrecht) zu berücksichtigen.

Bei der Frage der Aufsichtspflicht darf nicht übersehen werden, dass eine Person, die nicht wie oben dargestellt aufsichtsbedürftig ist, einen Anspruch auf die Wahrnehmung ihrer *Persönlichkeits- und Freiheitsrechte* hat. Eine zu starke Bevormundung, insbesondere die unberechtigte Verweigerung des Verlassens der Einrichtung, kann eine Anzeige wegen Freiheitsberaubung zur Folge haben. Aus diesem Grund kann nur empfohlen werden, sich bei zweifelhaften Fällen rechtlichen Rat einzuholen.

Sollten Maßnahmen zur Beschränkung der persönlichen Freiheit notwendig sein, um im Rahmen der Aufsichtspflicht die Gefährdung des Klienten bzw. Patienten oder anderer (dritter) Personen abzuwenden, muss auch bei der Erfüllung der Aufsichtspflicht der *Grundsatz der Verhältnismäßigkeit* beachtet werden. Dies bedeutet im Einzelnen: Sobald eine *Beobachtung* oder *Aufklärung* ausreicht, darf der Bewohner nicht am Verlassen des Zimmers oder der Gruppe bzw. des Krankenhauses gehindert werden. Als Mittel zur Abwendung von Gefahren sind auch *Gespräche* mit dritten Personen (u. a. Angehörige) denkbar. Freiheitsentziehende Maßnahmen dürfen nur als letztes Mittel ergriffen werden, sofern kein anderes Mittel geeignet ist, die Gefährdung abzuwenden.

Beispiel

Die Bewohnerin B. verlässt das Heim und eine der Heilerziehungspflegerinnen beobachtet, dass sie im Straßenverkehr überfordert ist. Die Pflegekräfte vereinbaren daher mit ihr, dass sie das Heim nur in Begleitung eines anderen Bewohners verlässt. Frau B. ist einverstanden. Es sind daher keine weiteren Maßnahmen erforderlich.

Getroffene bzw. unterlassene Maßnahmen müssen stets mit fachlicher Begründung dokumentiert werden.

---

92 BGH, NJW 1986, S. 775; OLG Frankfurt, VersR 1979, S. 451; BayObLG, VersR 1980, S. 872; BGH, NJW 1994, 794
93 BGH, NJW 1994, 794

Besonderheiten bestehen bei der Gefahr eines Suizids, insbesondere in der Psychiatrie. Grundsätzlich hat das Betreuungspersonal die *Pflicht, die Klienten bzw. Bewohner auch vor Selbstschädigungen zu bewahren*, die ihnen durch Suizidversuche drohen könnten. Notwendig ist dabei unter Umständen eine Überwachung und Sicherung des Betroffenen. Diese Pflicht besteht allerdings nach der Rechtsprechung[94] nur in den Grenzen des *Erforderlichen* und für das Personal, die behinderten Menschen *Zumutbaren*. Selbst in einem Psychiatrischen Krankenhaus kann ein Suizid nicht mit absoluter Sicherheit vermieden werden. Es ist dabei gleichgültig, ob die Behandlung auf einer offenen oder geschlossenen Station durchgeführt wird. Eine lückenlose Überwachung und Sicherung, die jede noch so fernliegende Gefahrenquelle ausschalten könnte, ist unmöglich. Im zitierten Urteil des Bundesgerichtshofs wird zudem betont, dass nach moderner Auffassung gerade bei psychisch Kranken eine *vertrauensvolle Beziehung* und *Zusammenarbeit zwischen Patient und Arzt sowie Personal* auch aus therapeutischen Gründen notwendig ist. Entwürdigende Überwachungs- und Sicherungsmaßnahmen können die Therapie gefährden. Zusätzlich sind insbesondere durch das Betreuungsrecht (▶ Teil III, Kap. 3.3) derartigen Maßnahmen Grenzen gesetzt.

Sofern ein vollendeter oder versuchter Suizid erfolgt, muss geprüft werden, ob die Heilerziehungspfleger bzw. das sonstige Personal vorher Anlass hatten, verstärkte Kontrollen durchzuführen.[95] Dabei ist zu berücksichtigen, ob das Pflegepersonal auf die vorangegangenen Suizidversuche reagiert hat und ob die daraufhin getroffenen Maßnahmen geeignet waren. Schließlich kann eine Haftung nur vorliegen, sofern der Suizid aufgrund eindeutiger Anzeichen *vorhersehbar* war.

Trotzdem müssen insbesondere in einem Psychiatrischen Krankenhaus, selbst bei offenen Abteilungen, derartige *organisatorische Maßnahmen* getroffen werden, dass kein Patient unbemerkt vom Personal seine Station oder gar das Haus verlassen kann. Dies wurde in den neun Thesen zum Problem Suizid während klinisch-psychiatrischer Therapie ausgedrückt.[96] Diese Thesen können Maßstab für die Beurteilung der Fahrlässigkeit sein. Bei schweren Suizidtendenzen (These 5) muss danach die Unterbringung auf einer geschlossenen Station erfolgen.[97]

Eine Haftung des Personals für den Suizid eines Klienten oder Patienten kommt nur dann in Betracht, wenn *Fahrlässigkeit* vorliegt. Diese ist, wie bereits im Rahmen der Grundlagen der Haftung ausgeführt, zivilrechtlich definiert als das Außerachtlassen der im Verkehr *erforderlichen Sorgfalt* (§ 276 BGB). Die notwendige Sorgfalt liegt vor, sofern gewissenhaft der gegenwärtige Stand der Wissenschaft und Praxis beachtet wird und dazu eine regelmäßige Fortbildung erfolgt. Pflegekräfte müssen deshalb einen sicheren Weg, d. h. den optimalen Interessenschutz der Patienten anstreben.[98]

Ein Verstoß gegen die notwendige Sorgfalts- und damit Aufsichtspflicht bzw. Obhutspflicht liegt vor, wenn elementare Fehler unterlaufen oder die Grenzen des therapeutischen bzw. pädagogischen Ermessens überschritten werden. Es muss dabei die *konkrete Suizidgefahr* beachtet werden. Sofern eine erkennbare, *aktuelle Suizidgefährdung* oder die Gefahr des *Entweichens* nicht erkannt wird, haftet die betroffene Fachkraft.[99] Bei so genannten *Organisationsmängeln*, insbesondere einem mangelhaften Überwachungs- und

---

94 BGH, NJW 1994, 794
95 BGH, a. a. O.

96 NStZ 1984, 108
97 OLG Köln, R&P 1993, 33; OLG Köln, VersR 1992, 577
98 Gropp, MedR 1994, 127 (130)
99 Gropp, a. a. O., OLG Stuttgart, VersR 1990, S. 858; OLG Braunschweig, VersR 1985, S. 576

Informationsaustausch, haftet der Träger der Einrichtung oder des Krankenhauses.[100]

Eine Verletzung der Aufsichtspflichten liegt nicht vor, wenn im therapeutischen Interesse des (Psychiatrie)Patienten oder Klienten ein Freiraum gewährt und damit bewusst ein suizidales Restrisiko eingegangen wird. Es muss allerdings eine *sachgerechte Risiko- und Interessenabwägung* erfolgen.[101] Das Selbstbestimmungsrecht muss als Teil des Freiheitsrechts und der Menschenwürde selbst bei der Abwägung von Leben und Freiheit berücksichtigt werden. Der Lebensschutz hat zwar grundsätzlich Vorrang, jedoch darf der Suizidgefährdete nicht über längere Zeit fixiert oder in der geschlossenen Abteilung festgehalten werden, nur um jedes (theoretisch denkbare) Suizidrisiko auszuschließen. Eine geringe suizidale Gefahr muss im therapeutischen Interesse akzeptiert werden, ohne eine Verletzung der Sorgfaltspflicht zu begehen.[102] Es gibt in der Betreuung derart gefährdeter Patienten und Klienten das *erlaubte Risiko*, wonach eine Freiheitsbeschränkung bei erkennbarer Gefahr für Leib und Leben des Patienten notwendig ist, aber bei pflichtgemäßer Risikoabwägung und der Verringerung der Suizidgefahr eine Lockerung von freiheitsbeschränkenden Maßnahmen notwendig ist.[103]

Der Suizidgefährdete muss einerseits geschützt werden, andererseits hat er ein Recht auf Freiheit.[104] Wer dieses Recht widerrechtlich verletzt, kann wegen *Freiheitsberaubung* (§ 239 StGB) strafrechtlich zur Verantwortung gezogen werden und haftet zivilrechtlich auf Schadenersatz und Schmerzensgeld (§ 823 BGB).[105] Besondere Freiheitsrechte haben diejenigen Patienten, die sich *freiwillig in die Klinik begeben* haben. Denn ihr Einverständnis ist die einzige rechtliche Grundlage, Einschränkungen ihrer Bewegungsfreiheit zu legitimieren. Wird es widerrufen, muss eine richterliche Kontrolle erfolgen, d. h. ein entsprechender Antrag beim Betreuungsgericht gestellt werden.[106] Bei einer *Unterbringung* liegt dagegen die Befugnis der Klinik vor, notwendige Maßnahmen zum Schutz des Patienten zu ergreifen, allerdings nur die unbedingt erforderlichen.[107] Als *Leitlinie* kann gelten: Je konkreter und unmittelbarer die Gefahr einer Selbstschädigung des Patienten oder Klienten ist, desto eher sind Beschränkungen der Freiheit nicht nur gerechtfertigt, sondern erforderlich.[108] Aus diesem Grund können nach Gropp[109] die *Freiheitsbeschränkungen eines einsichtsfähigen Patienten* oder Klienten im therapeutischen Interesse gelockert werden, wenn

- nur eine abstrakte Suizidgefahr vorliegt, weil aktuelle schwere Suizidtendenzen oder sie begünstigende Umstände nicht zu erkennen sind,
- der Patient über seine Suizidgefährdung aufgeklärt worden ist,
- bei ihm Risikobereitschaft besteht und
- die Lockerung im Rahmen des therapeutischen Plans dokumentiert wird.

Es liegt bei Verletzung der Aufsichtspflicht unter Umständen auch zusätzlich zur zivilrechtlichen eine *strafrechtliche Haftung* (▶ Teil IV) vor, beispielsweise wegen fahrlässiger Körperverletzung, Körperverletzung durch Unterlassen oder Tötung durch Unterlassen in Betracht, sofern Strafanzeige erstattet wird.

---

100 BGH, VersR 1966, S. 262; OLG Frankfurt/Main, VersR 1979, S. 451; OLG Celle, AHRS Nr. 3060/13
101 Gropp, a. a. O.
102 Gropp, a. a. O.
103 OLG Düsseldorf, VersR 1984, 193
104 Helle, MedR 1989, 133
105 OLG Köln, R&P 1993, 33 (34)

106 Gropp, a. a. O.
107 Helle, a. a. O.
108 Wolfslast, R&P 1986, 128
109 MedR 1994, 134

4.3.4 Sexualität behinderter Menschen

Rechtsprobleme hinsichtlich der Sexualität behinderter Menschen müssen sowohl vor dem Hintergrund des Strafrechts, insbesondere der Vorschriften zum Schutz der *sexuellen Selbstbestimmung*, als auch unter zivilrechtlichen Aspekten, dort vor allem der *Betreuungs- und Fürsorgepflicht der Einrichtung* aus dem Wohnheimvertrag, beurteilt werden. Allerdings ist gerade in diesem Bereich die Beurteilung geprägt von der individuellen Sichtweise der Heilerziehungspfleger, die naturgemäß durch die eigene sexuelle Erziehung geprägt ist.[110] Aus diesem Grund kann es für den jeweiligen Heilerziehungspfleger in der Praxis schwierig sein zu erkennen, wo *Grenzen* gezogen werden müssen und wo eine Entfaltung der Sexualität des Behinderten unter sozialen und pädagogischen Aspekten notwendig und sogar rechtlich geboten ist. Mit dieser Darstellung kann lediglich der rechtliche Aspekt ausreichend dargestellt werden. Diese Darstellung muss allerdings in Ansätzen auch sexualpädagogische Aspekte berücksichtigen. Der Umgang mit der Sexualität von Menschen mit Behinderung erfordert von den jeweiligen Pflegekräften ein hohes Maß an Toleranz und Einfühlungsvermögen, um das verfassungsrechtlich garantierte Selbstbestimmungsrecht der Bewohner bzw. Klienten zu verwirklichen.

Im Rahmen der rechtlichen Beurteilung der Sexualität behinderter Menschen müssen zuerst die Rechte des Heimbewohners bzw. Klienten und somit auch die Grenzen, innerhalb derer er seine Sexualität ausleben darf, dargestellt werden. Dabei ist insbesondere der Anspruch jedes Menschen auf *freie Entfaltung* seiner *Persönlichkeit* aus Art. 2 Abs. 1 GG hervorzuheben, der auch im sexuellen Bereich zu beachten ist.

Zur freien Entfaltung der Persönlichkeit zählen auch die *Partnerwahl*, eine *erfüllte Sexualität* und die Möglichkeit eigener *Kinder*.[111] Es handelt sich bei dieser Norm nicht nur um ein Grundrecht, sondern um ein *elementares Menschenrecht*, das deshalb gleichermaßen für behinderte wie nicht-behinderte Menschen gilt. Dies bedeutet für die Praxis der Betreuung von Klienten, dass deren freie Entfaltung der Persönlichkeit auch im sexuellen Bereich möglich sein muss, sie sogar einen verfassungsmäßig geschützten Anspruch darauf haben. Das Grundgesetz hat den Sexualbereich als Teil der Privatsphäre unter den Schutz des Art. 2 GG in Verbindung mit Art. 1 GG gestellt[112], so dass Eingriffe nur im begrenzten Rahmen möglich sind. Der Umgang mit der Sexualität darf deshalb *nicht von der individuellen Einstellung des Pflegepersonals* abhängen.[113] Dies wird für die Eheschließung dadurch dokumentiert, dass durch das Betreuungsrecht in der Vorschrift des § 1903 Abs. 2 BGB ausdrücklich eine *Eheschließung*, selbst beim Einwilligungsvorbehalt, zugelassen ist.

Wie bereits beim Betreuungsrecht aufgeführt, ist es einem behinderten Menschen grundsätzlich möglich zu heiraten, sofern er nicht geschäftsunfähig ist. Der Betreuer hat zusätzlich bei Sexualität und Partnerschaft die *Wünsche des Bewohners bzw. Klienten* zu berücksichtigen, wozu ihn die Vorschrift des § 1821 Abs. 2 BGB ausdrücklich verpflichtet.

Dies gilt nur dann nicht, sofern es dem Betreuer nicht zuzumuten ist. Die *Zumutbarkeit* kann allerdings nicht an den eigenen moralischen Vorstellungen des Betreuers gemessen werden. Die Heilerziehungspfleger müssen aus diesen Gründen sowohl die Partnerwahl der Bewohner bzw. Klienten respektieren als auch soweit möglich bestimmte sexuelle Betätigungen, die teilweise von der

---

110 Dank (1993), S. 119

111 Anstalt Stetten, Sexualität und Partnerschaft (1992), S. 28
112 BVerfG, NJW 1982, 2061, S. 2062
113 Dank (1993), S. 121

Norm abweichen[114], tolerieren. Deshalb sind grundsätzlich auch homosexuelle Kontakte, sofern sie auf einem beiderseitigen Einverständnis beruhen und auch ansonsten keine Strafgesetze verletzen, zu tolerieren.

Aber selbst das Recht auf freie Entfaltung der Persönlichkeit ist nicht unbegrenzt. Es findet dort seine Grenze, wo die *Rechte anderer verletzt* werden *oder* gegen »*Sittengesetze*« verstoßen wird. Die Entfaltung und damit auch die sexuelle Betätigung müssen deshalb dort enden, wo andere Heimbewohner bzw. Klienten oder die Mitarbeiter geschädigt bzw. in sonstiger Weise beeinträchtigt werden. In diesem Zusammenhang ist der strafrechtliche Aspekt bedeutsam. Die Grenze des Freiheitsrechts ist daher bei den Wohnheimbewohnern überschritten, sobald das Recht anderer auf die sexuelle Selbstbestimmung in strafrechtlich bedeutsamer Weise verletzt wird. Bei der Verwirklichung von Straftatbeständen kommt zusätzlich eine zivilrechtliche Haftung über die §§ 823 ff. BGB als unerlaubte Handlung in Betracht.

Im Falle einer Verletzung der sexuellen Selbstbestimmung von Bewohner bzw. Klienten durch andere sind Maßnahmen zum Schutz der Betroffenen notwendig. Dies ergibt sich zumindest aus dem Wohnheimvertrag und aus der *Obhutspflicht* und damit der Pflicht zur Fürsorge und zum Schutz. Wird diese Pflicht verletzt und ein Bewohner bzw. Klienten deshalb geschädigt, kommt eine *Haftung* mit der Verpflichtung zur Zahlung von Schadenersatz und/oder Schmerzensgeld in Betracht. Heilerziehungspfleger haben dabei strafrechtlich außerdem die so genannte *Garantenstellung*, so dass eine Bestrafung über § 13 StGB wegen Unterlassens erfolgen kann, weil der Schaden nicht abgewendet worden ist. Dies bedeutet: Es muss in der Gruppe bzw. auf der Station gewährleistet sein, dass schwerstbehinderte Bewohner vor Zugriffen anderer geschützt sind und nicht als wehrlose Sexualobjekte dienen.[115] Aus diesem Grund ist jeder Beschäftigte in Behinderteneinrichtungen verpflichtet, sexuelle Übergriffe sowohl durch andere Bewohner als auch Mitarbeiter zu melden und diese Mitteilung direkt an die Heimleitung oder ähnliches weiterzuleiten. Wird dies ignoriert, kommt eine wie vorstehend genannt Bestrafung wegen Unterlassen in Betracht.

Da innerhalb der vorgenannten Grenzen jedem Klienten ein Recht auf sexuelle Betätigung zusteht, ist in der Praxis die angemessene *Verhütung von Schwangerschaften* zu berücksichtigen. Mit der Pflege und Erziehung von Kindern sind Wohnheimbewohner bzw. Klienten in der Regel überfordert, wobei dabei sicherlich Ausnahmen möglich sind. In der Mehrzahl der Fälle dürfte allerdings davon auszugehen sein, dass die Klienten nicht zu einer sachgerechten Versorgung der Kinder in der Lage sind. Im Falle einer Schwangerschaft müsste folglich eine Wahl zwischen einem *Schwangerschaftsabbruch* oder einem *Entzug des Sorgerechts* nach § 1666 BGB durch das Familiengericht bzw. des Ruhens der elterlichen Sorge nach § 1673 Abs. 1 BGB wegen Geschäftsunfähigkeit der Eltern getroffen werden. Der Schwangerschaftsabbruch ist aus ethischen Gründen abzulehnen mit Ausnahme derjenigen Fälle, in denen eine medizinische Indikation besteht. Dies gilt insbesondere in Einrichtungen des Diakonischen Werkes oder des Caritasverbandes, wobei hier theologische Aspekte hinzukommen. Die Alternative, Geburt und anschließende Versorgung des Kindes in einer Pflegefamilie, ist gleichfalls mit erheblichen Nachteilen verbunden. Für den Klienten bedeutet die Trennung vom Kind sicherlich eine erhebliche psychische Belastung. Zur *Sterilisation behinderter Menschen* kann auf das Betreuungsrecht verwiesen werden (▶ Teil III, Kap. 3.3.7). Aus den vorgenannten Gründen ist im Interesse des Behinderten und aus ethischen Gründen

---

114 Dank (1993), S. 116

115 Schröder (1992), S. 147

eine Verhütung indiziert. Die Wahl kann allerdings nur nach Beratung mit dem Facharzt und der Berücksichtigung der Behinderung erfolgen. Beachtung muss in diesem Zusammenhang schließlich die notwendige Einwilligung des Klienten haben, sofern er einwilligungsfähig ist, oder des Betreuers in Fällen von einwilligungsunfähigen Klienten.

Bei der *Prophylaxe einer HIV-Infektion, Hepatitisinfektion und Geschlechtskrankheiten* ist ebenfalls das Selbstbestimmungsrecht des Klienten zu beachten. Aufgabe der Pflegekräfte ist zwar auch in diesem Bereich der Schutz der Behinderten, jedoch kann dies nur dazu verpflichten, im Wege der *Beratung und Aufklärung* auf die Gefahren hinzuweisen sowie im Rahmen der Möglichkeiten die Sexualkontakte von infizierten Heimbewohner bzw. Klienten mit anderen zu verhindern. Weitergehende Maßnahmen sind unzulässig und können sogar den Straftatbestand der *Nötigung* erfüllen.

4.3.5 Gewalt in der Pflege und Betreuung

Gewalt in der Pflege ist aus zwei Perspektiven zu betrachten. Einerseits als Gewalt gegen das Pflege- und Betreuungspersonal und andererseits als Gewalt des Personals gegen die kranken, behinderten oder alten Menschen.

Gewalt gegen Pflegepersonal erfolgt in der Praxis der Pflege und Betreuung beispielsweise durch Schläge, Zerren an der Kleidung, Treten, Kratzen sowie Werfen von Gegenständen, Verdrehen des Arms oder Würgeangriffe. Teilweise kommt es sogar zu Stichen oder Geiselnahmen.[116] Allen gemeinsam ist, dass entweder die körperliche Unversehrtheit des Betreuenden oder/und seine Persönlichkeit beeinträchtigt werden. Beides hat strafrechtliche und zivilrechtliche Bedeutung.

Den Mitarbeitern in der Pflege und Betreuung stehen in diesem Zusammenhang dieselben Rechte zu, wie Personen im privaten Bereich. Sie können gegenüber den Klienten Schadensersatz und Schmerzensgeld fordern. Außerdem kann Strafanzeige wegen Körperverletzung, sexueller Nötigung etc. erstattet werden.

Auf der anderen Seite kommt es leider in der pflegerischen Praxis des Öfteren zu Handlungen, die als »Gewalt in der Pflege« zum Nachteil des (Wohn)Heimbewohner bzw. Klienten eingeordnet werden können. Es kann immer dann von Gewalt gesprochen werden, wenn eine Person zum »Opfer« wird, d. h. vorübergehend oder dauernd daran gehindert wird, ihrem Wunsch oder ihren Bedürfnissen entsprechend zu leben. Gewalt heißt also, dass ein ausgesprochenes oder unausgesprochenes Bedürfnis des Opfers missachtet wird.[117] Dieses Vereiteln einer Lebensmöglichkeit kann durch eine Person verursacht sein oder von institutionellen oder gesellschaftlichen Strukturen ausgehen. Bei der personalen Gewalt erscheint darüber hinaus die Unterscheidung wichtig zwischen aktiver Gewaltanwendung im Sinne der Misshandlung, und passiver Gewaltanwendung im Sinne der Vernachlässigung. Gewalt sollte immer aus der Sicht des geschädigten Opfers definiert werden. So kann dem Pflege- und Betreuungspersonal Gewalt in der Pflege vorgeworfen werden bei

- Zwang eines Klienten zur Einnahme von Medikamenten trotz vorhandener Einwilligungsfähigkeit,
- Behinderung von Bewohner bzw. Klienten am Verlassen der Einrichtung,

sämtlichen freiheitsbeschränkenden Maßnahmen, insbesondere solchen ohne ausreichende rechtliche Grundlage (▶ Teil III, Kap. 3.4),

---

116 Näheres dazu und zu den Ursachen in Kienzle/Paul-Ettlinger 2006

117 Ruthmann 1993, S. 14 f.

- Zwang zum Essen,
- Gewaltanwendung jeglicher Art, insbesondere Körperverletzungen,
- Waschen gegen den Willen des Heimbewohners.

In haftungsrechtlicher Hinsicht können Handlungen von Heilerziehungspfleger sowohl zu einer strafrechtlichen Haftung (▶ Teil IV, Kap 9) als auch zu zivilrechtlichen Ansprüchen führen. Es werden dabei in der Regel die Rechtsgüter Körper, Gesundheit und/oder Freiheit sowie das Persönlichkeitsrecht verletzt (§ 823 BGB). Ohne ausreichende Rechtfertigungsgründe (▶ Teil III, Kap. 4.2.2) steht dem jeweiligen Bewohner bzw. Klienten ein Anspruch auf Schadenersatz und Schmerzensgeld zu. Von Bedeutung ist auch, dass durch viele der vorstehend beispielhaft genannten Handlungen auch sowohl die Menschwürde (Art. 1 GG) verletzt wird als auch dessen Persönlichkeitsrecht mit dem Recht auf körperliche Unversehrtheit (Art. 2 GG).

Die Anwendung von Zwangsmitteln sollte aus obigen Gründen sowohl in der Psychiatrie als auch in der Alten- und Behindertenhilfe nur dort erfolgen, wo es entweder im Interesse des jeweiligen Klienten oder Patienten oder zum Schutz Dritter, insbesondere anderer Klienten erforderlich ist.

5 Vertragsrecht

5.1 Rechtliche Grundlagen

Die rechtlichen Grundlagen des Vertragsrechts finden sich im Wesentlichen im *Bürgerlichen Gesetzbuch* (BGB), dort im allgemeinen Teil und im Schuldrecht. Inzwischen ist auch das Recht der *Allgemeinen Geschäftsbedingungen* (AGBG) dort eingefügt worden. Die AGBG regeln die Wirksamkeit von Vertragsklauseln, die vorformuliert sind und daher dem anderen Vertragspartner vorgeschrieben werden. Sie können von diesem nicht abgeändert werden. Durch die gesetzlichen Vorschriften zu den AGBG (§§ 305 ff. BGB) ist eine richterliche Kontrolle derartiger vorformulierter Klauseln möglich, wobei der Richter bestimmte Klauseln, die mit dem Gesetz in Widerspruch stehen, für unwirksam erklären kann. Es handelt sich hierbei um eine Form des Verbraucherschutzes.

Zu Beginn ist der Erläuterung von zwei Begriffen notwendig, nämlich der Begriff »Gläubiger« und der des »Schuldners«. Gläubiger ist derjenige, welcher eine Leistung fordern kann und Schuldner derjenige, welcher die Leistung erbringen muss. Bei den meisten Vertragsverhältnissen sind beide Vertragsparteien Gläubiger und Schuldner. Dazu unten Beispiele:

Beispiel

Die Auszubildende kauft in der Buchhandlung ein Fachbuch. Sie ist Gläubiger dahingehend, dass sie das Buch auch bekommt, allerdings auch Schuldnerin dafür, dass sie den Kaufpreis zahlen muss. Die Buchhandlung ist Gläubigerin bezüglich des Kaufpreises und Schuldnerin mit ihrer Pflicht, der Auszubildenden das Buch auch zu übereignen.

Weitere Beispiele sind:

Gläubiger

- Der Klient ist Gläubiger bezüglich seines Anspruchs auf Pflege,
- Der Mitarbeiter des Heimes kann als Gläubiger die Zahlung der monatlichen Vergütung fordern und
- die Auszubildenden können von ihrer Fachschule einen ordnungsgemäßen Unterricht fordern.

Schuldner:

- Das Heim ist Schuldner bezüglich der Zahlung der Ausbildungsvergütung und
- der Arzt ist Schuldner dahingehend, dass er den Patienten fachgerecht, d. h. nach dem Stand der Wissenschaft behandelt.

5.2 Vertragsabschluss und Vertragswirkungen

Es gilt der Grundsatz der *Vertragsfreiheit*, so dass es jedem Bürger freisteht, einen Vertrag mit einem anderen abzuschließen. Auch in der Gestaltung des Vertragsinhaltes kann jeder grundsätzlich frei entscheiden. Es besteht lediglich in bestimmten, gesetzlich genau geregelten Fällen ein *Kontrahierungszwang*, d. h. der einzelne Bürger kann den Abschluss des Vertrages erzwingen. Der Kontrahierungszwang besteht insbesondere für Unternehmen, die eine Monopolstellung (Telekom, Stromversorger etc.) einnehmen, da in derartigen Fällen der Bürger keine anderweitige Möglichkeit hat, die Leistung zu empfangen.

Der Grundsatz der Vertragsfreiheit bedeutet auch, dass grundsätzlich *Formfreiheit* besteht, folglich keine besondere Form des Vertragsabschlusses vorgeschrieben ist. Ein Vertrag kann somit mündlich abgeschlossen werden, sofern das Gesetz nicht ausnahmsweise etwas anderes bestimmt. Derartige Ausnahmen sind beispielsweise der Heimvertrag, die Bürgschaft und Wohnungsmietverträge, für welche die *Schriftform* vorgesehen ist. Bei der gewillkürten Schriftform ist im Vertrag selbst die Schriftform vorgesehen, d. h. es sind in der Regel »keine mündlichen Nebenabsprachen« gültig. Ein weiterer Ausnahmefall ist die *notarielle Beurkundung*. Diese Form ist bei Verträgen mit weit reichender Bedeutung wie Kaufverträgen über ein Grundstück vorgeschrieben. Ist im Gesetz eine besondere Form des Vertragsabschlusses bestimmt, ist ein Vertrag, der diese Form nicht beachtet, nichtig und daher unwirksam.

Auch hinsichtlich des *Inhaltes der vertraglichen Regelungen* sind die Vertragspartner grundsätzlich frei. Dabei existieren aber in Ausnahmefällen zum Schutz des sozial Schwächeren gesetzliche Vorschriften, die diese Vertragsfreiheit einschränken. Einige dieser Vorschriften finden sich im Recht der Allgemeinen Geschäftsbedingungen (§§ 305 ff. BGB), im Heimrecht, im Mietrecht und Arbeitsrecht.

Der Vertrag kommt durch *zwei übereinstimmende Willenserklärungen* zu Stande. Dies bedeutet, dass zwischen beiden Vertragsparteien ein gemeinsamer Wille hinsichtlich des Inhaltes des Vertrages vorhanden sein muss. Diese beiden Willenserklärungen sind *Angebot* (oder Antrag) und *Annahme*. Eine Willenserklärung kann auch durch schlüssiges Verhalten, d. h. konkludent, abgegeben werden. Der Käufer einer Ware, der den Gegenstand in Empfang nimmt und den Kaufpreis bezahlt, nimmt das Kaufangebot des Verkäufers an, ohne dass eine ausdrückliche Erklärung erforderlich ist. Angebot und Annahme müssen aber, um wirksam zu sein, denselben Inhalt haben und sich folglich auf denselben Vertragsgegenstand beziehen.

Nach der Abgabe der Willenserklärungen, insbesondere nach der Annahme des Angebotes, entsteht in der Regel ein wirksamer Vertrag. Es tritt eine *Bindung der Vertragspartner* ein. Ein wirksamer Vertrag kommt dann nicht zu Stande, wenn Mängel beim Abschluss des Vertrages vorliegen. Diese können

- beschränkte Geschäftsfähigkeit bzw. Geschäftsunfähigkeit,
- Irrtum,
- Täuschung,
- Drohung oder
- Sittenwidrigkeit

sein. Diese möglichen Mängel sind nachfolgend im Einzelnen darzustellen.

Eine Willenserklärung ist nichtig und damit unwirksam, wenn sie von einer Person abgegeben wird, die *geschäftsunfähig* ist (▶ Teil III, Kap. 3.2.1.1) Wird die Willenserklärung hingegen von einer *beschränkt geschäftsfähigen Person* abgegeben, ist sie schwebend unwirksam, bis der gesetzliche Vertreter sie genehmigt (▶ Teil III, Kap. 3.2.1.2).

Eine Willenserklärung kann nach Abgabe, aber auch nach dem Zustandekommen eines wirksamen Vertrages wegen *Irrtums* angefochten werden. Dies gilt dann, wenn einer der Vertragspartner eine derartige Willenserklärung nicht abgeben wollte oder sich über die Eigenschaften einer Person oder Sache geirrt hat. Er kann in diesem Fall seine Willenserklärung und damit den Vertrag anfechten. Er muss allerdings unter Umständen dem Vertragspartner den entstandenen Vertrauensschaden ersetzen.

Eine Anfechtung des Vertrages ist auch in denjenigen Fällen möglich, in denen einer der Vertragspartner zum Abschluss des Vertrages durch eine *Drohung* oder eine *arglistige Täuschung* veranlasst worden ist.

Beispiel

Wird beispielsweise beim Abschluss des Heimvertrages dem stark seh- und körperbehinderten, aber geistig nicht behinderten Klienten wahrheitswidrig, auch vom Heimleiter, mitgeteilt, dass es sich nur um eine kurzfristige Unterbringung wegen des Urlaubs seiner Tochter handelt, tatsächlich aber eine dauerhafte Unterbringung geplant ist, kann der Klient diesen Vertrag wegen arglistiger Täuschung anfechten.

Ein Mangel des Vertragsabschlusses ist auch die *Sittenwidrigkeit*. Ein Vertrag ist nichtig, wenn er gegen die guten Sitten verstößt. Dies ist insbesondere anzunehmen, wenn die Zwangslage einer Person oder die Unerfahrenheit ausgenutzt werden, um dadurch ungerechtfertigte Vermögensvorteile zu erlangen. Es liegt dann Wucher vor. Ein Vertrag ist auch nichtig, damit unwirksam, wenn gegen ein *gesetzliches Verbot* verstoßen wird.

Jede Vertragspartei kann sich beim Abschluss des Vertrages durch einen Bevollmächtigten vertreten lassen. Voraussetzung ist eine Vollmacht für den Stellvertreter. Durch die *Vollmacht* wird der Umfang der Vertretungsmacht bestimmt. Sofern der Stellvertreter seine Vertretungsmacht überschreitet oder ohne Vollmacht handelt, *haftet* er persönlich. Die Stellvertretung ist trotz einer wirksamen Vollmacht *bei höchstpersönlichen Geschäften*, wie der Eheschließung und der Errichtung eines Testamentes, *ausgeschlossen*. Der Stellvertreter handelt im Namen derjenigen Person, die er vertritt. Er gibt beim Vertragsabschluss seine Willenserklärung für diese Person ab. Der Stellvertreter ist deren Erfüllungsgehilfe und handelt in ihrem Auftrag. Die Weisungen des Vertretenen müssen daher befolgt werden. Der Vertreter muss bei der Durchführung des Auftrages zumindest beschränkt geschäftsfähig sein.

Eine besondere Form der Stellvertretung nimmt der *gesetzliche Vertreter* ein. Dies sind der Vorstand eines Vereins, der Geschäftsführer einer Gesellschaft, die Eltern von minderjährigen Kindern sowie der Betreuer bei durch ihn vertretenen Volljährigen. Es ist hier keine Vollmacht erforderlich, sondern das Gesetz bestimmt den Umfang der Vertretungsmacht.

Sind Angebot und Annahme ordnungsgemäß abgegeben worden und ist dadurch ein *wirksamer Vertrag* entstanden, sind beide Vertragspartner verpflichtet, die Vereinbarungen einzuhalten, somit den Vertrag zu erfüllen. Durch den Vertrag entsteht ein *Schuldverhältnis*. Die Vertragsparteien haben wechselseitig einen Anspruch auf die vereinbarte Leistung bzw. Gegenleistung.

5.3 Leistungsstörungen

> **Definition**
>
> Ist eine der Vertragsparteien nicht bereit oder nicht in der Lage, den Vertrag zu erfüllen, somit seine Leistung zu erbringen, liegt eine *Leistungsstörung* vor.

Diese sind der Verzug und die Unmöglichkeit.

Beim *Verzug* werden der Verzug des Schuldners und der des Gläubigers unterschieden. Das Gesetz bezeichnet denjenigen Vertragspartner, der die Leistung zu erbringen hat, als *Schuldner*. Der *Gläubiger* hingegen kann die Leistung fordern.

Beispiel

Beim Kauf eines Buches ist Schuldner des Kaufpreises der Käufer, er muss den Kaufpreis an den Verkäufer bezahlen. Der Käufer ist aber auch Gläubiger, er kann vom Verkäufer fordern, dass dieser ihm das gekaufte Buch nach der Zahlung aushändigt.

Beim Schuldnerverzug wird die vertraglich vereinbarte *Leistung nicht rechtzeitig*, damit verspätet erbracht. Ein Verzug liegt bei

- Fälligkeit,
- Mahnung und
- Verschulden

des Schuldners vor. Der Schuldner kann daher nur in Verzug kommen, wenn die *Leistung fällig* ist, somit bereits vom Gläubiger gefordert werden kann. Vor dem vereinbarten Zeitpunkt kann der Gläubiger die Leistung nicht fordern. Weitere Voraussetzung ist eine *Mahnung*. Ist für die Leistung ein bestimmter Zeitpunkt bereits im Vertrag bestimmt, tritt der Verzug auch ohne Mahnung ein.

Beispiel

In den meisten Mietverträgen ist beispielsweise bestimmt, dass der Mietzins bis zum dritten Werktag eines Monats zu zahlen ist. Sofern keine Zahlung erfolgt, kommt der Mieter dann ab dem vierten Werktag ohne Mahnung in Verzug.

Sind die Voraussetzungen des Verzuges gegeben, kann der Gläubiger *Schadenersatz* verlangen. Der Schuldner muss dem Gläubiger denjenigen Schaden ersetzen, der durch die verspätete Leistung entstanden ist, wobei auch *Verzugszinsen* von fünf Prozent über dem Basiszinssatz der Europäischen Zentralbank zu zahlen sind (§ 288 Abs. 1 BGB). Kann der Gläubiger aus einem anderen Rechtsgrund höhere Zinsen verlangen, so sind diese gleichfalls oder stattdessen zu entrichten. Als Schaden muss der Schuldner beispielsweise auch die Mahnkosten, Kosten eines Rechtsanwalts oder Inkassobüros bezahlen. Der Schuldner bleibt zur Leistung verpflichtet. Der Gläubiger hat jedoch das Recht, nach entsprechender Androhung und Fristsetzung vom Vertrag zurückzutreten.

Beim *Gläubigerverzug* ist der Schuldner zwar bereit und in der Lage, seine vertraglichen Pflichten zu erfüllen, jedoch der Gläubiger, der Empfänger der Leistung, nicht bereit, diese anzunehmen. Der Gläubiger kommt aber in der Regel nur dann in Verzug, wenn ihm die vertragliche Leistung tatsächlich angeboten wird. Sofern der Gläubiger die Leistung nicht annimmt, wird dadurch eine *Haftungserleichterung* für den anderen Vertragspartner ausgelöst. Dieser haftet dann nur noch für Vorsatz und grobe Fahrlässigkeit. Wenn beispielsweise die angebotene Ware nach dem Annahmeverzug infolge leichter Fahrlässigkeit des Verkäufers vernichtet wird, haftet dieser nicht. Auch geht die Preisgefahr auf den Gläubiger über, was bedeutet, dass der andere Vertragspartner auch dann den Anspruch auf Zahlung der Vergütung behält, wenn seine Leistung ohne sein Verschulden unmöglich wird. Geldschulden sind ab dem Augenblick des Gläubigerverzuges nicht mehr zu verzinsen. Eine besondere Form des Annahmeverzuges sind die sogenannten Minusstunden im Arbeitsverhältnis. Der Mitarbeiter kann die volle Vergütung fordern, obwohl der Arbeitgeber ihn eventuell nicht voll eingeplant hat.

Eine Ausnahme besteht nur dort, wo *ausdrücklich* ein *Arbeitszeitkonto* vereinbart worden ist. Ansonsten gilt folgendes:

Die Minusstunden sind bereits aufgrund der dienstvertragsrechtlichen Vorschriften des BGB in §§ 611 ff BGB ausgeschlossen und wird auch durch die Rechtsprechung des Bundesarbeitsgerichts bestätigt. Die Minusstunden sind bereits aufgrund der Vorschrift des § 615 BGB nicht möglich. Waren Beschäftigte dazu bereit zu arbeiten und hat das Unternehmen, also das Heim oder Krankenhaus bzw. der ambulante Dienst, die Arbeit nicht in Anspruch genommen (zum Beispiel durch Einteilung in den Dienstplan), entsteht der sogenannte Annahmeverzug (der Arbeitgeber nimmt die Arbeit nicht an). Für diesen Fall bestimmt § 615 BGB, dass leistungsbereite Arbeitnehmer zu vergüten sind, ohne die Arbeit nachholen zu müssen:

»*Kommt der Dienstberechtigte mit der Annahme der Dienste in Verzug, so kann der Verpflichtete für die infolge des Verzugs nicht geleisteten Dienste* **die vereinbarte Vergütung verlangen, ohne zur Nachleistung verpflichtet** *zu sein.*«

Dies bedeutet, dass die Pflegekräfte ihren Vertragspflichten nachkommen, wenn sie zur Arbeitsleistung *bereit sind*. Die Arbeit zuweisen und einteilen muss der Arbeitgeber, d. h. das Heim oder Krankenhaus vertreten durch die Pflegedienstleitung bzw. der ambulante Dienst. Als Folge daraus kommt der Arbeitgeber rechtlich in den *Annahmeverzug*, wenn er die angebotene Arbeit nicht annimmt und er muss dann trotzdem die vereinbarte Vergütung bezahlen.

Zur *Nachleistung* der Arbeit ist die Fachkraft als Arbeitnehmer *nicht verpflichtet* – es sei denn, es wird ein Arbeitszeitkonto geführt. Der Arbeitgeber kann dem Arbeitnehmer aber kein Arbeitszeitkonto und damit das Risiko von Minusstunden »aufdrücken«. Mit einem Arbeitszeitkonto und der Möglichkeit von Minusstunden muss sich der Arbeitnehmer einverstanden erklärt haben.[118]

Aus dem genannten Grund können die Minusstunden nicht auf den nächsten Monat übertragen werden.[119]

Ohne Vereinbarung eines Arbeitszeitkontos gilt der »Fixschuldcharakter« der Arbeitsleistung. Die Pflicht zur Arbeitsleistung nach § 611 BGB ist eine *Fixschuld*, da die Arbeit zu einer bestimmten Zeit, nämlich in der Regel *monatlich*, geschuldet wird und vertragswesentlich ist. Die Arbeit kann grundsätzlich nicht zu einem späteren Zeitpunkt nachgeholt werden, d. h. es liegt eine absolute Fixschuld vor.

Bei der *Unmöglichkeit* ist es dem Schuldner nicht möglich, die vertraglich vereinbarte Leistung zu erbringen. In diesem Fall kann der andere Vertragspartner vom Vertrag zurücktreten. Beim *Rücktritt* wird der Vertrag rückabgewickelt.

---

118 vgl. dazu Landesarbeitsgericht Rheinland-Pfalz, Urteil vom 15.11.2011, Az.: 3 Sa 493/11; so auch im Ergebnis Bundesarbeitsgericht, Urteil vom 13.12.2000 - Az.: 5 AZR 334/99)

119 so bereits nach dem genannten Urteil des BAG vom 13.12.2000 a.a.O. und auch BAG, Urt. v. 11.07.1961 - Az.: 3 AZR 216/60 - BAGE 11, 188 m.w.N).

5.4 Erlöschen von Forderungen

Es gibt mehrere Möglichkeiten, wie eine Forderung, d. h. das Recht, eine vertragliche Leistung zu beanspruchen, erlöschen kann. Es handelt sich dabei um die Durchführung des Vertrages und die Möglichkeit, Gegenrechte gegenüber der Forderung des Vertragspartners geltend zu machen.

Die wichtigste Form des Erlöschens von Forderungen ist die Erfüllung der vertraglichen Verpflichtung.

> **Beispiel**
>
> Der Käufer einer Ware bezahlt den vereinbarten Kaufpreis. Er erfüllt damit seine Verpflichtung, so dass die Kaufpreisforderung erlischt.

Die Erfüllung erfolgt in der Regel gegenüber dem Gläubiger, also demjenigen, der die Leistung beanspruchen kann, selbst. Mit der Genehmigung des Gläubigers kann die Leistung aber auch *an einen Dritten* erbracht werden. Wurde die Genehmigung erteilt, muss der Gläubiger die Leistung an den Dritten genauso behandeln, als ob sie an ihn selbst erfolgt wäre.

> **Beispiel**
>
> Eine Heilerziehungspflegerin hat dem Heim Schadenersatz zu leisten, da sie grob fahrlässig einen Klient geschädigt hat. Sie verkauft ihren PKW und vereinbart mit dem Käufer, dass er den Preis nicht an sie, sondern an ihren Arbeitgeber bezahlt.

Eine Forderung kann auch durch Hinterlegung erlöschen. Bei der Hinterlegung werden Geld, Wertpapiere, Urkunden und Kostbarkeiten bei der *Hinterlegungsstelle* des zuständigen Amtsgerichts in Verwahrung gegeben. Die Hinterlegung kann einerseits erfolgen, wenn ein Annahmeverzug des Gläubigers vorliegt oder andererseits, wenn eine Ungewissheit über die Person dessen, an den die Leistung zu erbringen ist, besteht (▶ Teil III, Kap 7.4) Eine Hinterlegung ist aber *nur in den gesetzlich genannten Fällen* möglich.

> **Beispiel**
>
> Wenn nach einem Todesfall im Heim nicht mit Sicherheit festgestellt werden kann, wer empfangsberechtigter Erbe ist, können Wertgegenstände wie Schmuck beim Amtsgericht hinterlegt werden. Der Erbe hat dort die Möglichkeit, die Herausgabe mit dem Erbschein zu erlangen.

Eine Forderung kann auch mittels einer Aufrechnung beseitigt werden. Voraussetzung einer wirksamen Aufrechnung sind *gegenseitige, fällige Forderungen*. Den Vertragspartnern müssen somit gegeneinander Ansprüche zustehen. Diese müssen auch fällig sein, d. h. jedem muss das Recht zustehen, die Leistung auch zu verlangen. Kann der aufrechnende Vertragspartner seine eigene Forderung erst zu einem späteren Zeitpunkt geltend machen, ist sie nicht fällig, so dass bereits aus diesem Grund eine Aufrechnung nicht möglich ist. Die Aufrechnung kann weiter nur erfolgen, wenn beide *Forderungen gleichartig* sind. Dieses ist beispielsweise bei beiderseitigen Ansprüchen auf Zahlung eines Geldbetrages zu bejahen. Sofern die genannten Voraussetzungen vorliegen, kann eine *Aufrechnungserklärung* erfolgen. Durch diese Erklärung werden die gegenseitigen Forderungen verrechnet.

> **Beispiel**
>
> Hat das Heim einen Anspruch auf einen Heimkostensatz von 2.500,00 Euro, aber steht dieser Forderung ein Anspruch des Heimbewohners auf Zahlung von Schadenersatz in Höhe von 1.000,00 Euro

wegen fahrlässiger Beschädigung seines Eigentums zu, kann der Heimbewohner aufrechnen. Er zieht seinen Schadensersatzanspruch von den Heimkosten ab, so dass er daher an das Heim nur noch einen Betrag von 1.500,00 Euro zu bezahlen hat.

Es gibt Fälle, in denen eine *Aufrechnung ausgeschlossen* ist. Dies gilt bei einer Forderung, bei der die Leistung wegen einer *Einrede* verweigert werden kann. Eine Aufrechnung ist auch nicht möglich bei einer *unpfändbaren Forderung*.

Beispiel

Die Fachkraft Pia schädigt ihren Arbeitgeber, das Heim »Hilfe im Alter«, grob fahrlässig. Da Pia nur teilzeitbeschäftigt ist, verdient sie lediglich ca. 900.– € netto. Da dieser Betrag unpfändbar ist, kann das Heim mit Schadenersatzansprüchen gegen die Fachkraft nicht aufrechnen.

5.5 Einreden

Die wichtigste Einrede ist die Verjährung. Nach Ablauf der *Verjährungsfrist* hat der Schuldner das Recht, die Leistung zu verweigern. Es sind im Gesetz verschiedene Verjährungsfristen geregelt. Die regelmäßige Verjährungsfrist beträgt 3 Jahre (§ 195 BGB). Sie beginnt mit dem Schluss des Jahres, in dem der Anspruch entstanden ist (§ 199 BGB). In zahlreichen Fällen, insbesondere in Angelegenheiten des täglichen Lebens, sind andere, u. U. kürzere Verjährungsfristen vorgesehen. Nach drei Jahren verjähren ebenfalls Schadenersatzansprüche aus einer unerlaubten Handlung (Delikt). Erst nach 30 Jahren hingegen tritt die Verjährung ein bei rechtskräftigen Ansprüchen aus Urteilen, gerichtlichen Vergleichen etc. (§ 197 BGB). Die Verjährung kann durch ein Anerkenntnis des Schuldners *oder* durch *gerichtliche Maßnahmen*, wie eine Klage oder ein Mahnbescheid, unterbrochen werden.

Das Zurückbehaltungsrecht stellt eine weitere Einrede dar. Mit dem Zurückbehaltungsrecht kann vom Schuldner die Herausgabe der Leistung, beispielsweise eines Gegenstandes, verweigert werden, wenn er einen Anspruch gegen den Gläubiger hat, der gleichfalls noch nicht erfüllt ist. Der Gläubiger kann, sofern der Schuldner sein Zurückbehaltungsrecht geltend macht, die Leistung erst fordern, wenn er seine eigene Leistung erbracht hat.

Beispiel

Nach dem Tod eines Bewohners errechnet die Buchhaltung des Heimes, dass der Heimkostensatz für einen Monat noch nicht bezahlt ist. Als die Angehörigen erscheinen, um die Wertsachen abzuholen, kann der Heimleiter die Herausgabe unter Berufung auf das Zurückbehaltungsrecht so lange verweigern, bis der Heimkostensatz restlos bezahlt ist.

Die Einrede des nicht erfüllten Vertrages gilt bei gegenseitigen Verträgen. Ein *gegenseitiger Vertrag* ist zum Beispiel der Kaufvertrag. Der Käufer kann durch die Einrede des nicht erfüllten Vertrages die Zahlung so lange verweigern, bis der Verkäufer die Ware geliefert hat. Dies gilt nur dann nicht, wenn sich einer der Vertragspartner, im Beispiel der Käufer, zur Vorleistung verpflichtet hat. In derartigen Fällen ist die Einrede des nicht erfüllten Vertrages nicht anwendbar.

Alle Einreden sind im Falle eines Rechtsstreits nicht vom Richter zu berücksichtigen, sondern derjenige, dem die Einrede zusteht, muss sich *ausdrücklich darauf berufen*, sie somit geltend machen.

5.6 Übergang von Forderungen

Das Gesetz bietet mehrere Möglichkeiten der Übertragung von Forderungen auf andere Personen. Dies sind insbesondere *auf der Seite des Gläubigers* die Abtretung sowie *auf der Seite des Schuldners* die Schuldübernahme, der Schuldbeitritt und das Gesamtschuldverhältnis.

Bei der Abtretung wird der Anspruch auf die vertragliche Leistung auf eine andere Person übertragen. Nach der Übertragung kann der ursprüngliche Gläubiger die Leistung nicht mehr beanspruchen, denn an seine Stelle tritt der neue Gläubiger. Diese Übertragung muss durch einen *Abtretungsvertrag* erfolgen. Das Gesamtschuldverhältnis ist dadurch gekennzeichnet, dass mehrere Personen zu einer bestimmten Leistung, die sich aus einem Vertrag oder einer unerlaubten Handlung ergeben kann, verpflichtet sind.

Ein Beispiel wäre, dass mehrere Personen zur Zahlung von Schadensersatz oder Schmerzensgeld verpflichtet sind. Es existieren somit mehrere Schuldner. Durch das Gesamtschuldverhältnis wird jeder der Schuldner einzeln verpflichtet. Der Gläubiger hat folglich die Wahl, entweder die Leistung von einem ganz zu fordern oder von jedem der Gesamtschuldner einen Teilbetrag. Der gesamte Betrag kann allerdings von Gläubiger nur einmal gefordert werden. Die Erfüllung eines Gesamtschuldners wirkt daher zu Gunsten der anderen. Derjenige Schuldner, der die Forderung allein ganz erfüllt, hat einen Anspruch auf Ausgleich (Regress) gegenüber den anderen Gesamtschuldnern. Er kann von ihnen den entsprechenden Anteil zurückfordern (▶ Teil III, Kap. 4.2.7).

5.7 Beendigung des Vertrages

Ein Vertrag wird in der Regel *durch* den Austausch der vereinbarten Leistungen, die *Erfüllung*, beendet. Es gibt allerdings auch weitere Möglichkeiten, die einem oder beiden Vertragspartnern erlauben, sich von den vertraglichen Verpflichtungen zu lösen. Diese Notwendigkeit besteht insbesondere bei Verträgen mit längerer Laufzeit, den so genannten *Dauerschuldverhältnissen*, wie beispielsweise bei Heimverträgen und Abonnementverträgen.

Eine längere vertragliche Beziehung kann durch eine Kündigung beendet werden. Es wird dabei die *ordentliche Kündigung* und die *fristlose (außerordentliche) Kündigung* unterschieden. Die Voraussetzungen der Kündigung sind im Gesetz oder im Vertrag festgelegt. Das Gesetz greift ein, sofern keine vertraglichen Regelungen getroffen worden sind. Der völlige Ausschluss einer Kündigung im Vertrag ist nicht möglich. Die fristlose Kündigung ist nur in besonderen Fällen, in der Regel bei erheblichen Verstößen gegen vertragliche Pflichten, möglich. Die ordentliche Kündigung hingegen nur zum vereinbarten bzw. gesetzlich festgelegten Zeitpunkt mit einer bestimmten Kündigungsfrist. Die Kündigung muss immer *gegenüber dem Vertragspartner ausdrücklich erklärt* werden. Es ist auch oft vorgesehen, dass nur eine *schriftliche Kündigung* wirksam ist. Die Kündigung des Heimvertrages beispielsweise kann nur schriftlich erfolgen. Wird eine wirksame Kündigung ausgesprochen, enden zum festgelegten Zeitpunkt die vertraglichen Pflichten beider Vertragspartner.

Beispiel

Heilerziehungspfleger Dagobert hat verschiedentlich Klienten ohne medizinische Notwendigkeit Sedativa verabreicht. Nachdem der Heimträger ihn deshalb abgemahnt hat und er die Medikamente weiter verabreicht, erfolgt die Kündigung wegen der Verletzung seiner Pflichten. Er akzeptiert sie, so dass sein Arbeitsverhältnis dadurch beendet wird.

Eine weitere Möglichkeit, vertragliche Beziehungen zu beenden, ist der Rücktritt. Die Befugnis zum Rücktritt kann sich aus dem Gesetz oder aus dem Vertrag ergeben. In beiden Fällen wird der *Vertrag rückabgewickelt*, d. h. die vertraglichen Leistungen müssen zurückerstattet werden und die vertragliche Beziehung wird beendet. Ein Rücktritt ist zum Beispiel gesetzlich dann vorgesehen, wenn einer der Vertragspartner seine Verpflichtungen aus dem Vertrag nicht erfüllt.

Beispiel

Ist der Heimträger nicht in der Lage, dass im Heimvertrag zugesagte Zimmer zur Verfügung zu stellen, kann der zukünftige Heimbewohner vom Vertrag zurücktreten und einen neuen Heimvertrag mit einem anderen Heimträger abschließen. Es ist wie bei der Kündigung eine ausdrückliche Rücktrittserklärung notwendig.

Vertragliche Bindungen können in besonderen Fällen auch durch die *Anfechtung* (▶ Teil III, Kap. 5.2) gelöst werden.

5.8 Pflichtverletzungen

5.8.1 Allgemeines

Jeder Schuldner haftet selbst dafür, dass er den Vertrag erfüllt. Er haftet somit zuerst für *eigenes Verschulden*. Es wird gehaftet, wenn der *Vertrag nicht, nicht rechtzeitig* oder *nicht ordnungsgemäß erfüllt* wird. Der Schuldner haftet auch bei vertraglichen Verpflichtungen *für Vorsatz und für Fahrlässigkeit*. Die Haftung für Fahrlässigkeit kann, mit Ausnahme grober Fahrlässigkeit, ausgeschlossen werden, die Haftung für Vorsatz jedoch nicht. Der Schuldner hat aber auch für diejenigen Schäden einzustehen, die dann auftreten, wenn er sich zur Erfüllung seiner vertraglichen Verpflichtung eines *Erfüllungsgehilfen* bedient. Das Verschulden dieser Person wird ihm zugerechnet. Er hat dabei keine Möglichkeit des Entlastungsbeweises wie bei der deliktischen Haftung.

Beispiel

Eine Heilerziehungspflegerin versäumt es, die Tür zur geschlossenen Station zu verschließen. Ein Bewohner verlässt dadurch das Heim und erfriert in der winterlichen Kälte, da er verwirrt ziellos durch den angrenzenden Park läuft und schließlich auf einer Bank einschläft. Es wurde hier die vertragliche Betreuungspflicht verletzt, so dass der entstandene Schaden, die Kosten der Beerdigung, durch das Heim zu tragen sind. Der Schaden wurde durch die Altenpflegerin als Erfüllungsgehilfin des Heims verursacht.

5.8.2 Verletzung vorvertraglicher Pflichten

Es gibt außer der Haftung aufgrund vertraglicher Verpflichtung oder aufgrund gesetzlicher Vorschriften wie der unerlaubten Handlung noch die Möglichkeit der *Haftung aus Verschulden bei Vertragsabschluss*. Grundsätzlich haften Vertragspartner gegenseitig nur bei einem wirksamen Vertrag. Es entsteht jedoch auch im vorvertraglichen Bereich, beispielsweise bei der Aufnahme von Vertragsverhandlungen, ein besonderes Rechtsverhältnis, woraus Schadenersatzansprüche hergeleitet werden können. Durch das genannte Rechtsverhältnis werden *Obhuts-, Sorgfalts-, Aufklärungs- und Mitteilungspflichten* begründet. Welche Pflichten im Einzelnen bestehen, muss durch die Auslegung des Vertrages ermittelt werden. Die Haftung ist *nur möglich, wenn* bereits ein *geschäftlicher Kontakt zu Stande gekommen* ist.

Beispiel

Ein zukünftiger Klient besichtigt ein Heim. Er stürzt auf dem frisch gereinigten Fußboden. Der Heimträger muss Ersatz leisten.

Voraussetzung einer Haftung ist auch bei der Verletzung von vorvertraglichen Pflichten ein *Verschulden des Vertragspartners*. Es ist dem Vertragspartner derjenige Schaden zu ersetzen, der ihm dadurch entstanden ist, dass er auf das Verhalten des anderen vertraut hat. Für die Höhe des *Vertrauensschadens* gelten die allgemeinen Grundsätze.

Die Haftung wegen einer vorvertraglichen Pflichtverletzung greift nicht ein, wo bereits anderweitige gesetzliche Regelungen einen Schadenersatzanspruch begründen.

5.8.3 Gewährleistung

Jeder Vertragspartner hat dafür einzustehen, dass die Leistung ordnungsgemäß erbracht wird.

Definition

Die *Gewährleistungsvorschriften* regeln die Rechtsfolgen bei fehlerhafter Leistungserbringung.

Eine derartige fehlerhafte Leistung liegt beispielsweise vor, wenn die verkaufte *Sache Mängel* hat oder eine *Dienstleistung mangelhaft erbracht* wird.

Für jede im BGB geregelte Vertragsart sind besondere Gewährleistungsvorschriften vorhanden. Diese werden im Einzelnen bei den jeweiligen Vertragsarten behandelt. Es gilt jedoch grundsätzlich, dass der *Gläubiger* in Fällen einer nicht ordnungsgemäßen Erfüllung einen *Anspruch auf Rücktritt, Herabsetzung der Vergü-tung bzw. Nachbesserung* hat.

5.9 Vertragsarten

5.9.1 Kaufvertrag

Bei einem Kaufvertrag sind die Vertragsparteien Käufer und Verkäufer. Der Kaufvertrag kann grundsätzlich mündlich abgeschlossen werden. Zu Beweiszwecken ist jedoch die Schriftform zu empfehlen. Bei Grundstücksverkäufen muss eine notarielle Beurkundung erfolgen. Ist der Kaufvertrag ein Abzahlungs- oder Haustürgeschäft, muss dieser schriftlich abgeschlossen werden.

Durch den Kaufvertrag wird der *Verkäufer*

- zur Übergabe der verkauften Sache an den Käufer und
- zur Verschaffung des Eigentums verpflichtet.

Der *Käufer* muss den Kaufpreis bezahlen und ist zur Abnahme verpflichtet. Er muss nach der Übergabe den Kaufpreis verzinsen, sofern nichts anderes vereinbart ist.

> **Beispiel**
>
> Das Heim bestellt bei einem Kraftfahrzeughändler einen Kleinbus. Nachdem der Wagen zur Abholung bereitsteht, teilt das Heim mit, dass es kurzfristig ein anderes Fahrzeug erworben und daher kein Interesse an dem Kauf mehr hat. Der Kraftfahrzeughändler kann die Zahlung des Kaufpreises und die Übernahme des Kleinbusses fordern.

Bei Fehlern des verkauften Gegenstandes, die zum Zeitpunkt der Übergabe bereits bestehen, hat der Käufer das Recht auf

- Nacherfüllung,
- Rücktritt vom Vertrag,
- Minderung des Kaufpreises und/oder
- Schadenersatz.

Nacherfüllung bedeutet in der Regel, dass dem Verkäufer das Recht eingeräumt wird, den Mangel zu beseitigen. Sofern der Verkäufer nicht dazu in der Lage ist, eine ordnungsgemäße Sache zu liefern, kann der Käufer *vom Kaufvertrag zurücktreten oder stattdessen den Kaufpreis angemessen mindern* (§ 441 BGB), d. h. den Kaufpreis herabsetzen. Zusätzlich hat der Käufer nach der neuen Rechtslage die Möglichkeit, *Schadenersatz* zu fordern. Dies beinhaltet auch, dass der Verkäufer die Versandkosten etc. zu tragen hat, sofern die Sache mangelhaft ist.

Die Ansprüche wegen fehlerhafter Sachen *verjähren* nach 2 Jahren.

5.9.2 Schenkung

Die Schenkung ist ein Vertrag, der nur eine der Vertragsparteien verpflichtet. Leistung ist dabei eine *unentgeltliche Zuwendung*. Die Zuwendung bedeutet eine Vermögensverschiebung zwischen dem Schenker und dem Beschenkten, wobei beim Beschenkten danach ein größeres Vermögen vorhanden ist. Dies bedeutet, dass eine Schenkung immer dann nicht vorliegt, wenn eine Gegenleistung erfolgt. Eine Schenkung ist auch zu verneinen, sobald nur der Gebrauch einer Sache gewährt wird. Es liegt dann eine *Leihe* vor. Auch bei der Schenkung ist daher ein *Vertragsabschluss erforderlich*.

Es werden zwei Arten der Schenkung unterschieden. Bei der *Handschenkung* erfolgt der Abschluss des Vertrages mit der Übergabe der verschenkten Sache. Die Übergabe ist zugleich Vertragsangebot und Vertragserfüllung. Die Annahme des Vertragsangebotes erfolgt mit der Entgegennahme des Gegenstandes. Die zweite Art ist das *Schenkungsversprechen*. Ein Schenkungsversprechen ist nur mit notarieller Beurkundung wirksam. Ohne diese Form ist es nichtig. Der Formmangel wird allerdings in dem Augenblick der Übergabe des versprochenen Gegenstandes geheilt.

Es besteht bei der Schenkung ein *Anspruch auf Rückforderung bei Verarmung des Schenkers*. Dieser Anspruch wird in der Praxis oft durch den Sozialhilfeträger ausgeübt, sofern der Schenker in ein Heim aufgenommen werden muss und die Kosten nicht selbst bezahlen kann. Der Rückforderungsanspruch ist ausgeschlossen, sofern seit der Schenkung mehr als zehn Jahre vergangen sind. Auch ist ein *Widerruf* bei *grobem Undank* möglich. Der Widerruf muss dabei ausdrücklich erklärt werden. Eine Rückforderung des Geschenkes kann weiter erfolgen, wenn eine *Auflage*, die anlässlich der Schenkung erfolgte, *nicht erfüllt* worden ist.

Im Heimbereich sind Schenkungen *grundsätzlich untersagt*. Eine Fachkraft darf sich für ihre Tätigkeit keine Vermögensvorteile gleich welcher Art versprechen lassen. Wird trotzdem ein Schenkungsvertrag geschlossen, ist dieser wegen Verstoßes gegen ein gesetzliches Verbot unwirksam. Nach § 3 Abs. 2 TVöD ist gleichfalls die Annahme von Schenkungen untersagt. Entsprechende Verbote finden sich auch in sonstigen Tarifverträgen, in Arbeitsverträgen oder besonderen Richtlinien, die Bestandteil des Arbeitsvertrages werden. In der offenen Altenhilfe kann der Träger als Arbeitgeber in Ausnahmefällen die Annahme von Schenkungen genehmigen. Im stationären Bereich ist dies aber wegen § 14 Abs. 5 HeimG nicht möglich.

5.9.3 Miete

Die Miete ist ein Vertrag, durch den sich der *Vermieter* dazu verpflichtet, eine Sache zur Verfügung zu stellen. Es kann sich dabei um einen Gegenstand, wie ein Kraftfahrzeug, ein Grundstück oder eine *Wohnung* handeln. Der Vermieter hat dabei einen vertragsgemäßen Gebrauch zu dulden. Die andere Vertragspartei, der *Mieter*, verpflichtet sich durch den Mietvertrag zu einer Gegenleistung. Diese besteht normalerweise in der Zahlung des Mietzinses. Dieser Mietzins muss in der vereinbarten Weise entrichtet werden. Der Abschluss des *Mietvertrages* ist formfrei. Er kann folglich auch mündlich geschlossen werden, was aus Beweisgründen nicht zu empfehlen ist. Lediglich der Mietvertrag über ein Grundstück oder Räume, beispielsweise Wohnungen, muss schriftlich, geschlossen werden. Die Mietzeit richtet sich nach der vertraglichen Vereinbarung. Ist hinsichtlich eines Mietverhältnisses über eine Wohnung oder ein Wohnhaus keine vertragliche Vereinbarung getroffen, läuft das Mietverhältnis auf unbestimmte Zeit. In dem letzteren Fall endet das Mietverhältnis durch eine *Kündigung*, die schriftlich und *unter Einhaltung der Kündigungsfristen* erfolgen muss.

Während der Mietzeit hat der Vermieter die Pflicht, die Mietsache in gebrauchsfähigem Zustand zu überlassen. Er hat auch während der Mietzeit eine Instandhaltungspflicht, d. h. er muss später auftretende Mängel beseitigen. Ist die Mietsache mangelhaft, hat der Mieter Gewährleistungsrechte. Er kann die monatliche Miete mindern. Hat der Vermieter den Mangel schuldhaft verursacht, kann der Mieter sogar Schadenersatz fordern. In Fällen einer besonderen Beeinträchtigung des Mieters durch Mängel oder bei Nichtgewährung des Gebrauches kann der Mieter *fristlos* kündigen.

Kommt der Mieter seinen vertraglichen Pflichten, unter anderem der

- Zahlung des Mietzinses und
- der Nutzung der Mietsache nur zum vertraglichen Gebrauch

nicht nach, kann der Vermieter die Kündigung erklären, die schriftlich erfolgen muss. Bei Mietverhältnissen über Wohnräume ist dies aus sozialen Gründen nur unter gesetzlich festgelegten Voraussetzungen möglich. Bei schwerwiegenden Verstößen des Mieters ist jedoch auch die fristlose Kündigung möglich. Dies gilt beispielsweise, wenn er mit dem Mietzins für zwei Monate und mehr im Rückstand ist.

> **Hinweis**
>
> Wird die monatliche Miete immer verspätet nach einer Mahnung bezahlt, kann der Vermieter schließlich die Kündigung erklären.

Nach dem Ende der Mietzeit ist der Mieter zur Rückgabe der Mietsache nebst Zubehör in ordnungsgemäßem Zustand verpflichtet. Bei einer übermäßigen Abnutzung kann der Vermieter Schadenersatz fordern und zur Sicherung seiner Ansprüche sein Vermieterpfandrecht geltend machen. Er kann somit Gegenstände des Mieters in Verwahrung nehmen, sofern es sich um pfändbare Gegenstände handelt.

5.9.4 Dienstvertrag

Ein Dienstvertrag kann dann angenommen werden, wenn sich eine Person zu bestimmten Tätigkeiten, somit Dienstleistungen, verpflichtet. Dies kommt beispielsweise bei der stundenweisen Betreuung einer pflegebedürftigen Nachbarin, »Babysitting«, Tätigkeit des Arztes etc. in Betracht. Diese Person wird Dienstverpflichtete genannt. Der Dienstherr muss dann dafür eine vertraglich vereinbarte *Vergütung* zahlen. Diese Vergütung besteht meistens aus einer Geldleistung. Die Vergütung ist nach dem Ablauf der einzelnen Zeitabschnitte, auch meistens nach Ablauf des jeweiligen Monats, zu zahlen. Die Vergütung ist auch zu zahlen, wenn sich der Dienstherr in Annahmeverzug befindet, d. h. die angebotene Tätigkeit nicht anzunehmen bereit ist.

Ein Dienstvertrag kommt beispielsweise auch zwischen Arzt und Patient sowie zwischen Rechtsanwalt und Mandant zu Stande.

Eine spezielle Form des Dienstvertrages ist der *Arbeitsvertrag* (▶ Teil IV, Kap. 23). Er ist dadurch gekennzeichnet, dass dort eine Dienstleistung in persönlicher und wirtschaftlicher Abhängigkeit erbracht wird.

Im Dienstvertragsrecht gilt zwar grundsätzlich auch die *Vertragsfreiheit*, jedoch wurden zum Schutz der Arbeitnehmer als wirtschaftlich Abhängige verschiedene Gesetze erlassen, die die Vertragsfreiheit einschränken. Auch sind für zahlreiche Arbeitnehmer die Arbeitsbedingungen nicht mehr einzeln im Arbeitsvertrag, sondern durch die Tarifverträge festgelegt. Durch gesetzliche Vorschriften und die Tarifverträge sind der Kündigungsschutz, der Mutterschutz und die Einstellungspflicht für bestimmte Personen eingeführt worden, die das Recht des Dienstvertrages abändern bzw. ergänzen.

Der Abschluss des Vertrages kann mündlich erfolgen. Die *Schriftform* ist nur erforderlich, wenn eine tarifvertragliche Regelung dies vorschreibt. Wurde im Vertrag keine Vergütung vereinbart, so gilt die übliche Vergütung, somit die tarifvertraglichen Regelungen. Durch den Vertrag werden der Umfang der Dienste und die Form der Dienstleistung, wie Arbeitszeiten, Arbeitskleidung, etc. festgelegt.

Die Dienstleistung muss im Rahmen der vertraglichen Vereinbarung erbracht werden. Sie ist in der Regel persönlich zu erbringen. Der *Dienstverpflichtete* hat seine Tätigkeit mit der verkehrsüblichen Sorgfalt auszuführen. Er hat auch eine besondere Treuepflicht gegenüber dem Dienstherrn. Bei Verletzung der vertraglichen Pflichten kann die Kündigung erfolgen und es können Schadenersatzansprüche geltend gemacht werden. Auch der *Dienstherr* hat gegenüber dem Dienstverpflichteten aufgrund des Vertrages eine besondere Fürsorgepflicht. Den Dienstherrn treffen besondere Pflichten zum Schutz des Dienstverpflichteten und seines Eigentums. Es müssen beispielsweise bei Arbeitsverhältnissen die notwendigen Sicherheitsvorkehrungen gegen Berufsunfälle getroffen werden.

Der Gesetzgeber hat inzwischen im Rahmen des Rechts des Dienstvertrages das Rechtsverhältnis Arzt-Patient in den §§ 630a ff BGB geregelt,[120] jedoch im Ergebnis nur dasjenige, was der Bundesgerichtshof und die Oberlandesgerichte bereits als sogenanntes »Richterrecht« festgelegt haben, übernommen.

Aus Platzgründen in Kürze die wesentlichen Regelungen:
In § 630a Abs. 2 BGB wird festgelegt, dass sie Behandlung nach den zum Zeitpunkt der Behandlung bestehenden, allgemein anerkannten fachlichen Standards zu erfolgen hat. Die bereits seit Jahrzehnten bekannte Aufklärungspflicht wurde nun in §§ 630 c und e BGB festgelegt. Dies gilt sowohl für die Aufklärung hinsichtlich der Therapie und der Nebenwirkungen als auch der für den Patienten wirtschaftlichen Folgen. Ebenso wurde die Pflicht zur Einwilligung des Patienten nunmehr bestätigt (§ 630 d BGB).

Der »Behandelnde« ist jetzt gesetzlich aus § 630 f BGB zur Dokumentation verpflichtet und der Patient hat aus § 630 g BGB ein Recht auf Einsicht in die Patientenakte.

Für das Arzt-Patientenverhältnis wurden die Fragen der Beweislast (▶ Teil III, Kap. 4.2.8) in § 630 h geregelt. Es gilt dasselbe wie bisher, d. h. der Patient muss den Nachweis des Behandlungsfehlers erbringen. Der Arzt hat hingegen die Aufklärung und die Einwilligung zu beweisen (§ 630 h Abs. 2 BGB). Eine Umkehr der Beweislast tritt beim groben Behandlungsfehler, fehlender Dokumentation sowie beim »beherrschbare Risiko« (z. B. »vergessene Klammer im Bauch«) ein.

Zur Kündigung und Dauer des Dienstverhältnisses (insbesondere von Arbeitsverhältnissen) kann auf ▶ Teil VI, Kap. 23.2 und ▶ Teil VI, Kap. 29 verwiesen werden.

5.9.5 Heimvertrag

Der Heimvertrag ist ein Vertrag besonderer Art. Die Landesheimgesetze haben genauso wie das neue *Wohn- und Betreuungsvertragsgesetz (WBVG)* inzwischen im Bereich der Erhöhung des Heimkostensatzes und der Kündigung klare *gesetzliche Regelungen* geschaffen, die deutlich dem Wohnungsmietrecht entsprechen. Zu den Einzelheiten des Heimrechts kann auf ▶ Teil V, Kap. 20 verwiesen werden.

Die Darstellung des Vertragsrechts ist damit abgeschlossen. Es war in dieser Form lediglich möglich, die Grundlagen zu vermitteln, nicht dieses Rechtsgebiet im Einzelnen darzustellen.

---

[120] Gesetz zur Verbesserung der Rechte von Patientinnen und Patienten vom 20.02.2013 (BGBl. I S. 277)

6 Familienrecht

6.1 Sorgerecht

Die leiblichen Eltern haben die Pflicht und das Recht, für ihr minderjähriges Kind zu sorgen, sie haben somit nach § 1626 BGB die elterliche Sorge. Diese umfasst die Personen- und Vermögenssorge:

(1) Die Eltern haben die Pflicht und das Recht, für das minderjährige Kind zu sorgen (elterliche Sorge). Die elterliche Sorge umfasst die Sorge für die Person des Kindes (Personensorge) und das Vermögen des Kindes (Vermögenssorge).

Das Sorgerecht ist verfassungsrechtlich durch Art. 6 GG garantiert:

(1) Ehe und Familie stehen unter dem besonderen Schutze der staatlichen Ordnung.
(2) Pflege und Erziehung der Kinder sind das natürliche Recht der Eltern und die zuvörderst ihnen obliegende Pflicht. Über ihre Betätigung wacht die staatliche Gemeinschaft.
(3) Gegen den Willen der Erziehungsberechtigten dürfen Kinder nur aufgrund eines Gesetzes von der Familie getrennt werden, wenn die Erziehungsberechtigten versagen oder wenn die Kinder aus anderen Gründen zu verwahrlosen drohen.
(4) Jede Mutter hat Anspruch auf den Schutz und die Fürsorge der Gemeinschaft.

Die Personensorge beinhaltet auch das Recht der Eltern, ihre Kinder selbst zu erziehen und den Aufenthalt des Kindes zu bestimmen. Das Sorgerecht muss stets zum *Wohl des Kindes* ausgeübt werden (§ 1627 BGB). Bei *Gefährdung* des Kindes kann das *Familiengericht* zusammen mit dem zuständigen Jugendamt Maßnahmen ergreifen (§ 1666 BGB).

Beispiel

Bei dem Säugling J. ist unmittelbar nach der Geburt eine Bluttransfusion erforderlich. Die Eltern sind »Jehovas Zeugen« und verweigern dazu die Zustimmung. Der Stationsarzt in der Kinderklinik informiert das Familiengericht, das den Eltern das Sorgerecht entzieht und dieses auf einen Vormund überträgt, damit die lebensrettende Bluttransfusion erfolgen kann.

Das Gericht muss jedoch vor einer *Trennung des Kindes von den Eltern*, beispielsweise zur Unterbringung in einem Kinderheim oder einer Pflegefamilie, zuerst prüfen, ob andere Maßnahmen möglich und sinnvoll sind (§ 1666a BGB). Nach der Scheidung der Ehe der Eltern soll in der Regel die elterliche Sorge bei beiden Elternteilen verbleiben.

Da die Ausübung des Sorgerechts zum Wohl des Kindes erfolgen muss, sind die *Bedürfnisse des Kindes* in körperlicher und in psychischer Hinsicht zu berücksichtigen. Der Gesetzgeber hat dazu festgelegt, dass die wachsende Fähigkeit und das wachsende Bedürfnis des Kindes zu *selbstständigem verantwortungsbewusstem Handeln* berücksichtigt werden und das Kind ab einem entsprechenden Entwicklungsstand, d. h. bei entsprechender altersbedingter Reife, in die Entscheidungsprozesse, die seine Person betreffen, einbezogen werden muss (§ 1626 Abs. 2 BGB).

Entwürdigende *Erziehungsmaßnahmen*, wozu unter anderem die körperliche Misshandlung zählt, sind gemäß § 1631 Abs. 2 BGB ausgeschlossen. Für die *der Schul- und Berufsausbildung* des Kindes gilt nach der Vorschrift des § 1631a BGB:

> *»In Angelegenheiten der Ausbildung und des Berufes nehmen die Eltern insbesondere auf Eignung und Neigung des Kindes Rücksicht. Bestehen Zweifel, so soll der Rat eines Lehrers oder einer anderen geeigneten Person eingeholt werden.«*

Es ist daher eine Berücksichtigung der Wünsche und der intellektuellen Anlage des Kindes erforderlich und vom Gesetzgeber zwingend vorgesehen. Erfolgt diese Berücksichtigung nicht, kann durch das Kind oder Dritte (z. B. Jugendamt) das Familiengericht angerufen werden.

Die obigen Grundsätze bedeuten für die Praxis der Heilerziehungspflege, dass die Mitarbeiter der Einrichtung ihre fachliche Kompetenz einbringen können, sofern die Eltern eines minderjährigen Klienten dessen Neigungen und Bedürfnisse nicht berücksichtigen.

Beispiel

Der vierzehnjährige B. soll an einer Freizeit teilnehmen, die vom Träger der Einrichtung veranstaltet wird. Die Eltern untersagen dies, obwohl B. die Teilnahme wünscht und sie außerdem pädagogisch sinnvoll ist. Sofern ein Gespräch mit den Eltern zu keinem Ergebnis führt, kann das Familiengericht eingeschaltet werden.

Erhebliche Probleme können in der Betreuung minderjähriger behinderter Menschen auftreten, falls die Eltern eine *medizinisch notwendige Behandlungsmaßnahme* ablehnen, unter Umständen dabei den Tod des Kindes in Kauf nehmen. Angehörige der Religionsgemeinschaft »Jehovas Zeugen« lehnen beispielsweise Bluttransfusionen und weitere invasive Maßnahmen ab. In einem derartigen Fall verstößt die Ablehnung eindeutig gegen das Wohl des Kindes, da es den Eltern selbstverständlich nicht gestattet ist, aufgrund eigener weltanschaulicher Erwägungen die Gesundheit oder das Leben des Kindes zu gefährden. Das Familiengericht kann deshalb das Sorgerecht (teilweise) entziehen und anstatt der Eltern durch einen Vormund die Einwilligung in die medizinische Maßnahme anstatt der Eltern über § 1666 BGB erteilen.[121] Ein völliger Entzug des Sorgerechts ist allerdings im Einzelfall nicht möglich, kommt jedoch bei wiederholter Missachtung des Wohls des Kindes in Betracht.

Die *freiheitsentziehende Unterbringung eines Kindes*, beispielsweise auf Veranlassung der Eltern in einem Heim, muss vom Familiengericht (nicht mehr Vormundschaftsgericht) nach § 1631 b BGB genehmigt werden. Diese ist nur zu erteilen, sofern das Wohl des Kindes gefährdet ist:

> *(1) Eine Unterbringung des Kindes, die mit Freiheitsentziehung verbunden ist, bedarf der Genehmigung des Familiengerichts. Die Unterbringung ist zulässig, solange sie zum Wohl des Kindes, insbesondere zur Abwendung einer erheblichen Selbst- oder Fremdgefährdung, erforderlich ist und der Gefahr nicht auf andere Weise, auch nicht durch andere öffentliche Hilfen, begegnet werden kann. Ohne die Genehmigung ist die Unterbringung nur zulässig, wenn mit dem Aufschub Gefahr verbunden ist; die Genehmigung ist unverzüglich nachzuholen.*

Diese ist nur zu erteilen, sofern das Wohl des Kindes gefährdet ist, in der aktuellen Fassung

---

121 OLG Celle, NJW 1995, 792

auch bei Fremdgefährdung (§ 1631b Abs. 1, S. 2 BGB). Aufgrund einer fragwürdigen Entscheidung des Bundesgerichtshofs[122] hat der Gesetzgeber die vorgenannte Norm durch einen Absatz 2 ergänzt:

(2) Die Genehmigung des Familiengerichts ist auch erforderlich, wenn dem Kind, das sich in einem Krankenhaus, einem Heim oder einer sonstigen Einrichtung aufhält, durch mechanische Vorrichtungen, Medikamente oder auf andere Weise über einen längeren Zeitraum oder regelmäßig in nicht altersgerechter Weise die Freiheit entzogen werden soll. Absatz 1 Satz 2 und 3 gilt entsprechend.

Aus diesem Grund ist mit der neuen Rechtslage auch bei einzelnen freiheitseinschränkenden Maßnahmen eine richterliche Genehmigung einzuholen.

Mit der Regelung des Vormundschafts- und Pflegschaftsrechts zum 01.01.1992 ist die Möglichkeit einer *Sterilisation* von Minderjährigen, von Kindern und von Jugendlichen durch § 1631c BGB ausgeschlossen:

»*Die Eltern können nicht in eine Sterilisation des Kindes einwilligen. Auch das Kind selbst kann nicht in die Sterilisation einwilligen.*«

Mit dieser Vorschrift ist der Zustand, dass Jugendliche mit einer geistigen Behinderung auf Veranlassung ihrer Eltern sterilisiert wurden, abgeschafft worden. Nunmehr ist lediglich noch die Sterilisation Volljähriger unter strengen Voraussetzungen möglich.

6.2 Unterhalt

Die elterliche Sorge umfasst nicht nur das Recht der Erziehung der minderjährigen Kinder und der Aufenthaltsbestimmung, sondern das Bürgerliche Recht hat den Eltern auch verschiedene Pflichten auferlegt. Eine der Pflichten ist die Unterhaltspflicht nach §§ 1601 ff. BGB. Ein *minderjähriges Kind* kann nach § 1602 Abs. 2 BGB von seinen Eltern Unterhalt in angemessener Höhe fordern, jedoch müssen eigene Einkünfte berücksichtigt werden. Für die *Höhe* des Unterhaltes liegen Richtwerte verschiedener Oberlandesgerichte, insbesondere des Oberlandesgerichts Düsseldorf (Düsseldorfer Tabelle), vor. In dieser Tabelle ist der Unterhalt nach Alter des Kindes und den Einkünften des Vaters bzw. der Eltern gestaffelt. Die Eltern müssen alle verfügbaren Mittel, d. h. alle Einkommensquellen einsetzen, um dem Kind Unterhalt zu gewähren (§ 1603 BGB). Im Falle der Scheidung der Ehe erfüllt derjenige Elternteil, bei dem das Kind lebt, durch den so genannten *Naturalunterhalt* seine Unterhaltspflicht. Der Naturalunterhalt wird erfüllt durch die Betreuung und Versorgung des Kindes. Ansonsten ist der Unterhalt, sofern das Kind nicht im Haushalt beider Eltern lebt, *in Geld* zu gewähren.

Bei *volljährigen Kindern* besteht zwar grundsätzlich nach § 1601 BGB gleichfalls eine Unterhaltspflicht der Eltern. Diese besteht allerdings nur insoweit, als das »Kind« selbst keine Einkünfte erzielen kann. Das »Kind« ist in diesem Fall verpflichtet, alle Möglichkeiten auszuschöpfen, insbesondere sich um eine Erwerbstätigkeit zu bemühen. Der Unterhalt ist allerdings *bis zum Abschluss der Berufsausbildung* zu gewähren (§ 1610 Abs. 2 BGB). Sofern diese abgeschlossen ist, besteht im Normalfall kein Unterhaltsanspruch des volljährigen Kindes mehr. Im Rahmen der

---

122 BGH, Bschl. v. 7.8.2013 – Az.: XII ZB 559/11

Unterhaltspflicht sind die Eltern gegenüber den Kindern, insbesondere den minderjährigen Kindern, zur *Auskunft* über ihre *Einkommens-* und *Vermögensverhältnisse* verpflichtet. Diese Auskunft verpflichtet gleichfalls zur Vorlage entsprechender Belege. Der Unterhalt ist nach § 1612 Abs. 3 BGB *monatlich im Voraus* zu zahlen. Die Zahlung für die Vergangenheit, somit von rückständigem Unterhalt, ist nur in Ausnahmefällen möglich.

Bei der Gewährung von *Sozialhilfe* gilt die Besonderheit, dass der Sozialhilfeträger, das zuständige Sozialamt oder der Landeswohlfahrtsverband, den Unterhalt für das Kind über § 93, 94 SGB XII bzw. § 91 SGB VIII geltend macht. Der so genannte Unterhaltsbeitrag ist deshalb bei der Unterbringung des Kindes in einer Einrichtung direkt an den Sozialhilfeträger zu zahlen, sofern dieser die Kosten der Unterbringung trägt. Selbst in diesen Fällen gelten jedoch die allgemeinen Grundsätze, d. h. Unterhalt kann lediglich im Rahmen der Leistungsfähigkeit der Eltern gefordert werden und zusätzlich ist der Anspruch nach § 91 Abs. 2 SGB XII auf 26,00 Euro monatlich begrenzt.

Unterhaltsansprüche gelten aber auch umgekehrt im Verhältnis der Eltern als Unterhaltsberechtigte zu ihren Kindern. Dies bedeutet in der Praxis, dass Kinder sich an den *Heimkosten beteiligen* müssen, sofern die Eltern oder ein Elternteil in einem Heim untergebracht werden müssen und die eigenen Einkünfte zusammen mit den Leistungen der Pflegeversicherung nicht für die Heimkosten ausreichen. In derartigen Fällen steht den Kindern jedoch ein Freibetrag über 100.000 Euro Jahresbrutto zu (§ 94 Abs. 1 SGB XII).

6.3 Ehefähigkeit

Die Eheschließung ist nach § 1303 Abs. 1 BGB ab der *Volljährigkeit*, somit mit der Vollendung des achtzehnten Lebensjahres, möglich. In *Ausnahmefällen*, bei Zustimmung der Eltern und des Familiengerichts kann nach Vollendung des sechzehnten Lebensjahres geheiratet werden (§ 1303 Abs. 2, 3 BGB). Der andere Partner muss jedoch volljährig sein.

Eine Heirat ist trotz der Volljährigkeit nicht möglich, sofern *Geschäftsunfähigkeit* besteht (§ 1304 BGB). Die Ehe ist dann wegen der fehlenden Ehefähigkeit nichtig, was insbesondere bei schweren psychischen Erkrankungen gegeben ist (§ 1314 Abs. 2 Nr. 1 BGB).

Für Menschen mit Behinderung, hierbei auch für Menschen mit geistiger Behinderung, gilt, dass er zur Heirat in der Lage ist, sofern nicht die Behinderung derart schwerwiegend ist, dass von einer Geschäftsunfähigkeit (▶ Teil III, Kap. 3.2.1.1) ausgegangen werden muss. Gegebenenfalls muss ein ärztliches Gutachten eingeholt werden. Die Bestellung eines *Betreuers* nach §§ 1896 ff. BGB stellt kein Hindernis für die Heirat eines Menschen mit Behinderung oder eines Menschen mit psychischer Erkrankung dar. Dies gilt selbst dann, wenn ein Einwilligungsvorbehalt erforderlich ist. Dieser gilt nicht für die Eheschließung (§ 1903 Abs. 2 BGB). Bei einem geistig behinderten oder psychisch kranken Menschen hat daher der *Standesbeamte* in jedem Einzelfall zu prüfen, ob die Ehefähigkeit vorliegt.[123] Nur in denjenigen Fällen, in denen er Zweifel hat, kann er die Trauung ablehnen und die Vorlage eines Attestes oder eines Gutachtens fordern. Liegt keine Geschäftsunfähigkeit vor, muss der

---

123 Palandt (2000), § EheG, Rdn. 1

Standesbeamte die Trauung durchführen. Falls er das Aufgebot oder die Trauung ablehnt, kann das zuständige Amtsgericht nach § 45 PStG angerufen werden.

Wiederholungsfragen

- Welche Pflichten haben Eltern gegenüber ihren Kindern?
- Was gilt bei der Heirat geistig behinderter Menschen?
- Welche Bedeutung hat das Wohl des Kindes?
- In welchem Umfang besteht eine Unterhaltspflicht?

7 Erbrecht

7.1 Allgemeines

Das Erbrecht ist in den §§ 1922 bis 2385 BGB geregelt. Es regelt die gesetzliche Erbfolge und die Vorgehensweise, wenn von der gesetzlichen Erbfolge abgewichen werden soll (gewillkürte Erbfolge).

7.2 Gesetzliche Erbfolge

7.2.1 Grundlagen

Durch den Tod eines Menschen geht dessen *Vermögen* als Ganzes (Erbschaft) auf den oder die Erben über, dabei auch die Schulden (Gesamtrechtsnachfolge). Stehen mehrere Erben nebeneinander, so verwalten sie das Erbe bis zur Auseinandersetzung, d. h. der Aufteilung nach den entsprechenden Anteilen als gemeinschaftliches Vermögen. Zu beachten ist dabei, dass das Erbe sämtliches Vermögen, aber auch alle Verpflichtungen, also etwa *Schulden*, umfasst.

7.2.1.1 Verwandte

Nach den erbrechtlichen Vorschriften des BGB können bis auf einige Ausnahmen nur Verwandte erben. Im Wesentlichen sind Verwandte diejenigen, die gleiche Eltern bzw. Elternteile, Großeltern etc. haben.

Das Erbrecht unterteilt die Verwandten nach so genannten Ordnungen:

- *Erste Ordnung*: Abkömmlinge des Erblassers, d. h. Kinder und Enkel (§ 1924 Abs. 1 BGB)
- *Zweite Ordnung*: Eltern des Verstorbenen, deren Kinder, folglich die Geschwister des Erblassers und die Neffen bzw. Nichten des Verstorbenen (§ 1925 Abs. 1 BGB)
- *Dritte Ordnung*: Großeltern des Erblassers und deren Abkömmlinge, damit Onkel, Tante etc.
- *Vierte Ordnung*: Gradualsystem, d. h., dass diejenige Person erben wird, die mit dem Erblasser gradmäßig näher verwandt ist (§ 1925 Abs. 1 BGB).

Niedrigere Ordnungen schließen die höheren von der Erbschaft aus. Das bedeutet, dass ein Verwandter der zweiten Ordnung nur erbt, wenn kein Verwandter der ersten Ordnung existiert. *Innerhalb der einzelnen Ordnungen* schließt die jeweils noch lebende ältere Generation die jüngere von der Erbfolge aus. Sind Personen, die laut Testament eigentlich Erbe gewesen wären, schon vor dem Erbfall verstorben, so wird dessen Erbteil nach § 2069

BGB auf dessen Abkömmlinge (in der Regel dessen Kinder) als dessen Erben übertragen.

> **Beispiel**
>
> Der alleinstehende Herr Meyer hinterlässt durch Testament an einen jungen Mann aus der Nachbarschaft, Herr Müller, der ihn betreut hat, ein Erbe von 100.000,00 Euro. Kurz vor dem Versterben des Herrn Meyer verunglückt Herr Müller, der schon ein Kind hat, tödlich. Da Herr Müller zum Zeitpunkt des Erbfalls Meyer schon verstorben war, geht sein Erbteil auf sein Kind über.

Bei der gesetzlichen Erbfolge gilt nach § 1924 BGB, dass die Enkel des Erblassers erben, sofern eines der Kinder, d. h. der Sohn oder die Tochter und damit der Vater oder die Mutter des Enkels bereits verstorben sind.

> **Beispiel**
>
> Herr Müller hinterlässt ein Erbe von 600.000,- Euro. Er hatte drei Kinder: Stefan, Klaus und Tanja. Der Sohn Klaus hat auch zwei Kinder, Siegfried und Benedikt. Der Sohn Klaus ist ein Jahr vor Herrn Müller gestorben. Die drei Kinder Stefan, Klaus und Tanja wären gleichrangige Erben gewesen. Auf jedes der Kinder wäre eine Erbschaft von 200.000,00 Euro entfallen. Da Klaus jedoch zum Zeitpunkt des Erbfalls Müller schon verstorben war, geht sein Erbteil auf seine Kinder Siegfried und Benedikt, also die beiden Enkel, über. Da diese auch gleichberechtigte Erben sind, erhält jeder Enkel 100.000,00 Euro.

7.2.1.2 Adoptivkinder

Mit der Adoption wollen die Adoptiveltern das adoptierte Kind so stellen, als sei es ihr eigenes. Diese Gleichstellung setzt sich im Erbrecht fort. Die Kinder gelten mit der Adoption als mit ihren Eltern verwandt. Dies bedeutet, dass ein adoptiertes Kind *wie ein leibliches Kind erbt*.

7.2.1.3 Ehepartner

Auch der Ehegatte hat einen Einfluss auf den Erbteil der Verwandten. *Voraussetzung* ist, dass die Ehe zum Zeitpunkt des Todes des Erblassers noch besteht. Durch die Scheidung oder Aufhebung der Ehe geht der Erbanspruch verloren. Das Erbrecht ist bereits ausgeschlossen, wenn der Ehegatte die Scheidung beantragt oder ihr zugestimmt hat.

Für die Berechnung des Anteils des Ehegatten kommt es darauf an, zu welcher *Ordnung die (mit)erbenden Verwandten* zählen und in welchem *Güterstand* die Ehegatten zum Zeitpunkt des Erbfalles gelebt haben.

Zusätzlich zum Erbteil steht dem Ehegatten auch noch der so genannte *Voraus* zu, der aus den zum Haushalt gehörenden Gegenständen, persönlichen Gegenständen sowie den Hochzeitsgeschenken besteht. Dadurch soll dem Ehegatten die angemessene Weiterführung des Haushalts ermöglicht werden. Der Voraus wird nicht auf den anschließend zu ermittelnden Erbanteil angerechnet.

Bei der normalen, d. h. gesetzlichen Form des Güterstandes, der *Zugewinngemeinschaft*, erbt der Ehegatte neben Erben erster Ordnung ein Viertel, neben Erben der zweiten Ordnung die Hälfte. Aus der dritten Ordnung können neben einem Ehegatten nur die Großeltern des Erblassers erben. Würden normalerweise neben Großeltern auch Abkömmlinge von Großeltern erben, so fällt der Anteil der Abkömmlinge auch an den Ehegatten. Neben Verwandten ab der vierten Ordnung wird der Ehegatte alleiniger Erbe.

> **Beispiel**
>
> Der verheiratete kinderlose Erich hat außer seiner Frau nur noch die beiden

Großeltern mütterlicherseits und eine Tante, die Schwester seines Vaters. Normalerweise würde die Ehefrau die Hälfte bekommen, Großeltern und Tante jeweils ein Viertel. Da jedoch aus der dritten Ordnung nur die Großeltern erbberechtigt sein sollen, fällt das Viertel der Tante auch der Ehefrau zu. Sie erbt somit drei Viertel, die Großeltern ein Viertel.

Im Güterstand der Zugewinngemeinschaft beträgt der Erbteil des überlebenden Ehegatten pauschal die Hälfte vom Nachlass.

Wenn die Eheleute *Gütertrennung* vereinbart hatten, wird der überlebende Ehegatte durch § 1931 Abs. 4 BGB bessergestellt. Erben neben dem überlebenden Ehegatten noch ein oder zwei Kinder, so erben der Ehegatte und die Kinder jeweils zu gleichen Teilen. Bei drei oder mehr Kindern erhält der Ehegatte den normalen Erbteil von einem Viertel.

Lebten die Ehegatten in *Gütergemeinschaft* (sämtliches vorhandenes und später erworbenes Vermögen wird automatisch Eigentum beider Ehegatten), so ergeben sich keine Abweichungen zum gesetzlichen Erbrecht. Die Hälfte des Vermögens, die dem verstorbenen Ehegatten gehört, gehen in die Erbmasse ein und wird nach den gewöhnlichen gesetzlichen Regelungen vererbt.

Beispiel

Der Ehemann verstirbt und hinterlässt die Ehefrau und zwei Kinder. Bei einem Vermögen des Ehemannes von 100.000,00 Euro erbt die Ehefrau 50.000,00 Euro (also 1/2 und jedes der Kinder 25.000,00 Euro (also je 1/4).

7.2.1.4 Nichteheliche Lebensgemeinschaft

In der nichtehelichen Lebensgemeinschaft fehlt ein gesetzliches Erbrecht des Partners. Für diesen kommt unter Umständen der so genannte »Dreißigste« nach § 1969 BGB in Betracht.

Definition

Der *»Dreißigste«* ist ein Anspruch von Familienangehörigen, die mit dem Erblasser zum Zeitpunkt des Erbfalles in einem Haushalt gewohnt haben oder von ihm Unterhalt bezogen haben.

Zu Familienangehörigen können wegen der engen persönlichen Beziehung auch Lebensgefährten gezählt werden.[124] Dieser Anspruch besteht gegen die Erben und ist darauf gerichtet, diesem Personenkreis in den ersten dreißig Tagen nach dem Tode die gleiche Sicherung wie bisher zukommen zu lassen, also Unterhaltszahlungen oder die Benutzung der Wohnung und der Haushaltsgegenstände.

Seit 2017 gilt die »Ehe« sowohl bei Personen verschiedenen als auch solchen gleichen Geschlechts. Daher gibt es auch im Erbrecht keine Unterschiede mehr.

7.2.1.5 Nichteheliche Kinder

Die nichtehelichen Kinder sind nunmehr den *ehelichen* bis auf wenige Ausnahmen *gleichgestellt*.

7.2.2 Erbausschlagung

Da mit dem Nachlass neben dem Vermögen auch die Verbindlichkeiten (Schulden) vererbt werden, ist es möglich, dass die *Erbschaft überschuldet* ist, die Schulden das Vermögen übersteigen. In diesem Fall hat der Erbe in der Regel kein Interesse an der Erbschaft. Er kann

---

124 Streitig: dafür PLG Düsseldorf, NJW 1983, 1566, dagegen Steinert, NJW 1986

daher gemäß § 1944 BGB mit einer *Frist* von sechs Wochen die Erbschaft ausschlagen.

Diese *Frist beginnt* mit dem Zeitpunkt der Kenntnis der Erbschaft, spätestens mit der Mitteilung des Inhaltes des Testamentes. Die Ausschlagung muss innerhalb der Frist *gegenüber* dem *Nachlassgericht*, in Baden-Württemberg dem Notariat und dem Amtsgericht in den anderen Bundesländern erfolgen. Die Erklärung über die Ausschlagung muss *öffentlich (notariell) beglaubigt* sein. Der Erbe muss die Ausschlagung selbst beim Nachlassgericht erklären oder eine notarielle Urkunde darüber aufnehmen lassen und diese an das Nachlassgericht senden.

Durch die Ausschlagung tritt an die Stelle des Erben entweder der gesetzliche Erbe (bei Testamenten) oder der Erbe der nächsten gesetzlichen Ordnung (bei gesetzlicher Erbfolge). Schlägt ein Sohn oder Tochter des Erblassers das Erbe aus, werden dessen Kinder, d. h. die Enkel des Erblassers, zu Erben. Diese müssen dann ebenfalls, unter Umständen vertreten durch die Eltern, ausschlagen.

Der Erbe hat neben der Ausschlagung noch die Möglichkeit der Beschränkung der Haftung auf die Erbmasse. Er muss dazu die *Nachlassverwaltung* bzw. *Nachlasspflegschaft* oder das *Nachlassinsolvenzverfahren* beim Amtsgericht beantragen. Es kann auch ein *Aufgebotsverfahren* eingeleitet werden, das dazu dient, dass alle Gläubiger des Erblassers aufgefordert werden, innerhalb einer Frist ihre Forderungen mitzuteilen. Wird diese Frist von einem Gläubiger versäumt, muss er sich mit dem Rest der Erbschaft begnügen, sofern ein solcher verbleibt. Die Erben haften dann nicht mehr.

7.2.3 Erbrecht des Staates

Ist nach dem Tod des Erblassers *kein Erbe* vorhanden *oder* wurde die Erbschaft *von allen Erben ausgeschlagen*, tritt der Fiskus (Staat) als Erbe ein. Vor dem Eintritt des Staates muss das Nachlassgericht im *Aufgebotsverfahren* nach Erben suchen. Erst wenn diese Suche erfolglos ist, erbt der Staat. Im Gegensatz zu allen anderen Erben darf der Fiskus ein Erbe nicht ausschlagen, jedoch haftet er nur mit dem Wert des Nachlasses, was bedeutet, dass bei einer überschuldeten Erbschaft die Schulden so weit wie möglich aus der Erbschaft getilgt werden. Die danach noch offenstehenden Schulden werden jedoch nicht beglichen.

7.2.4 Pflichtteilsanspruch

In der Regelung der Erbschaft ist ein Erblasser grundsätzlich frei (zur gewillkürten Erbfolge vgl. ▶ Teil III Kap. 7.3). Er kann jedoch den engsten Kreis der vom Gesetz als Erben vorgesehenen Personen grundsätzlich nicht vollständig enterben. Deshalb steht den *Abkömmlingen, den Eltern und dem Ehegatten des Erblassers* ein Pflichtteilsanspruch zu, wenn der Erblasser diese Personen erben lassen will. Die sonstigen Verwandten haben keinen Pflichtteilsanspruch. Seit dem 1.01.2010 gelten folgende Regelungen im Pflichtteilsrecht:

Der Pflichtteilsanspruch ist nur ein Anspruch auf die Zahlung eines *Geldbetrages*. Die Höhe des Betrages entspricht nach § 2303 Abs. 1 BGB nach der alten und neuen Rechtslage der *Hälfte des Wertes des gesetzlichen Erbteils*.

Beispiel

Der verwitwete Vater verstirbt und hinterlässt einen Sohn und eine Tochter. Die Tochter wurde per Testament enterbt. Da das Vermögen des Vaters insgesamt 100.000,00 Euro beträgt, würde jedes der Kinder die Hälfte, also 50.000,00 Euro erben. Da die Tochter enterbt ist, beträgt ihr Pflichtteil die Hälfte ihres Erbteils, also ½ × 50.000,00 Euro = 25.000,00 Euro. Der Sohn erhält deshalb »seine« 50.000.– € + den restlichen Anteil seiner Schwester von 25.000.– €, also insgesamt 75.000.– €.

Der Pflichtteilsanspruch muss vom Berechtigten innerhalb einer *Frist* von drei Jahren geltend gemacht werden, nach dieser Frist ist der Anspruch verjährt.

Nach diesem Recht hat jeder gesetzliche Erbe Anspruch auf einen Ausgleich für Pflegeleistungen. Dabei ist es nicht mehr Voraussetzung, dass auf eine eigene Berufstätigkeit verzichtet wird. Er kann deshalb seit 2010 einen höheren Erbteil fordern, wenn er entsprechende Pflegeleistungen erbracht hat, und zwar unabhängig davon, ob der Erbe dafür seinen Beruf aufgibt oder nicht.

Auf den Pflichtteil sind *Zuwendungen* anzurechnen, die der Pflichtteilsberechtigte vor dem Todesfall erhalten hat. Der Pflichtteilsberechtigte hat umgekehrt einen Anspruch darauf, dass eine Ergänzung des Pflichtteils wegen *Schenkungen des Erblassers* erfolgt, wenn dadurch das Vermögen vermindert wurde. Der Wert der Schenkung wird zum Erbe addiert und der Pflichtteilsanspruch danach (aus dem Gesamtbetrag) ermittelt. Es werden nur Schenkungen innerhalb der letzten zehn Jahre berücksichtigt.

Der Pflichtteilsanspruch kann nur in besonderen Fällen entzogen werden, nämlich nach § 2333 BGB wenn der Erbe, in der Regel der Abkömmling, also das Kind,

- dem Erblasser, dem Ehegatten des Erblassers, einem anderen Abkömmling oder einer dem Erblasser nahestehenden Person nach dem Leben trachtet,
- sich eines Verbrechens oder eines schweren vorsätzlichen Vergehens gegen eine der in Nummer 1 bezeichneten Personen schuldig macht,
- die ihm dem Erblasser gegenüber gesetzlicher Unterhaltspflicht böswillig verletzt oder
- wegen einer vorsätzlichen Straftat zu einer Freiheitsstrafe von mindestens einem Jahr ohne Bewährung rechtskräftig verurteilt wird und die Teilhabe des Abkömmlings am Nachlass deshalb für den Erblasser unzumutbar ist. Gleiches gilt, wenn die Unterbringung des Abkömmlings in einem psychischen Krankenhaus oder in einer Entziehungsanstalt wegen einer ähnlich schwerwiegenden vorsätzlichen Tat rechtskräftig angeordnet wird.

Mit dem Pflichtteilsergänzungsanspruch sollen diejenigen Fälle erfasst werden, bei welchen der Erblasser schon zu Lebzeiten größere Vermögenswerte an einzelne Erben oder Dritte verschenkt. Der Pflichtteilsergänzungsanspruch stellt sicher, dass Pflichtteilsberechtigte dabei nicht zu kurz kommen. Durch den Anspruch wird der Pflichtteilsberechtigte so gestellt, als ob die Schenkung nicht erfolgt und damit das Vermögen des Erblassers durch die Schenkung nicht verringert worden wäre. Der Erblasser erhält nach der neuen Rechtslage jetzt nach dem Abschmelzungsmodell mehr Freiräume, um über seinen Nachlass zu bestimmen. Nach bisherigem Recht konnte der Pflichtteilsberechtigte über einen Zeitraum bis zu 10 Jahren verlangen, dass das verschenkte Vermögen in die Berechnung des Nachlasses einfließt. Die Reform im Erbrecht sieht seit dem Jahr 2010 vor, dass die Schenkung für die Berechnung des Ergänzungsanspruchs graduell immer weniger Berücksichtigung findet, je länger sie zeitlich zurückliegt (Abschmelzungsmodell oder Pro-Rata-Regelung).

7.3 Gewillkürte Erbfolge

Bei der gewillkürten Erbfolge wird eine so genannte Verfügung von Todes wegen getroffen. Diese Verfügung kann ein *Testament* oder ein *Erbvertrag* sein. Wenn der Erblasser von den Möglichkeiten der gewillkürten Erbfolge Gebrauch gemacht hat, ersetzen diese die gesetzlichen Regelungen mit Ausnahme des Pflichtteilsanspruchs.

7.3.1 Testierfähigkeit

Ein Testament kann nur errichten, wer *testierfähig* ist. War der Erblasser zum Zeitpunkt der Abfassung des Testaments nicht testierfähig, so ist das Testament nichtig und die normale gesetzliche Erbfolge tritt ein oder ein eventuell älteres Testament wird wieder gültig.

Nicht testierfähig sind nach § 2229 Abs. 4 BGB Personen, die zum Zeitpunkt der Abfassung des Testaments wegen

- krankhafter Störung der Geistestätigkeit,
- Geistesschwäche oder
- Bewusstseinsstörung

nicht in der Lage sind, die Bedeutung der abgegebenen Erklärungen einzusehen. Betreute Personen sind noch nicht automatisch testierunfähig. Es ist im Einzelfall zu überprüfen, ob der Betreute (noch) in der Lage war, die Bedeutung der abgegebenen Erklärungen zu erfassen. Dies bedeutet, dass selbst eine geschäftsunfähige Person unter Umständen noch testierfähig sein kann und die eventuelle Betreuung an der Testierfähigkeit nichts ändert.
Minderjährige sind ab Vollendung des 16. Lebensjahres testierfähig, dürfen dabei aber nur ein *öffentliches Testament*, d. h. ein notarielles Testament, errichten.

7.3.2 Testamentsformen

Es werden mehrere Formen des Testamentes unterschieden. Diese sind insbesondere das

- eigenhändige Testament,
- notarielle Testament,
- gemeinschaftliche Testament und das
- Nottestament.

Allen gemeinsam ist gemäß § 2064 BGB die *Pflicht zur persönlichen Errichtung*. Der Testierende kann sich bei der Errichtung eines Testamentes folglich nicht vertreten lassen.

7.3.2.1 Eigenhändiges Testament

Die häufigste Form eines Testamentes ist das eigenhändige Testament nach § 2247 BGB, das auch als privatschriftliches Testament bezeichnet wird. Dieses Testament muss vom Erblasser selbst handschriftlich verfasst und unterzeichnet werden. Es soll enthalten:

- Bezeichnung »Testament« oder ähnliches,
- genaue Bezeichnung der Erben,
- Nennung der Nachlassgegenstände, falls einzelne vererbt werden sollen,
- unter Umständen Vermächtnisse,
- Ort und Datum der Errichtung,
- Unterschrift.

Der Einsatz von technischen Hilfsmitteln (Schreibmaschine, PC) oder von Hilfspersonen (z. B. Heilerziehungspfleger, BFD-Leistende) sind nicht zulässig. Das Testament muss vom Verfasser von oben bis unten selbst geschrieben werden. Sofern Hilfsmittel oder Hilfspersonen verwendet werden, ist das Testament *ungültig*. Selbst wenn der Erblasser schwer erkrankt ist, muss er das Testament selbst verfassen. Wenn er dazu überhaupt nicht in der Lage ist, muss er eine andere

Testamentsform, beispielsweise das notarielle Testament oder das Nottestament, wählen.

Unerheblich ist, worauf der Testamentserrichter schreibt, sodass auch die Niederschrift in einem Buch, auf einer Serviette, einem Bestellzettel etc. ein gültiges Testament ist.

Zur Gültigkeit muss das Testament vom Erblasser mit dem *Vor-* und *Zunamen* unterzeichnet sein, damit kein Irrtum über die Person des Verfassers des Testamentes möglich ist. Es ist außerdem sinnvoll, das *Datum* und den *Ort* der Niederschrift anzugeben. Diese Angaben können ein Indiz für die vorhandene Testierfähigkeit des Erblassers sein. Das Datum ist besonders wichtig, da ein jüngeres Testament das vorherige bzw. ältere außer Kraft setzt. Es gilt somit immer das neueste Testament.

Beispiel

Die verwitwete Frau Müller schreibt: »Mein Alleinerbe soll mein Neffe Julius sein.« Sie setzt als Datum den 10.02.2019 darunter. Später schreibt sie in ein Buch: »Mein Alleinerbe soll der Caritasverband sein. Datum ist nun der 20.11.2022. Es gilt deshalb das Testament im Buch, weil es jünger ist.

Die *Aufbewahrung* sollte an einem Ort erfolgen, an dem die Erben im Todesfall es auch finden können. Der Hinweis an eine Vertrauensperson über den Ort der Aufbewahrung oder sogar die Aushändigung einer Abschrift an diese ist sinnvoll. Bei der Aufbewahrung des Testamentes im eigenen Haushalt besteht die Gefahr, dass es vernichtet wird, um unerwünschte Verfügungen ungeschehen zu machen. Deshalb kann das Testament beim Amtsgericht oder beim Notariat (nur in Baden-Württemberg) in amtliche Verwahrung gegeben werden. Auf diese Weise kann die Vernichtung oder Fälschung verhindert werden. Das *Nachlassgericht* wird vom Tod benachrichtigt und *eröffnet* dann das *Testament*, d. h. die Erben werden benachrichtigt. Das Nachlassgericht erteilt den *Erbschein*, den die Erben benötigen, um über Bankkonten des Erblassers und das sonstige Vermögen verfügen zu können.

Nachteile des eigenhändigen Testaments sind:

- mögliche Fälschungen oder Vernichtung,
- keine Beratung, dadurch u. U. Formfehler
- Beeinflussung des Erblassers und
- wenig Kontrolle, ob Erblasser (noch) testierfähig.

7.3.2.2 Notarielles Testament

Das öffentliche Testament wird vor dem Notar errichtet, weshalb es auch als notarielles Testament bezeichnet wird. Dies ist die sicherste Möglichkeit, letztwillige Verfügungen zu treffen. Der Notar hat die Pflicht zur *rechtlichen Beratung* des Erblassers. Dadurch ist gewährleistet, dass Fehler vermieden werden. Der Notar überzeugt sich zudem von der Testierfähigkeit des Erblassers. Das notarielle Testament ist sinnvoll, wenn der Testierende kompliziertere Regelungen treffen möchte und nicht weiß, ob diese rechtlich möglich sind. Weiterhin bietet sich ein notarielles Testament an, wenn der Erblasser nicht mehr in der Lage ist, selbst seinen letzten Willen niederzuschreiben. Die Errichtung des öffentlichen Testamentes kann auf zwei verschiedene Arten erfolgen:

- Der Erblasser kann seinen letzten Willen *mündlich* gegenüber dem Notar erklären, der dann darüber eine öffentliche Urkunde anfertigt.
- Der Testierende kann aber auch das *schriftlich abgefasste* Testament dem Notar übergeben, wobei gleichgültig ist, ob dies offen oder im verschlossenen Umschlag erfolgt. Bei der Übergabe einer Niederschrift an den Notar ist es nicht erforderlich, dass diese handschriftlich mit Unterschrift erfolgt ist, da die Identität des Erblassers und

die Echtheit des Testamentes durch die notarielle Beurkundung sichergestellt wird. Das dem Notar übergebene Testament kann daher auch mit einer Schreibmaschine geschrieben sein.

Das notarielle Testament wird in *amtliche Verwahrung*, in Baden-Württemberg beim Notariat und in den anderen Bundesländern beim Amtsgericht, gegeben. Es wird dann nach dem Tod des Erblassers eröffnet, d. h. bekannt gegeben.

Vorteile des notariellen Testaments sind:

- durch amtliche Aufbewahrung keine Fälschungen oder Vernichtung möglich,
- Beratung, dadurch keine Formfehler,
- Testamentseröffnung auch mündlich oder mit PC-Ausdruck,
- Notar kommt auf Wunsch auch ins Heim/Krankenhaus,
- Kontrolle der Testierfähigkeit.

Nachteil: relativ hohe Kosten.

7.3.2.3 Gemeinschaftliches Testament

Nur Eheleuten ist es möglich, den letzten Willen in einem gemeinschaftlichen Testament niederzulegen. Dabei schreibt einer der Ehegatten (oder Lebenspartner) das Testament *handschriftlich* nieder, fügt Ort und Datum hinzu und unterzeichnet es mit seinem Vor- und Zunamen. Nach der Unterschrift des einen Ehegatten sollte der andere, gleichfalls mit Ort und Datum, niederschreiben, dass dieses auch seinem letzten Willen entspricht sowie unterschreiben. Es ist selbstverständlich auch *möglich*, das gemeinschaftliche Testament *vor dem Notar* zu errichten.

Eine Sonderform des gemeinschaftlichen Testamentes ist das »*Berliner Testament*«. Dabei setzen sich die Ehegatten wechselseitig zu Alleinerben ein. Die Kinder erben erst nach dem Tod des letzten Elternteils. Die Kinder haben jedoch noch ihren Pflichtteilsanspruch nach dem Tod des erstversterbenden Ehegatten.

Beispiel

Die Eheleute Schmitt verfügen: »Unser Wille ist, dass der Längstlebende von uns beiden zum Alleinerben wird. Unsere Kinder sollen erst nach dem Tod des Längstlebenden erben.« Nachdem die Eheleute dies mit ihrer Unterschrift nebst Ort und Datum bestätigt haben, können die Kinder nur nach dem Tod beider Elternteile erben, haben jedoch nach dem Tod des ersten bereits Anspruch auf den Pflichtteil.

Das gemeinschaftliche Testament verliert nach der *Scheidung oder Aufhebung der Ehe* automatisch seine Wirksamkeit, dies bereits bei Zustimmung zu einer beantragten Scheidung.

Die *Änderung* des gemeinschaftlichen Testamentes ist nur unter bestimmten Voraussetzungen möglich: Der *Widerruf* des gemeinschaftlichen Testamentes muss gegenüber dem anderen Ehegatten durch eine notarielle Urkunde erklärt werden. Diese muss dann formell, in der Regel durch den Gerichtsvollzieher, dem anderen Ehegatten zugestellt werden.

7.3.2.4 Nottestament

Das Nottestament ist die Möglichkeit der Verfügung über den Nachlass, wenn der *Erblasser lebensgefährlich erkrankt* ist, d. h. der Tod unmittelbar bevorsteht. Für die Heilerziehungspflege sind zwei Arten von Nottestamenten bedeutsam:

- Das Testament mit dem *Bürgermeister* des Aufenthaltsortes des Erblassers oder seinem Vertreter. Neben dem Bürgermeister müssen noch *zwei Zeugen* anwesend sein.

Der Bürgermeister fertigt ein Protokoll an, in dem der letzte Wille niedergelegt wird. Dieses Protokoll muss auch Angaben darüber enthalten, weshalb kein normales Testament errichtet werden konnte. Sofern ihm dies noch möglich ist, muss der Erblasser zum Abschluss das Protokoll zusammen mit dem Bürgermeister und den Zeugen *unterschreiben*. Ist er zur Unterschrift nicht in der Lage, muss dieses ausdrücklich vermerkt werden (§ 2249 BGB).

- Kann kein Testament vor dem Bürgermeister errichtet werden, weil selbst dieser nicht rechtzeitig herbeigerufen werden kann, ist nach § 2250 BGB die Errichtung vor *drei Zeugen* möglich. Es muss ebenfalls ein Protokoll angefertigt werden, in dem die Umstände darzulegen sind. Hinsichtlich der weiteren Voraussetzungen, wie Unterschriften und Zeugen, gilt entsprechendes wie bei der Beurkundung durch den Bürgermeister.

Beispiel

Bei einem Heimbewohner ist zu befürchten, dass er bald verstirbt. Da er noch ein Testament errichten will und kein Bürgermeister erreichbar ist, kommen drei Heilerziehungspflegerinnen in sein Zimmer. Eine schreibt das Testament mit Ort und Datum. Außerdem erklärt sie die Notsituation. Der Bewohner unterzeichnet, danach fügen noch die Heilerziehungspflegerinnen ihre Unterschriften hinzu. Dadurch wurde das Nottestament errichtet.

Die *Zeugen* beim Nottestament dürfen weder Erben noch Testamentsvollstrecker sein. Das Nottestament verliert nach dem Ablauf von drei Monaten seine *Gültigkeit*, sofern der Erblasser dann noch lebt. Diese Frist wird verlängert, solange die schwere Krankheit des Erblassers andauert. Nach Ablauf der Frist muss ein anderes Testament (beispielsweise ein notarielles Testament) angefertigt werden.

7.3.3 Widerruf des Testaments

Ein Testament kann jederzeit widerrufen werden. Widerrufsmöglichkeiten sind:

- die Errichtung eines *neuen Testamentes*,
- *Vernichtung des (alten) Testamentes*,
- beim öffentlichen Testament durch *Beendigung der amtlichen Verwahrung*,
- beim *gemeinschaftlichen Testament* durch notarielle Erklärung und Zustellung an den anderen Ehegatten oder durch gemeinschaftlichen Widerruf, wobei nach dem Tod des Ehepartners ein gemeinschaftliches Testament nicht mehr widerrufen werden kann.

Beispiel

Herr Müller schreibt ein Testament und setzt seinen Neffen als Alleinerben ein. Der Neffe erhält eine Kopie. Nach einigen Monaten vernichtet Herr Müller das Originaltestament. Durch die Vernichtung wird es widerrufen, sodass nur noch die gesetzliche Erbfolge gilt.

7.3.4 Inhalt des Testaments

Im Testament kann unter Abweichung von der gesetzlichen Erbfolge oder sonstigen erbrechtlichen Regelungen der Nachlass nach eigenen Wünschen verteilt werden. Dabei ist selbst die Enterbung aller Verwandten möglich, was bei bestimmten Personen (Kindern, Ehegatte) den Pflichtteilsanspruch auslöst.

Im Testament können *Vermächtnisse* zu Gunsten einer oder mehrerer Personen angeordnet werden. Dies können auch fremde Personen sein. Durch das Vermächtnis wendet der Erblasser der im Testament bezeichneten Person einen bestimmten Geldbetrag oder bestimmte Gegenstände zu. Der Vermächtnisnehmer erhält einen Anspruch auf Auszahlung des Vermächtnisbetrages oder Aushändigung des Gegenstandes gegenüber den Erben.

> **Beispiel**
>
> Frau Müller bestimmt in ihrem Testament, dass für »ihre treue Pflegerin« (des ambulanten Dienstes) ein Betrag in der Höhe von 10.000,00 Euro gezahlt wird. Die Pflegerin hat nach dem Tod der Frau Müller einen Anspruch auf Auszahlung des Betrages.

> **Beispiel**
>
> Der Enkel der Frau Meier soll nach dem Wortlaut des Testaments einen antiken Schrank erhalten. Der Enkel kann daher dessen Herausgabe von den Erben fordern.

Im Testament kann für den Fall des Vorversterbens des normalen Erbens ein *Ersatzerbe* bestimmt werden. Dieser erhält den Erbteil, wenn der Erbe, für den die Erbschaft bestimmt war, vor dem Erbfall stirbt. Gesetzliche Ersatzerben sind die Kinder der Abkömmlinge, d.h. Enkel oder Urenkel des Erblassers.

Durch das Testament können *Vorerben* und *Nacherben* bestimmt werden. Das Vermögen erhält nach dem Tod des Erblassers der Vorerbe in vollem Umfang. Der Vorerbe ist allerdings durch §§ 2113 ff. BGB in der Verfügung über die Erbschaft beschränkt. Er kann das Vermögen nur verwalten und die Nutzungen (Mieteinkünfte, sonstige Erträge) ziehen. Der Vorerbe darf aus dem Vermögen weder Schenkungen machen noch Vermögensgegenstände verkaufen. Die Rechte des Nacherben sollen nach dem Tod des Vorerben erhalten bleiben. Der Vorerbe hat nur das Recht zur ordnungsgemäßen Verwaltung des Vermögens, was bedeutet, dass auch eventuell notwendige Verwendungen (beispielsweise Instandhaltungsmaßnahmen) zu machen sind.

> **Beispiel**
>
> Die Ehefrau des Herrn Schmitt wird als Vorerbin eingesetzt. Die Kinder sind dann Nacherben. Das Erbe umfasst unter anderem Mietshäuser. Frau Schmitt darf die Mieten verbrauchen, muss aber die Substanz der Häuser erhalten und die notwendigen Instandhaltungsarbeiten durchführen lassen.

Die Einsetzung eines Vor- und Nacherben kann auch bei einem *behinderten Kind* erfolgen, um das Vermögen vor dem Zugriff des Sozialhilfeträgers zu bewahren.

Der Erblasser kann für die Erbschaft *Auflagen* bestimmen. Der Erbe erhält die Erbschaft deshalb nur dann, wenn er die Auflagen erfüllt.

Zur Verwaltung des Nachlasses kann ein *Testamentsvollstrecker* eingesetzt werden. Dieser hat auch die Erfüllung von eventuellen Auflagen oder Bedingungen zu überwachen.

Zum Nachweis seiner Berechtigungen erhält der Erbe vom Nachlassgericht einen *Erbschein*. Dieser Erbschein berechtigt ihn zur Verfügung über die Erbschaft bzw. dazu, die Herausgabe von Dritten zu fordern.

7.3.5 Erbvertrag

Eine besondere Form der Verfügung von Todes wegen ist der Erbvertrag. Der Erbvertrag wird zwischen dem Erblasser und einer (oder mehreren) anderen Person(en) geschlossen. Er ist ein zweiseitiges Rechtsgeschäft, ein »richtiger Vertrag«. Deshalb ist die volle Geschäftsfähigkeit notwendig.

> **Beispiel**
>
> Frau Meier vereinbart mit Frau Müller, dass diese sie bis zu ihrem Tod pflegen soll. Als Ausgleich verpflichtet sie sich, Frau Müller das gesamte Vermögen zu vererben. Dazu wird ein notarieller Vertrag, ein Erbvertrag, geschlossen. Daran sind beide Seiten gebunden.

Da der Erbvertrag ein zweiseitiges Rechtsgeschäft ist, kann eine *einseitige Änderung nicht* mehr erfolgen. Wie bei jedem Vertrag sind die Vertragsparteien daran grundsätzlich gebunden.

Der Erbvertrag muss vor dem *Notar* geschlossen werden. Beide Parteien des Erbvertrages müssen gleichzeitig beim Notar anwesend sein.

Schenkungen des Erblassers, die den vertraglichen Erben beeinträchtigen, kann der Erbe nach dem Tod des Erblassers herausverlangen. Es gilt dabei aber eine Verjährungsfrist von drei Jahren.

7.4 Maßnahmen im Todesfall

Nach einem Todesfall ist es aus haftungsrechtlichen Gründen sinnvoll, eine *Liste der Vermögensgegenstände* anzufertigen und die wertvollen Gegenstände, wie Schmuck, Bargeld, Sparbücher, Wertpapiere etc., *sicher* zu *verwahren*. Dies gilt selbstverständlich auch für ein aufgefundenes Testament. Das Testament muss an das Nachlassgericht übersandt werden. Falls das Testament offen ist, kann für die Akten eine Kopie angefertigt werden.

Nachlassgegenstände können nur die Erben herausverlangen. Sind mehrere Erben vorhanden, muss derjenige Erbe, der die Herausgabe fordert, seine Empfangsberechtigung mit einem *Erbschein* und einer *Vollmacht der anderen Erben* nachweisen. Aus Gründen der Haftung sollen Vermögensgegenstände nur an Personen herausgegeben werden, die einen Erbschein oder eine Vollmacht vorweisen können. In Zweifelsfällen oder im Streitfall kommt die Hinterlegung von Schmuck, Bargeld etc. beim Amtsgericht (Hinterlegungsstelle) in Betracht.

Die Möbel und sonstigen persönlichen Gegenstände können ausgeräumt und eingelagert werden. Es handelt sich um eine Geschäftsführung ohne Auftrag für die Erben, so dass er Anspruch auf Ersatz seiner Auslagen (etwa für gemieteten Lagerraum) hat. Der Heim- oder Krankenhausträger haftet aber bei einer Beschädigung von Nachlassgegenständen.

Wiederholungsfragen

- Welche Testamentsarten kennen Sie?
- Was ist die Besonderheit des Erbvertrages?
- Wer sind gesetzliche Erben?
- Was ist ein Pflichtteilsanspruch und wie hoch ist er?
- Welche Maßnahmen sind im Todesfall zu treffen?

8 Rechtsweg im Zivilrecht

Zum Ende des zivilrechtlichen Teils soll noch in Grundzügen die Durchsetzung zivilrechtlicher Ansprüche dargestellt werden.

Für zivilrechtliche Streitigkeiten, beispielsweise auf Zahlung von Schadenersatz oder eines Kaufpreises, sind die *Amts-* oder *Landgerichte* zuständig. Die Zuständigkeit des Landgerichts besteht ab einem Streitwert über 5.000,00 Euro. Kommt keine außergerichtliche Einigung zu Stande oder verweigert der Betroffene die Zahlung bzw. die sonstige zivilrechtliche Verpflichtung, muss *Klage* vor einem dieser Gerichte erhoben werden. Vor dem Landgericht und dem Oberlandesgericht muss sich der Kläger wie auch der Beklagte durch einen *Rechtsanwalt* vertreten lassen. Aufgrund der Klage hat das Gericht zu prüfen, ob der Anspruch gegen den Gegner, den *Beklagten*, besteht. Ist der Anspruch berechtigt, wird der Beklagte durch *Urteil* zur Zahlung oder sonstigen zivilrechtlichen Folgen verurteilt.

Die unterlegene Partei hat die Möglichkeit, gegen das Urteil innerhalb einer Frist von einem Monat schriftlich *Berufung* einzulegen. Dazu ist in jedem Fall anwaltliche Vertretung erforderlich. Das Urteil wird dann in der *nächsthöheren Instanz* überprüft. Wurde das Urteil vom Amtsgericht erlassen, ist für die Berufung das *Landgericht* zuständig; für die Berufung gegen ein landgerichtliches Urteil hingegen das *Oberlandesgericht*. Sofern die Klage abgewiesen wird, hat das Gericht die Meinung vertreten, dass der Anspruch nicht berechtigt ist. Der Kläger kann ebenfalls Berufung einlegen, um zu versuchen, in der zweiten Instanz den Anspruch durchzusetzen.

Bei zivilrechtlichen Streitigkeiten hat die unterlegene Partei die Kosten beider Anwälte und die Gerichtskosten zu tragen. Diese Kosten können beträchtliche Ausmaße haben. Die »arme« Partei hat die Möglichkeit, *Prozesskostenhilfe* (in Familienverfahren: Verfahrenskostenhilfe) in Anspruch zu nehmen. Dies bedeutet, dass die Staatskasse die Kosten finanziert.

Teil IV Strafrecht

Bei bestimmten Handlungen besteht die Möglichkeit, dass Heilerziehungspfleger strafrechtlich zur Verantwortung gezogen werden.

Grundlage des Strafrechts ist das *Strafgesetzbuch (StGB)* mit dem allgemeinen und dem besonderen Teil. Daneben existieren noch verschiedene Nebengesetze, die gleichfalls Straftatbestände enthalten, wie z. B. das

- Betäubungsmittelgesetz,
- Straßenverkehrsgesetz,
- Arzneimittelgesetz und das
- Infektionsschutzgesetz.

Allen diesen Gesetzen ist gemeinsam, dass ein von der Gesellschaft missbilligtes Fehlverhalten mit *Geld oder Freiheitsstrafen* geahndet wird. Es gilt im deutschen Strafrecht der *Grundsatz*, dass eine Strafe ohne geschriebenes Recht, d. h. ohne Gesetz, nicht möglich ist (§ 1 StGB).

9 Straftat

Eine Straftat liegt nur dann vor, wenn bestimmte Voraussetzungen gegeben sind, d. h. durch eine Person eine

- tatbestandsmäßige,
- rechtswidrige und
- schuldhafte Handlung erfolgt.

Jede Straftat setzt sich somit aus den drei Elementen zusammen:

- *Tatbestand:*
  - objektiver Tatbestand,
  - subjektiver Tatbestand,
- Rechtswidrigkeit und
- Schuld.

Nur wenn *alle drei* Voraussetzungen vorliegen, kann eine Strafe verhängt werden.

9.1 Tatbestand

Zur Verwirklichung des Tatbestandes einer Vorschrift, beispielsweise der Körperverletzung (§ 223 StGB), muss der Wortlaut der Vorschrift durch die menschliche Handlung verwirklicht werden:

> »Wer einen anderen körperlich misshandelt oder an der Gesundheit beschädigt, wird mit Freiheitsstrafe ... oder mit Geldstrafe bestraft.«

Es müssen die Tatbestandsmerkmale *Misshandlung oder Gesundheitsschädigung* erfüllt sein.

Beispiel

Der Heilerziehungspfleger P. schlägt einen Klienten ins Gesicht, weil dieser ihn angespuckt hat. Er hat, wie im Strafgesetz beschrieben, einen Menschen körperlich misshandelt, sodass eine Strafe möglich ist.

Dies ist besonders bei Tatbeständen mit verschiedenen Merkmalen wichtig, denn das Fehlen eines Tatbestandsmerkmals führt dazu, dass eine Bestrafung ausscheiden muss, was am Beispiel des *Diebstahls* (§ 242 StGB) verdeutlicht werden kann:

> »Wer eine fremde bewegliche Sache einem anderen in der Absicht wegnimmt, dieselbe sich rechtswidrig anzueignen, wird mit Freiheitsstrafe ... oder mit Geldstrafe bestraft.«

Das Merkmal »wegnimmt« liegt nur vor, wenn der Täter die Sache nicht nur unter Bruch fremden Gewahrsams nimmt, sondern er muss zusätzlich neuen Gewahrsam begründen, was im Selbstbedienungsladen erst erfolgt ist, nachdem der Gegenstand in die Tasche gesteckt wurde. Davor fehlt es an der Wegnahme und damit am Diebstahl. Da der Grundsatz »Ohne Gesetz keine Strafe« Gesetzes- und Verfassungsrang hat, muss eine Bestrafung dann unterbleiben.

> **Beispiel**
>
> Die Beschreibung des Diebstahls in § 242 StGB lautet: »... eine fremde bewegliche Sache einem anderen ... wegnimmt«, so dass die Heilerziehungspflegerin, die eine wertvolle Goldkette in die Tasche steckt, als »Diebin« anzusehen ist, da sie das Merkmal der »Wegnahme« einer »fremden Sache«, wie es im Gesetz beschrieben ist, verwirklicht hat.

9.1.1 Objektiver Tatbestand

> **Definition**
>
> Der *objektive Tatbestand* ist die Beschreibung des äußeren Erscheinungsbildes.

Der objektive Tatbestand ist erfüllt, sofern das Handeln des Tä-ters der Beschreibung im Gesetz entspricht. Das Strafgesetzbuch (StGB) legt die wichtigsten Straftatbestände fest. Die dort genannten Tatbestände werden von der Gesellschaft als diejenigen angesehen, die die Rechtsgüter der Allgemeinheit schützen sollen. Objektive Tatbestände sind beispielsweise »Körperverletzung«, »Mord«, »Nötigung« und »Tötung auf Verlangen«.

Es werden beim Tatbestand zwei Formen der Tatbegehung unterschieden. Ein Tatbestand kann

- entweder durch Tun oder
- durch Unterlassen

verwirklicht werden.

Eindeutig ist die Verwirklichung des gesetzlichen Tatbestandes durch ein *Tun*, somit durch eine bestimmte Handlung, beispielsweise einen Schlag ins Gesicht. Wer einen anderen durch aktives Tun schädigt, hat dafür einzustehen, sofern damit ein Straftatbestand, beispielsweise die Misshandlung eines Menschen, verwirklicht wird. Die Beurteilung, ob eine Strafbarkeit wegen einer *Unterlassung* besteht, ist rechtlich schwieriger. Unterlassen bedeutet, dass eine bestimmte Folge für einen Mitmenschen nicht verhindert wird, obwohl dies möglich gewesen wäre und obwohl ein Handeln erforderlich war.

So ist die Körperverletzung oder die Tötung sowohl durch eine *aktive Handlung*, ein Tun, als auch ein Unterlassen, eine *strafbare Passivität*, möglich. Die strafbare Passivität liegt vor, wenn beispielsweise der Heilerziehungspfleger Maßnahmen nicht ergreift, einen Klienten vor Gefahren zu schützen, obwohl dies *möglich und zumutbar* gewesen wäre.

> **Beispiel**
>
> Eine Heilerziehungspflegerin beobachtet, wie ein Bewohner nur mit dem Schlafanzug bekleidet das Gebäude bei winterlicher Kälte verlässt. Sie hält ihn nicht zurück, obwohl dieses problemlos möglich gewesen wäre. Der Bewohner wird am nächsten Tag in einem Wald in der Nähe tot aufgefunden. Es liegt eine Tötung durch Unterlassen vor.

Ein Unterlassen ist nach § 13 StGB *nur* dann *strafbar*, wenn eine *Verpflichtung zum Tätigwerden* besteht, der »Täter« also Maßnahmen hätte treffen können und müssen. Es muss deshalb eine so genannte *Garantenstellung* vorliegen, aus der sich dann die *Garantenpflicht* (eine »Hilfspflicht«) ergibt.

Die Garantenstellung kann sich aus dem *Gesetz* (beispielsweise Eltern für ihre Kinder, hoheitlich tätige Personen) oder aus dem *Vertrag* (z. B. Heimvertrag oder Krankenhausvertrag in Verbindung mit dem Arbeitsvertrag) ergeben. Pflegekräfte haben zumindest aufgrund des Heimvertrages in Verbindung mit ihrem Arbeitsvertrag eine derartige Garantenstellung. Daraus ergibt sich die Garantenpflicht, gesundheitliche Schäden der Klienten zu verhindern. Hierzu zählt auch die Verhinderung eines Suizides, die Schädigung durch einen Verkehrsunfall oder durch Kälteeinwirkung.

9.1.2 Subjektiver Tatbestand

Die inneren Vorgänge im Täter werden vom subjektiven Tatbestand erfasst. Dazu zählen

- der Vorsatz bei Vorsatzdelikten und
- die Fahrlässigkeit bei Fahrlässigkeitsdelikten.

Es gibt in einzelnen Vorschriften daneben noch weitere subjektive Merkmale, wie die Absicht des Betrügers, sich einen rechtswidrigen Vermögensvorteil zu verschaffen. Sofern das Gesetz nichts anderes aussagt, ist jedoch nur vorsätzliches Handeln strafbar.

> **Definition**
>
> Mit *Vorsatz* handelt derjenige, der den objektiven Tatbestand mit Wissen und Wollen verwirklicht.

Der Täter weiß daher, dass er eine strafbare Handlung begeht und will diese auch begehen, um den strafbaren Erfolg herbeizuführen.

> **Beispiel**
>
> Der Sohn tötet seine pflegebedürftige Mutter, um ihre »Leiden zu beenden«. Er will somit einen Menschen töten und ist sich dessen auch in vollem Umfang bewusst. Das Motiv ist dabei für die Strafbarkeit unbedeutend.

Für Fachkräfte in der Betreuung behinderter Menschen sind, neben den bereits dargestellten Straftaten der Freiheitsberaubung (§ 239 StGB), folgende Vorsatzdelikte bedeutsam:

- Mord (§ 211 StGB):
  (1) Der Mörder wird mit lebenslanger Freiheitsstrafe bestraft.
  (2) Mörder ist, wer aus Mordlust, zur Befriedigung des Geschlechtstriebs, aus Habgier oder sonst aus niedrigen Beweggründen, heimtückisch oder grausam oder mit gemeingefährlichen Mitteln oder um eine andere Straftat zu ermöglichen oder zu verdecken, einen Menschen tötet.
- Totschlag (§ 212 StGB):
  (1) Wer einen Menschen tötet, ohne Mörder zu sein, wird als Totschläger mit Freiheitsstrafe nicht unter fünf Jahren bestraft.

Tathandlung ist bei beiden Tatbeständen die *Tötung* eines *Menschen*. Da das Leben als höchstes Rechtsgut zu bewerten ist, besteht bei Mord die Strafdrohung einer lebenslangen Freiheitsstrafe und beim Totschlag einer Freiheitsstrafe von mindestens fünf Jahren. Sofern die Tötung unter besonderen Gründen erfolgt, also eines der Mordmerkmale (z. B. niedere Beweggründe) erfüllt ist, liegt Mord und nicht Totschlag vor. In der Praxis könnte es bei der »Sterbehilfe« zum Vorwurf des Totschlags kommen. Handlungen zur Herbeiführung des Todes sind nach Aufforderung durch den Getöteten als Tötung auf Verlangen zu werten, ohne die Aufforderung als Totschlag oder gar Mord. Diese Tatbestände unterscheiden sich hinsichtlich der Strafdrohung. Die Höchststrafe ist beim Totschlag 15 Jahre, bei Mord sogar lebenslang.

- Aussetzung (§ 221 StGB):
  (1) Wer einen Menschen
    1. *in eine hilflose Lage versetzt oder*
    2. *in einer hilflosen Lage im Stich lässt, obwohl er ihn in seiner Obhut hat oder im sonst beizustehen verpflichtet ist,*
    3. *und ihn dadurch der Gefahr des Todes oder einer schweren Gesundheitsschädigung aussetzt, wird mit Freiheitsstrafe von drei Monaten bis zu fünf Jahren bestraft.*

(2) Auf Freiheitsstrafe von einem Jahr bis zu zehn Jahren ist zu erkennen, wenn der Täter
   1. *die Tat gegen sein Kind oder eine Person begeht, die ihm zur Erziehung oder zur Betreuung in der Lebensführung anvertraut ist, oder*
   2. *durch die Tat eine schwere Gesundheitsschädigung des Opfers verursacht.*
(3) Verursacht der Täter durch die Tat den Tod des Opfers, so ist die Strafe Freiheitsstrafe nicht unter drei Jahren.
(4) (…)

Tathandlung ist dabei das Aussetzen oder Verlassen eines anderen in *hilfloser Lage*, wobei sowohl das aktive Tun als auch das Unterlassen strafbar sind.

- Körperverletzung (§ 223 StGB):
   (1) Wer eine andere Person körperlich misshandelt oder an der Gesundheit schädigt, wird mit Freiheitsstrafe bis zu fünf Jahren oder mit Geldstrafe bestraft.
   (2) Der Versuch ist strafbar.

Dieser Straftatbestand ist bei der *körperlichen Misshandlung* oder der *Gesundheitsschädigung* eines Menschen gleich welcher Art erfüllt. Selbst die medizinische Behandlung ist eine Körperverletzung, sofern der Betroffene nicht einwilligt. Die Einwilligung macht jede Körperverletzung, mit Ausnahme eines Verstoßes gegen die guten Sitten, nach § 228 StGB rechtmäßig:

> »Wer eine Körperverletzung mit Einwilligung der verletzten Person vornimmt, handelt nur dann rechtswidrig, wenn die Tat trotz der Einwilligung gegen die guten Sitten verstößt.«

Ansonsten hat die Einwilligung zur Folge, dass eine Bestrafung nicht möglich ist (▶ Teil IV Kap. 9.2.3).
Der obige Körperverletzungstatbestand umfasst die »normale« Misshandlung. Bei der *Herbeiführung von schweren Folgen* wie

- der Verlust
   - eines wichtigen Körpergliedes,
   - des Sehvermögens,
   - des Gehörs,
   - der Sprache,
   - der Zeugungsfähigkeit oder
- einer dauernden Entstellung,
- einem Siechtum,
- einer Lähmung oder Geisteskrankheit,

liegt nach § 226 StGB eine *schwere Körperverletzung* vor, und es ist eine höhere Freiheitsstrafe vorgesehen:

(1) Hat die Körperverletzung zur Folge, dass die verletzte Person
   1. *das Sehvermögen auf einem Auge oder beiden Augen, das Gehör, das Sprechvermögen oder die Fortpflanzungsfähigkeit verliert,*
   2. *ein wichtiges Glied des Körpers verliert oder dauernd nicht mehr gebrauchen kann oder*
   3. *in erheblicher Weise dauernd entstellt wird oder in Siechtum, Lähmung oder geistige Krankheit oder Behinderung verfällt,*
   so ist die Strafe Freiheitsstrafe von einem Jahr bis zu zehn Jahren.

Dies gilt entsprechend bei einer *gefährlichen Körperverletzung* mit einer Waffe, insbesondere mit einem Messer oder einem anderen gefährlichen Werkzeug, oder von mehreren gemeinsam (§ 224 StGB):

(1) Wer die Körperverletzung
   1. *durch Beibringung von Gift oder anderen gesundheitsschädlichen Stoffen,*
   2. *mittels einer Waffe oder eines anderen gefährlichen Werkzeugs,*
   3. *mittels eines hinterlistigen Überfalls,*
   4. *mit einem anderen Beteiligten gemeinschaftlich oder*
   5. *mittels eines das Leben gefährdenden Behandlung*
   begeht, wird mit Freiheitsstrafe von sechs Monaten bis zu zehn Jahren, in minder

schweren Fällen mit Freiheitsstrafe von drei Monaten bis zu fünf Jahren bestraft.
(2) Der Versuch ist strafbar.

Auch insoweit erfolgt folglich wegen der höheren Gefahr eine höhere Bestrafung.

Ein weiterer für Pflegekräfte wichtiger Körperverletzungstatbestand ist die

- Misshandlung Schutzbefohlener (§ 225 StGB):
  (1) Wer eine Person unter achtzehn Jahren oder eine wegen Gebrechlichkeit oder Krankheit wehrlose Person, die
  1. seiner Fürsorge oder Obhut untersteht,
  2. seinem Hausstand angehört,
  3. von dem Fürsorgepflichtigen seiner Gewalt überlassen worden oder
  4. ihm im Rahmen eines Dienst- oder Arbeitsverhältnisses untergeordnet ist,
  5. quält oder roh misshandelt, oder wer durch böswillige Vernachlässigung seiner Pflicht, für sie zu sorgen, sie an der Gesundheit schädigt, wird mit Freiheitsstrafe von sechs Monaten bis zu zehn Jahren bestraft.
  (2) Der Versuch ist strafbar.
  (3) Auf Freiheitsstrafe nicht unter einem Jahr ist zu erkennen, wenn der Täter die schutzbefohlene Person durch die Tat in die Gefahr
  1. des Todes oder einer schweren Gesundheitsschädigung oder
  2. einer erheblichen Schädigung der körperlichen oder seelischen Entwicklung bringt.

Durch diese Strafvorschrift werden so genannte *Wehrlose* geschützt, die aufgrund eines besonderen Verhältnisses dem Täter ausgeliefert sind. Eine eventuelle Einwilligung des betroffenen Menschen, des Klienten, wäre wegen Sittenwidrigkeit unwirksam.[125]

---

125 Markus (1988), S. 254

Von Bedeutung ist im Bereich der Heilerziehungspflege die

- Unterlassene Hilfeleistung (§ 323 c StGB):

  »Wer bei Unglücksfällen oder gemeiner Gefahr oder Not nicht Hilfe leistet, obwohl dies erforderlich und ihm den Umständen nach zuzumuten, insbesondere ohne erhebliche eigene Gefahr und ohne Verletzung anderer wichtiger Pflichten möglich ist, wird mit Freiheitsstrafe bis zu einem Jahr oder mit Geldstrafe bestraft.«

Dieser Tatbestand stellt die unterlassene Hilfe bei *Notfällen* unter Strafe. Die Vorschrift selbst nennt *Rechtfertigungsgründe*, wie eigene Gefahr oder Verletzung anderer wichtiger Pflichten.

Die letzte Strafvorschrift, die im Pflegebereich wichtig ist, ist die

- Nötigung (§ 240 StGB):
  (1) Wer einen Menschen rechtswidrig mit Gewalt oder durch Drohung mit einem empfindlichen Übel zu einer Handlung, Duldung oder Unterlassung nötigt, wird mit Freiheitsstrafe bis zu drei Jahren oder mit Geldstrafe bestraft.
  (2) Rechtswidrig ist die Tat, wenn die Anwendung der Gewalt oder die Androhung des Übels zu dem angestrebten Zweck als verwerflich anzusehen ist.
  (3) Der Versuch ist strafbar.
  (4) In besonders schweren Fällen ist die Strafe Freiheitsstrafe von sechs Monaten bis zu fünf Jahren. Ein besonders schwerer Fall liegt in der Regel vor, wenn der Täter
  1. eine andere Person zu einer sexuellen Handlung nötigt,
  2. eine Schwangere zum Schwangerschaftsabbruch nötigt oder
  3. seine Befugnisse oder seine Stellung als Amtsträger missbraucht.

Tathandlung ist die *rechtswidrige Durchsetzung einer Handlung, Duldung* oder einer *Unterlas-*

sung. Dabei muss entweder *Gewalt* angewendet oder mit einem *Übel gedroht* werden. Dieser Tatbestand ist beispielsweise dann erfüllt, wenn ein Klient widerrechtlich zur Einnahme eines Medikamentes veranlasst wird. Eine Nötigung kann gleichfalls vorliegen, wenn ein behinderter Mensch zum *Essen* oder zu einem *Spaziergang* gezwungen wird. Eine Nötigung liegt allerdings nicht vor, sofern Gehhilfen entfernt werden, um den Klienten im Rahmen der Therapie zum selbstständigen Laufen anzuhalten. Insoweit liegt auch keine Freiheitsberaubung vor, wenn er dazu in der Lage ist, die selbstständige Fortbewegung lediglich am fehlenden Willen scheitert.

Die zweite Form des subjektiven Tatbestandes ist die *Fahrlässigkeit*.

Definition

Bei der *Fahrlässigkeit* wird der Tatbestand ungewollt durch die pflichtwidrige Vernachlässigung der im Verkehr erforderlichen Sorgfalt verwirklicht.

Die Elemente der Fahrlässigkeit sind:

- Pflichtwidrigkeit,
- Vorhersehbarkeit und
- Vermeidbarkeit

Die *Pflichtwidrigkeit* liegt bei einem Verstoß gegen bestimmte Verhaltensregeln und Sorgfaltspflichten vor. Die *Vorhersehbarkeit* bedeutet die Erkennbarkeit des drohenden Schadens, d. h. der Schädigung des Klienten. Außerdem muss der Eintritt des Schadens bei ordnungsgemäßem Verhalten des Täters *vermeidbar* gewesen sein.

Beispiel

Der Heilerziehungspfleger H. verabreicht dem Patienten eine überhöhte Dosis eines Beruhigungsmittels, da er die Angabe der Dosis in der Verordnung falsch liest. Der Patient stirbt. Es liegt eine fahrlässige Tötung vor, da wegen fehlender Sorgfalt der Tod eines Menschen infolge der Überdosis eingetreten ist.

Die wichtigsten Fahrlässigkeitstatbestände im Bereich der Pflege sind:

- Fahrlässige Körperverletzung (§ 229 StGB):

»*Wer durch Fahrlässigkeit die Körperverletzung einer anderen Person verursacht, wird mit Freiheitsstrafe bis zu drei Jahren oder mit Geldstrafe bestraft.*«

Der einzige Unterschied zur vorher genannten Körperverletzung nach § 223 StGB ist bei dieser Vorschrift, dass die Verletzung oder Gesundheitsschädigung nicht vorsätzlich, sondern fahrlässig erfolgt.

- Fahrlässige Tötung (§ 222 StGB):

»*Wer durch Fahrlässigkeit den Tod eines Menschen verursacht, wird mit Freiheitsstrafe … oder mit Geldstrafe bestraft.*«

Diese Norm findet dort Anwendung, wo durch die Verletzung von Sorgfaltspflichten der Tod eines Menschen verursacht wird.

9.2 Rechtswidrigkeit

Eine Handlung ist nur dann eine Straftat, wenn zusätzlich zur Tatbestandsmäßigkeit die *Rechtswidrigkeit* vorliegt. Im Normalfall ist eine Tat, die einen gesetzlichen Tatbestand verwirklicht, auch rechtswidrig. Dies gilt aber nicht in denjenigen Fällen, in denen ein Rechtfertigungsgrund vorliegt. Derartige Rechtfertigungsgründe sind:

- Notwehr, Nothilfe (§ 32 StGB),
- Notstand (§ 34 StGB) und
- Einwilligung.

9.2.1 Notwehr

> **Definition**
>
> *Notwehr* (§ 32 StGB) ist die erforderliche Handlung, um einen gegenwärtigen, rechtswidrigen Angriff abzuwehren. Die Nothilfe ist dabei die Verteidigung zu Gunsten eines anderen.

(1) Wer eine Tat begeht, die durch Notwehr geboten ist, handelt nicht rechtswidrig.
(2) Notwehr ist die Verteidigung, die erforderlich ist, um einen gegenwärtigen rechtswidrigen Angriff von sich oder einem anderen abzuwenden.

Zur Abwehr des Angriffes im Rahmen der Notwehr muss stets das *mildeste Mittel* gewählt werden. Selbst bei einem zulässigen Gegenangriff muss die *Verhältnismäßigkeit* beachtet werden. Somit darf keine unangemessen gefährliche Abwehrmaßnahme ergriffen werden. Auch ist die Notwehr nur dann zulässig, wenn überhaupt eine Abwehrhandlung erforderlich ist. Die *Erforderlichkeit* liegt dann nicht vor, wenn beispielsweise der Angegriffene durch ein Ausweichen sich selbst schützen kann. Dies gilt insbesondere bei Angriffen durch Kinder und unter Umständen auch bei (körperlich) behinderten Menschen. Schließlich ist die Notwehr nur bei einem *gegenwärtigen Angriff* zulässig. Ist der Angriff erst zu befürchten oder ist er bereits abgeschlossen, fehlt das Recht zu der Abwehrmaßnahme. Notwehr oder Nothilfe sind also zur Abwehr eines Angriffes zulässig, jedoch darf die Maßnahme nicht rechtsmissbräuchlich eingesetzt werden.

> **Beispiel**
>
> Sobald eine Heilerziehungspflegerin von einem Klienten mit einem gefährlichen Gegenstand angegriffen wird, darf sie selbst angemessene Gewalt anwenden, um den Angriff abzuwehren. Der Gegenangriff ist gestattet, nicht jedoch eine eventuelle Misshandlung des Klienten nach der Abwehr als Rache oder »Erziehungsmaßnahme«.

Bei der Abwehr eines Angriffs kommt es zu einer Situation erheblichen psychischen Drucks. Aus diesem Grund kann es bei der Abwehrhandlung zu einer Überreaktion kommen. Dies hat der Gesetzgeber im § 33 StGB berücksichtigt:

»Überschreitet der Täter die Grenzen der Notwehr aus Verwirrung, Furcht oder Schrecken, so wird er nicht bestraft.«

Sofern die vorgenannten *Grenzen überschritten* werden und aus *Verwirrung*, *Furcht* oder *Schrecken* mehr als die gebotene Verteidigung angewendet wird, muss der Angegriffene also keine Strafe fürchten.

9.2.2 Notstand

Ein weiterer Rechtfertigungsgrund ist der *rechtfertigende Notstand* nach § 34 StGB:

> »Wer in einer gegenwärtigen, nicht anders abwendbaren Gefahr für Leben, Leib, Freiheit, Ehre, Eigentum oder ein anderes Rechtsgut eine Tat begeht, um die Gefahr von sich oder einem anderen abzuwenden, handelt nicht rechtswidrig, wenn bei Abwägung der widerstreitenden Interessen, namentlich der betroffenen Rechtsgüter und des Grades der ihnen drohenden Gefahren, das geschützte Interesse das beeinträchtigte wesentlich überwiegt. Dies gilt jedoch nur, soweit die Tat ein angemessenes Mittel ist, die Gefahr abzuwenden.«

Voraussetzung ist eine *Notstandslage* und somit eine *gegenwärtige Gefahr*, die *nicht mit anderen Mitteln als dem Eingriff* in ein anderes Rechtsgut, d. h. dessen Verletzung, abwendbar ist. Eine Gefahr liegt immer dann vor, sobald die konkrete Möglichkeit des Eintritts eines Schadens besteht. Sie ist gegenwärtig, wenn die gefahrdrohenden Umstände jederzeit in den Schaden umschlagen könnten. Beim Notstand muss eine *Interessenabwägung* erfolgen. Jenes Rechtsgut, das durch die Notstandshandlung *geschützt werden soll, muss höherwertig sein als das beeinträchtigte Rechtsgut*. Das Mittel, das zum Schutz eines Rechtsgutes eingesetzt wird, muss angemessen sein. Auch beim Notstand gilt daher die *Verhältnismäßigkeit*, das Prinzip des geringstmöglichen Eingriffes. Sind alle diese Voraussetzungen erfüllt, bleibt eine tatbestandsmäßige Handlung, wie im Beispiel die Freiheitsberaubung, straflos.

Beispiel

Ein Heilerziehungspfleger beobachtet, wie ein Klient nur mit dem Schlafanzug bekleidet das Heim bei winterlicher Kälte verlässt. Er hält ihn zurück. Der Klient wird dadurch geschützt, so dass die Einschränkung der persönlichen Freiheit, die »Freiheitsberaubung«, wegen der Gefahr für das Leben des Klienten gerechtfertigt ist. Es liegt eine Notstandslage vor. Das Rechtsgut »Leben« ist höher zu bewerten als die freie Entfaltung der Persönlichkeit.

Die Anwendung dieses Rechtfertigungsgrundes muss allerdings auf *kurzzeitige Eingriffe* in fremde Rechtsgüter beschränkt bleiben. Längere Eingriffe in die Freiheitsrechte oder die körperliche Unversehrtheit erfordern die Einschaltung des Betreuungsgerichts.

9.2.3 Einwilligung

Als letzter wichtiger Rechtfertigungsgrund ist die Einwilligung zu nennen. Diese Einwilligung muss grundsätzlich *vom Betroffenen*, d. h. vom Klienten, *selbst erklärt* werden. Dritte Personen wie Angehörige, können keine wirksame Einwilligung erteilen. Es ist folglich nicht möglich, dass die Mutter einer medizinischen Maßnahme zustimmt, die an der volljährigen Tochter erfolgen soll. Angehörige sind nur dann zur Einwilligung berechtigt, wenn sie gleichzeitig *gesetzliche Vertreter*, wie Betreuer, Eltern oder Vormund sind, und der Betroffene *nicht einwilligungsfähig* ist. Die Einwilligungsfähigkeit kann jedoch nicht mit der Geschäftsfähigkeit gleichgesetzt werden. Trotz fehlender oder eingeschränkter Geschäftsfähigkeit ist ein Klient *einsichtsfähig* und damit *einwilligungsfähig*, wenn er in der Lage ist, die Bedeutung und Tragweite seiner Entscheidung zu erfassen (▶ Teil III, Kap. 3.3.7).

Beispiel

Der erwachsene Klient soll operativ behandelt werden. Der Arzt befragt dazu die Eltern, da der Sohn »es doch nicht verstehen kann«, ohne dass eine Betreuung besteht. Die Eltern stimmen der Einweisung in das Krankenhaus zu, der Sohn wird nicht um Zustimmung gebeten. Da er selbst in der Lage gewesen wäre, die Notwendigkeit der Operation zu verstehen, hätte nur er die Einwilligung erteilen können. Diejenigen medizinischen Maßnahmen, die ohne seine Zustimmung erfolgen, sind rechtswidrig und erfüllen den Tatbestand der Körperverletzung.

Selbst bei ständig einwilligungsunfähigen, volljährigen Personen sind die Angehörigen nicht zur Zustimmung berechtigt. Es müssen immer der Betreuer oder bei Minderjährigen Eltern oder der Vormund entscheiden. Lediglich bei *dringenden Maßnahmen*, beispielsweise bei Lebensgefahr, muss nach dem *mutmaßlichen Willen* gehandelt werden, sofern der Betroffene *nicht selbst* einwilligen kann und auch kein Betreuer vorhanden oder erreichbar ist. Bei dem mutmaßlichen Willen muss ermittelt werden, welche Maßnahmen im Interesse des Klienten liegen. Hier können, um den mutmaßlichen Willen zu ermitteln, auch die Angehörigen befragt werden. Im Zweifel ist dahingehend zu entscheiden, dass es im Interesse des Klienten liegt, seine Schmerzen zu lindern und seine Gesundheit wiederherzustellen bzw. sein Leben zu retten. Es empfiehlt sich, die Gründe für die Entscheidung zu einer medizinischen Behandlung ohne Einwilligung, insbesondere den Grund für die Annahme eines mutmaßlichen Willens und die fehlende Möglichkeit, die Einwilligung einzuholen, schriftlich niederzulegen.

Beispiel

Sobald der Klient das Bewusstsein verliert, können und müssen alle erforderlichen Maßnahmen zu seiner Lebensrettung unternommen werden. Sein mutmaßlicher Wille, gerettet zu werden, wird vorausgesetzt.

Es muss beachtet werden, dass ein Klient, für den eine *Betreuung* besteht, *nicht allein deshalb einwilligungsunfähig* ist. Es gelten trotzdem noch die obigen Grundsätze, so dass der *natürliche Wille* maßgebend ist.

Die Einwilligung kann jederzeit *widerrufen* werden. Dies ist dann auch unbedingt zu beachten, sofern nicht eine Notsituation vorliegt. Nach dem Widerruf sind freiheitsbeschränkende oder medizinische Maßnahmen rechtswidrig und damit strafbar.

9.3 Schuld

Das letzte Merkmal einer Straftat, das als Voraussetzung für die Bestrafung vorliegen muss, ist die Schuld. Es ist hier die Frage zu beurteilen, ob dem Täter die rechtswidrige Tat persönlich vorzuwerfen ist. *Zum Zeitpunkt der Tat* muss die *Schuldfähigkeit* vorliegen. Davon ist grundsätzlich auszugehen, d.h. es wird vermutet, dass der erwachsene Mensch schuldfähig ist. Einschränkungen ergeben sich nur im nachfolgend genannten Umfang:

Bei Kindern besteht *bis zur Vollendung des vierzehnten Lebensjahres* eine Schuldunfähigkeit, die Strafunmündigkeit. Sie können vorher nicht bestraft werden, gleichgültig welche Straftat begangen worden ist. Selbst nach dem vierzehnten Lebensjahr ist eine Sonderbehandlung vorgesehen. Bis zur *Vollendung des achtzehnten Lebensjahres* gilt das Jugendstrafrecht (§ 1 JGG). Dieses unterscheidet sich vom normalen Strafrecht durch eine Höchstgrenze für Freiheitsstrafen (näheres dazu in ▶ Teil IV, Kap. 12)

Schuldunfähig sind nach § 20 StGB auch Personen, die wegen einer *schweren psychischen Erkrankung* oder *schweren geistigen Behinderung* nicht in der Lage sind, das Unrecht der Tat einzusehen oder nach dieser Einsicht zu handeln:

»*Ohne Schuld handelt, wer bei Begehung der Tat wegen einer krankhaften seelischen Störung, wegen einer tiefgreifenden Bewusstseinsstörung oder wegen*

Schwachsinns oder einer schweren anderen seelischen Abartigkeit unfähig ist, das Unrecht der Tat einzusehen oder nach dieser Einsicht zu handeln.«

Voraussetzung ist eine erhebliche *Minderung der Einsichts- und Steuerungsfähigkeit*. Diese Personen können wegen einer Tat nicht bestraft werden. Bei einer weniger starken psychischen Erkrankung oder geistigen Behinderung kann *verminderte Schuldfähigkeit* (§ 21 StGB) vorliegen, die Strafe wird dann gemildert. Menschen mit geistiger Behinderung können daher nicht strafrechtlich zur Verantwortung gezogen werden, wenn sie durch die Behinderung nicht einsichts- und steuerungsfähig waren.

10 Rechtsfolgen

Sobald eine Straftat begangen worden ist, sieht das Gesetz, insbesondere das Strafgesetzbuch, bestimmte *Rechtsfolgen* vor. Es handelt sich dabei um die

- Geldstrafe oder
- Freiheitsstrafe.

Bei *Ordnungswidrigkeiten* wird eine *Geldbuße* verhängt, die durch Erzwingungshaft vollstreckt werden kann. Sie ist aber nicht mit der Geldstrafe gleichzusetzen.

Die Verhängung einer Geldstrafe ist zuerst in Betracht zu ziehen, sofern nicht die entsprechende Strafvorschrift lediglich die Möglichkeit einer Freiheitsstrafe als Ahndung der Tat vorsieht. Wird die Geldstrafe nicht bezahlt, muss der Täter die *Ersatzfreiheitsstrafe* verbüßen (§ 43 StGB). Die Geldstrafe wird in eine Freiheitsstrafe umgewandelt, für die jedoch auf Antrag bei der Staatsanwaltschaft *gemeinnützige Arbeit* geleistet werden kann.

Die Freiheitsstrafe kommt lediglich bei schwereren Straftaten und im Wiederholungsfall in Betracht. Die Mindeststrafe beträgt einen Monat und die zeitliche Höchststrafe 15 Jahre. Bei besonderen Straftaten (Mord) wird die lebenslange Freiheitsstrafe verhängt. Die Freiheitsstrafe kann **zur** *Bewährung* ausgesetzt werden, was jedoch nur bis zur Dauer von zwei Jahren möglich ist.

Für die Höhe der Strafe sind die Schwere der Tat und die Vorstrafen des Täters maßgebend. Bei der Geldstrafe müssen auch die finanziellen Verhältnisse des Täters berücksichtigt werden (§ 40 StGB). In der Praxis wird deshalb auf der Grundlage des Nettoeinkommens und der finanziellen Verpflichtungen ein *Tagessatz* gebildet, der dem dreißigsten Teil des verbleibenden Einkommens entspricht.

Im Strafgesetzbuch sind zu den genannten Strafen noch Nebenstrafen und Nebenfolgen vorgesehen. Dazu zählen

- das Fahrverbot,
- der Verlust des Wahlrechts und der
- Verlust des öffentlichen Amtes.

Das *Fahrverbot* wird insbesondere bei Verkehrsstraftaten verhängt.

Außerdem sind noch Maßnahmen zur Besserung und Sicherung vorgesehen, wobei im Pflegebereich wichtig sind:

- Unterbringung in einem psychiatrischen Krankenhaus (§ 63 StGB) und
- Berufsverbot (§ 70 StGB).

Die *Unterbringung in einem psychiatrischen Krankenhaus* nach § 63 StGB wird angeordnet, sofern eine rechtswidrige Tat im Zustand der Schuldunfähigkeit oder der verminderten Schuldfähigkeit begangen wird. Voraussetzung ist, dass infolge der Erkrankung auch zukünftig erhebliche Taten zu erwarten sind und der Täter eine Gefahr für die Allgemeinheit darstellt, also Wiederholungsgefahr besteht. Diese Maßregel kann deshalb auch bei geistig behinderten Menschen verhängt werden, sofern sie bei der Tat schuldunfähig waren und weitere Taten zu erwarten sind. Die Verhängung des *Berufsverbotes* erfordert nach § 70 StGB die Begehung einer Straftat unter Missbrauch des Berufs oder die grobe

Verletzung seiner Pflichten. Das Berufsverbot kann für die Dauer von einem Jahr bis zu fünf Jahren verhängt werden.

Jede Strafe wird in das *Bundeszentralregister* eingetragen. Diese Eintragungen können dann im sogenannten Führungszeugnis erscheinen, allerdings nicht immer. In das Führungszeugnis werden nicht eingetragen:

1. Jugendstrafen bis zu einer bestimmten Höhe,
2. *erstmalige* Geldstrafen, die nicht höher als 90 Tagessätze liegen oder Freiheitsstrafen bis 3 Monate,
3. erstmalige Verurteilungen von drogenabhängigen Straftätern, die zwei Jahre Freiheitsstrafe nicht überschreiten und die Vollstreckung der Strafe nach § 35 BtMG zugunsten einer Therapie zurückgestellt, und nach erfolgreicher Therapie nach § 36 BtMG zur Bewährung ausgesetzt wurde.

11 Strafverfahren

Das Strafverfahren kann eingeleitet werden sowohl durch eine *Strafanzeige*, die durch die Polizei, eine Behörde oder eine Privatperson erfolgen kann, als auch durch einen *Strafantrag*. Es werden dabei zwei Arten von Delikten unterschieden:

- Antragsdelikt und
- Offizialdelikt.

Der Strafantrag stellt eine besondere Form der Strafanzeige dar. Eine Verfolgung von bestimmten Taten ist nur aufgrund eines Strafantrages möglich. Dies sind die *Antragsdelikte*. Hierzu zählen Delikte wie

- fahrlässige Körperverletzung,
- Beleidigung, Verleumdung,
- einfache Körperverletzung,
- Sachbeschädigung und
- Hausfriedensbruch.

Dieser Strafantrag muss *schriftlich* innerhalb einer *Frist* von drei Monaten ab Kenntnis der Tat gestellt werden. Zum Antrag ist der Betroffene selbst oder nach seinem Tod bestimmte Angehörige berechtigt.

Die *Staatsanwaltschaft* leitet bei beiden Arten die Ermittlungen mit der Hilfe der *Polizeibehörden*. Die Staatsanwaltschaft kann das Ermittlungsverfahren aber auch einleiten, sofern sie ohne Strafanzeige Kenntnis von einer Straftat erlangt. Besondere Ermittlungshandlungen, wie Durchsuchungen von Wohnungen oder die Untersuchungshaft, müssen *vom Richter angeordnet* werden.

Sobald die Staatsanwaltschaft ausreichend ermittelt hat, bestehen mehrere Möglichkeiten, das Verfahren abzuschließen:

- Es erfolgt die *Einstellung* des Verfahrens wegen mangelnden Tatverdachts, sofern die Ermittlungen keine Schuld des Täters ergeben.
- Bei geringer Schuld kann das Verfahren gegen Zahlung eines bestimmten Betrags, beispielsweise an eine gemeinnützige Organisation, oder der Auflage der *Wiedergutmachung des Schadens* nach § 153 a StPO eingestellt werden.
- Bei leichteren Straftaten kann ein *Strafbefehl* beantragt werden, der vom Richter erlassen wird. Der Beschuldigte hat dann die Möglichkeit, innerhalb von *zwei Wochen Einspruch* einzulegen. Danach erfolgt die Überprüfung in einer Hauptverhandlung vor dem Gericht.
- Bei schwereren Fällen wird *Anklage* erhoben. Auf die Anklage der Staatsanwaltschaft erfolgt eine *Hauptverhandlung* vor dem zuständigen Amts- oder Landgericht. Dieses spricht dann nach Prüfung des Sachverhaltes ein Urteil. In der Verhandlung hat der Angeklagte Gelegenheit zur Stellungnahme, es werden Zeugen und Sachverständige vernommen sowie Urkunden vorgelegt. Nach den Plädoyers des Staatsanwaltes und des Verteidigers wird das *Urteil* verkündet.

Der Verurteilte hat die Möglichkeit, gegen das Urteil Rechtsmittel einzulegen. Es stehen dabei grundsätzlich zwei Möglichkeiten zur Verfügung. Eine davon ist die *Berufung*, bei der in der nächsthöheren Instanz der gesamte

Sachverhalt nochmals in einer neuen Hauptverhandlung überprüft wird. Die zweite Art des Rechtsmittels ist die *Revision*. Diese gibt die Möglichkeit, das Urteil gleichfalls in der höheren Instanz auf Rechtsfehler überprüfen zu lassen.

Wiederholungsfragen

- Welche drei Elemente müssen bei einer Straftat erfüllt sein?
- Welche Rechtfertigungsgründe kennen Sie?
- Was für Körperverletzungstatbestände gibt es?
- Wann ist eine Person schuldunfähig?
- Wer handelt fahrlässig?
- Welche Rechtsfolgen drohen bei einer Straftat?
- Was ist ein Strafbefehl?

12 Jugendstrafrecht

Im Vordergrund des Jugendstrafrechts steht der *erzieherische Charakter* verschiedener Sanktionen. Das Jugendstrafrecht ist im *Jugendgerichtsgesetz* (JGG) geregelt. Es verweist dabei hinsichtlich der allgemeinen Strafbarkeit auf die Vorschriften des allgemeinen Strafrechts (z. B. Strafgesetzbuch, Betäubungsmittelgesetz etc.).

Ein Kind, d. h. eine Person unterhalb des 14. Lebensjahres, ist strafrechtlich nicht verantwortlich, erst ein *Jugendlicher*, der zur Zeit der Tat das 14. Lebensjahr vollendet hat, aber noch nicht 18 Jahre alt ist. Das JGG nennt zusätzlich den *Heranwachsenden*, der zwar 18, aber noch nicht 21 Jahre alt ist. Entscheidend ist das Alter zum Zeitpunkt der Tat.

Das Alter des Jugendlichen ist für die Strafbarkeit jedoch nicht allein maßgeblich, sondern es ist zu prüfen, ob er zur Zeit der Tat nach seiner *sittlichen und geistigen Entwicklung* reif genug war, das Unrecht der Tat einzusehen und nach dieser Einsicht zu handeln (§ 3 Satz 1 JGG). Wird das verneint, kommen nur Maßnahmen des Familiengerichts, u. U. Unterbringung in der Kinder- und Jugendpsychiatrie in Betracht (§ 3 Satz 2 JGG).

Wegen der Besonderheiten bei jugendlichen Straftätern wendet das Jugendstrafrecht neben den normalen Sanktionen wie *Geld- und Freiheitsstrafe* noch zusätzlich *Erziehungsmaßregeln und Zuchtmittel* an, zusätzlich bei Schuldunfähigkeit die *Maßregeln der Besserung und Sicherung* nach § 7 JGG i. V. mit § 61 ff. StGB. Im Jugendstrafrecht ist es im Gegensatz zum Erwachsenenstrafrecht möglich, verschiedene Rechtsfolgen zu kombinieren, also Erziehungsmaßregeln und Zuchtmittel nebeneinander festzusetzen. Auch können mehrere Erziehungsmaßregeln und mehrere Zuchtmittel kombiniert werden. Bei der Verhängung jeder Art von Sanktion ist zu berücksichtigen, dass das Unrecht der Tat gegen die Folgen der Straftat für die weitere Entwicklung des Jugendlichen abzuwägen ist.[126]

Zuerst muss der Richter prüfen, ob Erziehungsmaßregeln nach §§ 9 ff. JGG ausreichen. Diese dienen der Erziehung, weshalb Erziehungsbedürftigkeit und Erziehungsfähigkeit vorliegen müssen.

Erziehungsmaßregeln sind:

- Erteilung von Weisungen,
- Verpflichtung zur Inanspruchnahme von Hilfen zur Erziehung und/oder
- Arrest.

Nach § 10 Abs. 1 Satz 1 JGG sind *Weisungen* Gebote und Verbote, die die Lebensführung des Jugendlichen regeln und dadurch seine Erziehung fördern und sichern sollen. Eine Abänderung der Weisungen ist trotz Rechtskraft möglich, wenn sich etwa die persönlichen Verhältnisse des Jugendlichen nachträglich ändern. Änderungen sind auch zulässig, wenn die Weisung nachträglich abweichend beurteilt wird, sich etwa als übertrieben, ungeeignet oder nicht zu überwachend herausstellt. Erziehungsmaßregeln sind nach § 10 Abs. 1 Satz 3 JGG vor allem die

- die Erbringung von Arbeitsleistungen,
- die Unterstellung unter einen Betreuungshelfer,

---

126 Vgl. BGHSt 36, 37, 42

- die Teilnahme an einem sozialen Trainingskurs,
- der Täter-Opfer-Ausgleich und
- die Teilnahme an einem sozialen Trainingskurs

Hilfen zur Erziehung sind Verpflichtungen, im Einvernehmen mit dem Jugendamt und unter den Voraussetzungen des SGB VIII (Jugendhilferecht):

- Erziehungsbeistandschaft (§ 30 SGB VIII) und
- Betreutes Wohnen.

Befolgt der Verurteilte Weisungen schuldhaft nicht, so kann er mit »Ungehorsamsarrest« bis zu vier Wochen Dauer belegt werden (§ 11 Abs. 3 JGG).

Zusätzlich sieht das Jugendstrafrecht *Zuchtmittel* nach § 13 JGG vor.

> **Definition**
>
> *Zuchtmittel* sind ein eindringlicher tatbezogener Mahn- und Ordnungsruf.

Sie sind als weniger belastende Maßnahme als die Jugendstrafe eingestuft und haben nicht die rechtlichen Auswirkungen einer Strafe. Zuchtmittel dienen zwar auch der Ahndung und Sühne, sollen aber auch die Entwicklung des Täters erzieherisch begünstigen. Da wiederum der Erziehungsgedanke angesprochen wird, kommen Zuchtmittel bei kriminellen, verwahrlosten oder erheblich gefährdeten Jugendlichen nicht in Betracht, da bei ihnen eine erzieherische Beeinflussung gerade ausscheidet. In Betracht kommen nach § 13 Abs. 2 JGG als Zuchtmittel:

- Verwarnung nach § 14 JGG,
- Erteilung von Auflagen nach § 15 JGG und
- Jugendarrest nach § 16 JGG.

Die *Verwarnung* nach § 14 JGG beinhaltet eine förmliche Zurechtweisung des Täters und unterscheidet sich nicht wesentlich von der Ermahnung nach § 45 JGG.

Auflagen sind nach § 15 JGG vor allem:

- Schadenswiedergutmachung,
- Entschuldigung und
- Arbeits- und Geldauflagen.

Bei der *Wiedergutmachungsleistung* muss eine zivilrechtliche Grundlage bestehen, ansonsten wäre diese Auflage gesetzeswidrig. Die Höhe dieses Anspruchs begrenzt auch die Höhe der Auflage. In der Praxis sehr häufig ist die *Arbeitsauflage*, die oft allein in der Lage ist, eine vernünftige Reaktion auf Fehlverhalten zu bieten. Sanktionen sollen als eine Reaktion auf kriminelles Unrecht erfolgen, so dass sie eine für den Täter selbst spürbare Maßnahme darstellen. Bei der Arbeitsauflage ist dies anzunehmen, da sich der Täter selbst mit seiner Person einzubringen hat. Bei der *Geldauflage* muss ausdrücklich darauf geachtet werden, dass sie aus eigenen Mitteln gezahlt werden kann.

Schließlich ist als schärfstes Zuchtmittel der *Jugendarrest*. Nach § 16 JGG wird Jugendarrest in der Form des Freizeit-, des Kurz- und des Dauerarrestes verhängt. Dabei wird der *Freizeitarrest* für die wöchentliche Freizeit (also das Wochenende Samstagmorgen bis Sonntagnachmittag, um Arbeitsaufnahme am Montag zu ermöglichen) verhängt und auf eine oder zwei Freizeiten bemessen. *Kurzarrest* wird anstelle des Freizeitarrestes verhängt, wenn der zusammenhängende Vollzug aus erzieherischen Gründen zweckmäßig ist. Ein Freizeitarrest entspricht dabei zwei Tagen Kurzarrest. Eine nachträgliche Umwandlung ist möglich (§ 86 JGG). Der *Dauerarrest* beträgt 1 bis 4 Wochen. Der Arrest wird in speziellen Jugendarrestanstalten vollzogen (§ 90 Abs. 2 JGG). Insgesamt soll der Arrest dem Jugendlichen als ernste Warnung dienen und zum Nachdenken anregen. Einzelheiten regelt die JAVollzO, deren Grundlage ist § 115 JGG.

> **Definition**
>
> Die *Jugendstrafe* ist Freiheitsentziehung in einer Jugendstrafanstalt (§ 17 Abs. 1 JGG).

Die *Dauer* der Jugendstrafe reicht bei Jugendlichen von 6 Monaten bis zu 5 Jahren. Wenn es sich um ein Verbrechen handelt, das nach allgemeinem Strafrecht mit einer Höchststrafe von mehr als 10 Jahren bedroht ist, ist das Höchstmaß 10 Jahre. Abweichend hiervon ist bei Heranwachsenden die Höchststrafe allgemein 10 Jahre (§ 105 Abs. 3 JGG). Sie ist eine unabhängig vom Erwachsenenstrafrecht ausgestaltete Freiheitsstrafe und in erster Linie *Erziehungsstrafe*. Sie ist die einzige »kriminelle« Strafe des Jugendstrafrechts.

Jugendstrafe ist *zu verhängen*, wenn wegen der schädlichen Neigungen des Jugendlichen, die in der Tat hervorgetreten sind, Erziehungsmaßregeln oder Zuchtmittel zur Erziehung nicht ausreichen oder wegen der Schwere der Schuld Strafe erforderlich ist. *Schädliche Neigungen* sind nach der Rechtsprechung »erhebliche Anlage- oder Erziehungsmängel, die ohne längere Gesamterziehung des Täters die Gefahr von Störungen der Gemeinschafts-Ordnung durch weitere Straftaten begründen«. Diese müssen dabei so schwer sein, dass deren Beseitigung sinnvoll nur in einem länger dauernden Strafvollzug versucht werden kann. Der Täter muss sich bereits daran gewöhnt haben, aus einer in seiner Persönlichkeit wurzelnden falschen Trieb- oder Willensrichtung zu handeln. Die schädlichen Neigungen müssen in der Tat hervorgetreten sein und im Zeitpunkt der Entscheidung noch bestehen und weitere Straftaten befürchten lassen. Das setzt voraus, dass die erheblichen Persönlichkeitsmängel schon vor der Tat, ggf. auch verborgen, angelegt waren.

Die *Schwere der Schuld* kann die Jugendstrafe erfordern. Sie ergibt sich aus dem Gewicht der Tat und der persönlichkeitsbegründenden Beziehung des Jugendlichen zu der Tat. Dabei sind alle für das Maß der Schuld bedeutsamen Gesichtspunkte, vor allem auch Tatmotive, zu berücksichtigen. Es geht um die *Einzeltatschuld*, nicht um eine Charakterschuld. Unter diesem Gesichtspunkt wird Jugendstrafe bei Fahrlässigkeitstaten in der Regel nicht zu verhängen sein.

Bei der Verurteilung zu einer Jugendstrafe bis zu zwei Jahren ist deren Aussetzung zur Bewährung zu prüfen. Bei der Verurteilung zur *Jugendstrafe bis zu einem Jahr* setzt das Gericht die Vollstreckung der Strafe zur Bewährung aus, wenn zu erwarten ist, dass sich der Jugendliche bereits die Verurteilung zur Warnung dienen lassen und auch ohne die Einwirkung des Strafvollzugs unter der erzieherischen Einwirkung in der Bewährungszeit künftig einen rechtschaffenen Lebenswandel führen wird. Bei der Entscheidung sind die Persönlichkeit des Jugendlichen, sein Vorleben, die Umstände der Tat, sein Verhalten nach der Tat, seine Lebensverhältnisse und die Wirkungen zu berücksichtigen, die von der Aussetzung für ihn zu erwarten sind. Bei Verurteilung zu einer *Jugendstrafe zwischen ein und zwei Jahren* muss ebenfalls Strafaussetzung zur Bewährung bewilligt werden, wenn nicht ausnahmsweise die Vollstreckung der Strafe im Hinblick auf die Entwicklung des Jugendlichen geboten ist.

Bei Nichtbeachtung von Bewährungsauflagen oder sonstigen Weisungen oder Auflagen ist der *Ungehorsamsarrest* zu verhängen, wenn ein Bewährungswiderruf noch nicht geboten ist. Der *Widerruf* der *Strafaussetzung* ist möglich, wenn

- der Jugendliche *in der Bewährungszeit* eine *Straftat begeht* und dadurch zeigt, dass die Erwartung, die der Strafaussetzung zu Grunde lag, sich nicht erfüllt hat oder
- ein *rechtskräftiges Urteil* wegen der neuen Straftat vorliegt oder
- wenn der Jugendliche *gegen Weisungen* gröblich oder beharrlich verstößt oder sich der *Aufsicht und Leitung des Bewährungshelfers* beharrlich *entzieht* und dadurch Anlass zu der Besorgnis gibt, dass er erneut

Straftaten begehen wird. Bei der anzustellenden Gesamtwürdigung aller Umstände sind hierfür konkrete und objektivierbare Verdachtsmomente nötig oder
- der Jugendliche gröblich oder beharrlich *gegen Auflagen verstößt*. Hier ist also nicht erforderlich, dass der Verstoß zu der Annahme führt, die Erwartungen, die der Strafaussetzung zu Grunde lagen, hätten sich nicht erfüllt und schon gar nicht, dass die Gefahr weiterer Straftaten bestünde.

Nach Ablauf der *Bewährungszeit* ist die Jugendstrafe zu erlassen, wenn ein Widerruf nicht in Betracht kommt. Gleichzeitig mit dem Erlass der Jugendstrafe wird der *Strafmakel* für *beseitigt* erklärt (§ 100 JGG). Dies gilt nicht bei Sexualstraftaten und anderen gefährlichen Straftaten.

Das Jugendstrafrecht kennt auch die Aussetzung der Verhängung der Jugendstrafe. Dies dann, wenn nicht mit Sicherheit festgestellt werden kann, ob in der Straftat des Jugendlichen schädliche Neigungen in einem Umfang hervorgetreten sind, die die Verhängung einer Jugendstrafe erforderlich machen. Dann wird die Entscheidung über die Verhängung einer Jugendstrafe für eine *Bewährungszeit* ausgesetzt, allerdings nicht bei Jugendstrafen, die wegen Schwere der Schuld geboten sind. Unter Umständen ist später in einem weiteren Urteil eine Jugendstrafe festzusetzen. Ist dies nicht der Fall, so wird der Schuldspruch getilgt.

Aufgrund des erzieherischen Gedankens des Jugendstrafrechts beinhaltet auch das Verfahren einige Besonderheiten. Neben der *Einstellung wegen geringer Schuld* kommt eine *Verfahrenseinstellung* auch dann durch den Staatsanwalt in Betracht, *wenn eine erzieherische Maßnahme* bereits eingeleitet oder durchgeführt ist und eine Beteiligung des Richters nicht erforderlich ist. Eine Verfahrenseinstellung ist auch möglich, wenn der Staatsanwalt eine Anklageerhebung nicht für erforderlich hält, aber eine Einschaltung des Gerichts für notwendig gehalten wird. Er schlägt dann nach § 45 Abs. 3 JGG eine *Ermahnung, die Erteilung von Weisungen und Auflagen* vor. Entspricht der Jugendrichter der Anregung, so sieht der Staatsanwalt nach Befolgung durch den Jugendlichen von der Verfolgung ab.

Auch *nach Erhebung der Anklage* bestehen *Einstellungsmöglichkeiten* nach § 47 JGG bei geringer Schuld oder dann, wenn eine erzieherische Maßnahme eingeleitet oder durchgeführt ist oder wenn die strafrechtliche Verantwortlichkeit. Dabei ist jeweils die Zustimmung des Staatsanwalts erforderlich. Werden Weisungen oder Auflagen festgesetzt, so erfolgt zunächst vorläufige Einstellung mit einer Fristsetzung von bis zu 6 Monaten für die Erfüllung, dann kommt es zur endgültigen Einstellung. Bei einer Verfahrenseinstellung kommen *Ungehorsamsfolgen nicht in Betracht*, also auch kein Ungehorsamsarrest. Folge der Nichterfüllung durch den Jugendlichen ist die Wiederaufnahme des vorläufig eingestellten Verfahrens. Die Staatsanwaltschaft kann beim Jugendrichter schriftlich oder auch mündlich beantragen, im *vereinfachten Jugendverfahren* zu entscheiden, wenn nur Weisungen, Erziehungsbeistandschaft, Zuchtmittel, Fahrverbot, Fahrerlaubnisentziehung mit nicht mehr als zwei Jahren Sperrfrist, Verfall oder Einziehung zu erwarten sind. Dieser Antrag steht der Anklage gleich. Gegen Heranwachsende ist das vereinfachte Jugendverfahren nicht zulässig.

Die *Jugendgerichtshilfe* durch die Jugendämter soll die Persönlichkeit des Angeklagten einschließlich seines Werdeganges und seiner Umwelt erforschen. Sie erstellt dazu einen Bericht, der dann in die Hauptverhandlung eingeführt wird. Im Verfahren gegen Jugendliche sind gleichfalls die Erziehungsberechtigten zu beteiligten (§§ 50, 67 JGG). *Verhandlungen* vor den Jugendgerichten sind *nichtöffentlich*, wenn der Angeklagte zum Tatzeitpunkt Jugendlicher war, dagegen *öffentlich*, wenn er Heranwachsender oder Erwachsener war.

In besonderen Fällen ist das Jugendstrafrecht auf Erwachsene und Heranwachsende anzuwenden, wenn

- *Reifeverzögerungen* vorliegen, d. h. aufgrund einer Gesamtwürdigung der Persönlichkeit des Täters sich ergibt, dass er zur Zeit der Tat nach seiner sittlichen und geistigen Entwicklung noch einem Jugendlichen gleichstand. *Anhaltspunkte* für das Vorliegen von Reifeverzögerungen können sein: Vorherrschen des Gefühle- und Trieblebens (Besitz-, Geschlechtstrieb, sinnlose Zerstörungswut, Lust am Quälen); Launen, allgemeine Unausgeglichenheit; spielerische Einstellung zur Arbeit, die sich häufig etwa in mangelndem Durchhaltevermö-gen bei der Arbeit oder bei der Lehre oder beim Besuch der Berufsschule zeigt.
- es sich nach Art, den Umständen oder den Beweggründen der Tat um eine *Jugendverfehlung* handelt. Von einer Jugendverfehlung wird dann auszugehen sein, wenn sie im konkreten Fall auf jugendlichem Leichtsinn, Unüberlegtheit oder sozialer Unreife beruht. Jugendtypisches Verhalten liegt vor bei: Mangel an Ausgeglichenheit und Besonnenheit, Hemmungsvermö-gen und Beherrschung; volles Ausleben von Wut und Zorn; Imponiergehabe etc. (z. B. Sachbeschädigungen, »Mutproben« bei Ladendiebstählen).

Gegen Urteile der Jugendgerichte sind grundsätzlich dieselben Rechtsmittel gegeben wie gegen Urteile der Erwachsenengerichte.

13 Besondere strafrechtliche Probleme

13.1 Sterbehilfe

Die Sterbehilfe stellt ein äußerst umstrittenes Thema dar. Die Problematik der Sterbehilfe wird deutlich in dem Zitat: »Das Recht darf nicht zu viel riskieren, wo es um das heute höchste Gut, das Leben geht. Es darf nicht auch zu streng sein, wo es um Würde, Selbstbestimmung und Barmherzigkeit geht.«[127]
Die Sterbehilfe muss beurteilt werden vor dem Hintergrund des *verfassungsrechtlichen Schutzes des Lebens* und dem allgemeinen *Persönlichkeitsrecht* in Art. 2 GG:

(1) Jeder hat das Recht auf die freie Entfaltung seiner Persönlichkeit, soweit er nicht die Rechte anderer verletzt und nicht gegen die verfassungsmäßige Ordnung oder das Sittengesetz verstößt.
(2) Jeder hat das Recht auf Leben und körperliche Unversehrtheit ...

Ferner muss die *ethische Verantwortung* jedes Menschen berücksichtigt werden, das Leben anderer zu achten und zu schützen. Außerdem ist in unserer Rechtsordnung ein *strafrechtlicher Schutz des Lebens* vorgesehen.

Im Rahmen der Sterbehilfe muss jedoch andererseits gelten, dass »das Lebensrecht kein Lebenszwang« ist[128] und daher jeder Mensch das Recht auf einen würdigen Tod hat, somit jedem ein menschenwürdiges Sterben ohne die Verlängerung des Lebens und dabei oft das Leiden um jeden Preis ermöglicht werden soll. Die Frage des Sterbens in Würde sollte jedoch nur dort Bedeutung haben, wo der betroffene Mensch *selbstbestimmt* für den Abbruch oder das Unterlassen von lebensverlängernden Maßnahmen entscheidet. Die holländische Lösung mit der Zulassung von aktiver Sterbehilfe unter bestimmten Voraussetzungen bietet erhebliche *Möglichkeiten des Missbrauchs*.

Vor dem Hintergrund dieser grundsätzlichen Überlegungen soll nachfolgend der derzeitige Rechtszustand dargestellt werden. Im Rahmen der Sterbehilfe müssen

- aktive Sterbehilfe,
- indirekte Sterbehilfe,
- passive Sterbehilfe,
- Behandlungsabbruch und
- Beihilfe zum Selbstmord (Suizid)

unterschieden werden.

13.1.1 Aktive Sterbehilfe

Die aktive Sterbehilfe ist nach § 216 StGB als Tötung auf Verlangen *stets strafbar*:

> »Ist jemand durch das ausdrückliche und ernstliche Verlangen des Getöteten zur Tötung bestimmt worden, so ist auf Freiheitsstrafe von sechs Monaten bis zu fünf Jahren zu erkennen.«

Sie stellt ohne den ausdrücklichen Wunsch des Betroffenen, dessen ausdrückliches und

---

127 Süddeutsche Zeitung vom 14.09.1994
128 Küng, DS v. 10.03.1995

ernstliches Verlangen, einen Totschlag gemäß § 212 StGB dar, oder es ist im Extremfall sogar ein Mord nach § 211 StGB anzunehmen. Erfolgt die Tötung auf den *ernstlichen Wunsch* des Betroffenen, so liegt die (strafbare) *Tötung auf Verlangen* vor. Der Wunsch ist nicht als ernstlich anzusehen, wenn der Betroffene nicht einsichts- und urteilsfähig ist.[129] Deshalb ist beim Vorliegen von psychischen Erkrankungen mit Wahnvorstellungen oder Depressionen ein ernstlicher Wunsch nicht vorhanden, so dass die Tötung zumindest als Totschlag anzusehen ist.

Das Tötungsverlangen muss auch *ausdrücklich* in nicht misszuverstehender Weise erfolgen. Es muss nicht in Worten erfolgen, jedoch muss zumindest eine unzweideutige Geste vorliegen.[130]

Definition

Eine *aktive Sterbehilfe* (Tötung auf Verlangen) liegt vor, wenn dadurch der Sterbevorgang erst in Gang gesetzt wird. Bei der *passiven Sterbehilfe* hat der Sterbevorgang bereits begonnen, und es wird lediglich nichts unternommen, um das Sterben aufzuhalten, d. h. in der Regel das Leben und das Leiden zu verlängern.

Die Tötung auf Verlangen hat trotzdem eine, wenn auch gegenüber dem Totschlag und Mord geringere Freiheitsstrafe zur Folge.

Beispiel

Ein Bewohner bittet um eine »erlösende Spritze« mit der tödlichen Dosis eines Schmerzmittels. Dieses muss in jedem Fall verweigert werden, da insoweit immer strafbare Sterbehilfe nach § 216 StGB vorliegt.

13.1.2 Indirekte Sterbehilfe

Bei der indirekten Sterbehilfe wird der (frühere) Tod des Klienten bei der Gabe von hoch dosierten Schmerzmitteln in Kauf genommen. Inzwischen ist die Rechtsprechung und die überwiegende Meinung in der Literatur, dass der Arzt, um das Leiden seines Patienten zu verringern, Schmerzmittel auch so hoch dosieren darf, dass dadurch eine Verkürzung des Lebens erfolgt.[131] Der Wunsch des Patienten, dass seine Schmerzen beseitigt oder soweit möglich gelindert werden, geht in jedem Fall vor.

13.1.3 Passive Sterbehilfe

Bei der passiven Sterbehilfe werden Maßnahmen unterlassen, die den natürlichen Todeseintritt verhindern. Diese Form der Sterbehilfe bedeutet somit das Unterlassen von lebenserhaltenden bzw. -verlängernden Maßnahmen. Hierzu zählt das Abschalten von technischen Geräten, beispielsweise eines Beatmungsgerätes. Wichtig ist die Unterscheidung zwischen aktiver und passiver Sterbehilfe.

Beispiel

Ein Patient bittet darum, das Beatmungsgerät abzuschalten, nachdem ein Leben ohne dieses Gerät nicht mehr möglich ist. Der Arzt entspricht seinem Wunsch. Der Patient stirbt durch passive Sterbehilfe.

Beispiel

Der Heimbewohner bittet seine Tochter darum, ihm ein Gift zu beschaffen und ihm bei der Einnahme zu helfen. Die Tochter darf das Gift zwar beschaffen, aber nicht beim Trinken behilflich sein.

---

129 BGH, NJW 1981, S. 932
130 BGH, NJW 1987, S. 1092

131 BGH, NJW 1997, 807; Schönke-Schröder (2001), Vor §§ 211 ff., Rdn. 26

Wird der Tod durch lebenserhaltende Maßnahmen lediglich verzögert und ist eine Heilung nicht mehr möglich, hat *jeder Mensch das Recht*, ein Abschalten von medizinischen Geräten bzw. einen *Behandlungsabbruch* zu fordern. Dies wird inzwischen auch von der Berufsordnung der Ärzte anerkannt.[132] Sofern ein Angehöriger auf Wunsch des Bewohners das Abschalten vornimmt, ist sein Verhalten nicht strafbar.[133]

Beispiel

Der Bewohner weiß, dass medizinische Maßnahmen nur zu einer Verlängerung des Lebens, nicht zu einer Heilung führen können. Er bittet deshalb darum, zukünftig nur noch seine Schmerzen zu lindern, aber keine lebensverlängernden Arzneimittel zu verabreichen. Die Pflegekräfte sind in diesem Fall dazu verpflichtet, die Entscheidung des Arztes herbeizuführen. Es ist nicht zulässig, selbst darüber zu entscheiden. Der Arzt muss aber den Willen des Bewohners respektieren.

13.1.4 Behandlungsabbruch

Definition

Beim *Behandlungsabbruch* wird die medizinische Behandlung, dabei auch die künstliche Ernährung (beispielsweise über eine PEG-Magensonde), eingestellt.

Er unterscheidet sich von der passiven Sterbehilfe dadurch, dass keine »unmittelbare Todesnähe«[134] vorliegt, d. h. kein Sterbevorgang eingesetzt hat. Der Tod wird vergleichbar mit der aktiven Sterbehilfe erst durch die Einstellung der Behandlung, insbesondere künstliche Ernährung etc. herbeigeführt.

Sie ist nach der derzeitigen Rechtsprechung[135] zulässig, wenn keine Prognose auf Heilung besteht und der tatsächliche oder der mutmaßliche Wille des Patienten einen Wunsch zum Abbruch der Behandlung erkennen lässt.

Eine wesentliche Rolle spielt im Rahmen des Behandlungsabbruchs und auch der passiven Sterbehilfe die *Patientenverfügung*.

Definition

Es handelt sich beim *Patiententestament* um die schriftliche Erklärung einer Person, dass bei bestimmten Erkrankungen oder Folgen eines Unfalls eine Behandlung mit dem Ziel der Verlängerung des Lebens nicht gewünscht wird.[136]

Mit dieser Erklärung soll den behandelnden Ärzten die Möglichkeit eingeräumt werden, von nutzlosen Maßnahmen zur Wiederbelebung oder Lebenserhaltung Abstand zu nehmen, sofern eine unheilbare Erkrankung oder Gehirnschädigung gleich welcher Ursache vorliegt.[137] Mit der Patientenverfügung wird seitens des Patienten oder Heims von dem *Selbstbestimmungsrecht* Gebrauch gemacht. Deshalb müssen bei bestimmten Personengruppen, beispielsweise Angehörigen der »Jehovas Zeugen«, medizinische Maßnahmen unterlassen werden, wenn eine entsprechende schriftliche Erklärung vorliegt. Dies gilt selbst dann, wenn infolge einer Erkrankung oder eines Unfalls Lebensgefahr besteht.

Da jede Fachkraft grundsätzlich dazu verpflichtet ist, alles Notwendige zu veranlassen, um das Leben zu retten, kann eine Erklärung

---

132 Vgl. Entwurf BerufsO Ärzte in NJW 1997, S. 6
133 LG Ravensburg, MedR 1997, 196
134 OLG Frankfurt/M, NJW 1998, S. 2747, 2748

135 vgl. insbesondere Urteil OLG Frankfurt/M. a. a. O.
136 Schell (1993), S. 133
137 Schneider (1990), S. 96

wie die Patientenverfügung nur bei Personen Gültigkeit haben, die beim Verfassen noch *einsichtsfähig* sind. Nur in diesen Fällen hat der Wille des Klienten als Patient Vorrang. In allen anderen Fällen müssen im Zweifel alle erforderlichen lebensverlängernden Maßnahmen getroffen werden. Ein Heimbewohner, der aufgrund einer geistigen Behinderung nicht einsichtsfähig ist, kann daher nicht über lebensverlängernde Maßnahmen in Form einer Patientenverfügung bestimmen.

Nach der aktuellen Rechtslage ist per Gesetz (§ 1827, 1904 BGB) die Patientenverfügung für Ärzte etc. verbindlich. Im Einzelnen gilt folgendes:

- In einer Patientenverfügung können Volljährige festlegen, ob und wie sie ärztlich behandelt werden wollen, für den Fall, dass sie ihren Willen nicht mehr selbst äußern können. Betreuer und Bevollmächtigte sind selbst im Fall der (später eingetretenen) Entscheidungsunfähigkeit des Betroffenen an seine Patientenverfü-gung gebunden.
- Die Patientenverfügung ist schriftlich niederzulegen. Sie kann jederzeit widerrufen werden.
- Wurde keine Patientenverfügung verfasst oder treffen die niedergelegten Festlegungen nicht die aktuelle Situation, muss der Betreuer oder Bevollmächtigte entscheiden, ob er in die Untersuchung, die Heilbehandlung oder den ärztlichen Eingriff einwilligt. Hierfür ist der mutmaßliche Patientenwille zu berücksichtigen.
- Eine Grenze, die die Reichweite der Festlegungen in bestimmten Fällen einschränkt, gibt ist nicht.
- Über die Durchführung von ärztlichen Maßnahmen entscheiden Arzt und Betreuer bzw. Bevollmächtigter gemeinsam. Der behandelnde Arzt muss die medizinische Indikation prüfen und mit dem Betreuer oder Bevollmächtigten die entsprechenden Maßnahmen erörtern. Dies soll möglichst unter Einbeziehung naher Angehöriger und sonstiger Vertrauenspersonen erfolgen.
- Bestehen zwischen Arzt und Betreuer bzw. Bevollmächtigtem Meinungsverschiedenheiten, ist das Betreuungsgericht anzurufen.

Es ist in bestimmten Fällen, wenn eine Verständigung nicht (mehr) möglich ist, zu überlegen, ob nicht für die Entscheidung über die Fortsetzung einer medizinischen Behandlung ein *Betreuer* zu bestellen ist. Dieser hat dann die Entscheidung zu treffen. Falls bereits eine Betreuung besteht, ist der Betreuer zu befragen. Bei Minderjährigen haben die *Sorgeberechtigten* die Entscheidungsbefugnis hinsichtlich lebensverlängernder Maßnahmen, wobei sie zum Wohl des Kindes entscheiden müssen.

Nicht nur bei Genehmigung des Betreuungsgerichts, sondern auch in anderen Fällen, bei denen keine Betreuung besteht oder keine Patientenverfügung existiert, ist bei einwilligungsunfähigen Kranken, insbesondere denjenigen im Koma, der mutmaßliche Wille von erheblicher Bedeutung. Der *Bundesgerichtshof* hat in einem *Urteil zur passiven Sterbehilfe bei Komakranken* einen Mittelweg eingeschlagen, der bei oberflächlicher Betrachtung tragfähig erscheint. Unter Berücksichtigung des Selbstbestimmungsrechts des Patienten wurde aufgeführt, dass nur der Betroffene über die ärztliche Behandlung, also auch deren Ende, entscheiden kann. Dabei soll im Zweifel der mutmaßliche Wille des Patienten entscheidend sein. Es sind allerdings an die *Annahme eines mutmaßlichen Willens zum Sterben* bzw. zum Unterlassen von lebensverlängernden Maßnahmen *strenge Anforderungen* zu stellen. Dieser Wille soll ermittelt werden aufgrund von früheren mündlichen und schriftlichen Äußerungen sowie von seiner religiösen Überzeugung, seinen persönlichen Wertvorstellungen, seiner altersbedingten Lebenserwartung und den zu erwartenden Schmerzen.[138] Nach

---

138 BGH, NJW 1995, S. 204

dem genannten Urteil des Bundesgerichtshofs muss auf »allgemeine Wertvorstellungen« zurückgegriffen werden, sofern der mutmaßliche Wille nicht zu ermitteln ist. Im Zweifel muss jedoch der *Schutz des Lebens Vorrang vor allem* haben. Die Entscheidung hat in jedem Fall der Arzt im Zusammenwirken mit den Angehörigen zu treffen. Die Anwendung dieser Grundsätze bedeutet jedoch einerseits ein hohes Haftungsrisiko für Arzt und Pflegepersonal und andererseits wird dadurch eine neue Form der Euthanasie geschaffen, deren Kontrolle schwer möglich ist. Der Übergang zur aktiven Sterbehilfe ist dadurch fließend geworden.

13.1.5 Beihilfe zum Suizid

Fraglich ist auch, wie die Beihilfe zum Suizid rechtlich zu werten ist. Der *Suizid* selbst ist *straffrei*, da die Rechtsordnung nur die Tötung eines anderen Menschen unter Strafe stellt. Aus diesem Grund ist auch die Beihilfe zum Suizid grundsätzlich straffrei. Das von der Großen Koalition per Gesetz eingeführte Verbot der Beihilfe zum Suizid wurde vom Bundesverfassungsgericht für nichtig erklärt. Problematisch ist die Beihilfe zum Suizid allerdings bei einem Suizidenten, der aufgrund einer psychischen Erkrankung, beispielsweise einer Psychose, *nicht mehr in der Lage* ist, *sachgerechte Entscheidungen zu treffen*.

In diesem Fall liegt aufgrund der Erkrankung die Entscheidung über Tod oder Leben hauptsächlich bei demjenigen, der Beihilfe leistet, wodurch der Suizident aufgrund seiner krankheitsbedingt eingeschränkten Steuerungsfähigkeit Täter und gleichzeitig Opfer wird. Aufgrund der Tatherrschaft des »Helfers« könnte bei dieser Fallgestaltung Totschlag in mittelbarer Täterschaft vorliegen, so dass der »Helfer« eine strafbare Handlung begeht.

Zum Abschluss sei ausdrücklich hervorgehoben, dass *im Zweifel alle notwendigen Maßnahmen zur Lebensrettung* getroffen werden müssen, um eine strafrechtliche Haftung und die Kündigung des Arbeitsverhältnisses zu vermeiden. Die letzte Entscheidung hat in der Mehrzahl der Fälle der Arzt zu treffen.

> **Wiederholungsfragen**
>
> - Was ist der Unterschied zwischen aktiver und passiver Sterbehilfe?
> - Welche Besonderheiten gelten für Heilerziehungspfleger bei einem Suizid?
> - Wann darf ein Behandlungsabbruch erfolgen?
> - Was ist ein Patientenverfügung?
> - Welche Bedeutung hat der mutmaßliche Wille?

13.2 Sexuelle Selbstbestimmung behinderter Menschen

Im Bereich der Sexualität sind im Umgang mit Menschen mit Behinderung einige *Straftatbestände* bedeutsam, die nachfolgend näher behandelt werden.

- sexueller Missbrauch von
  - Schutzbefohlenen (§ 174 StGB),
  - Gefangenen, behördlich Verwahrten oder Kranken und Hilfsbedürftigen in Einrichtungen (§ 174 a StGB),
  - unter Ausnutzung eines Beratungs-, Behandlungs- oder Betreuungsverhältnisses (§ 174 c StGB),

- widerstandsunfähigen Personen (§ 179 StGB),
- Kindern (§§ 176, 176 a StGB),
- Jugendlichen (§ 182 StGB),
- Förderung sexueller Handlungen Minderjähriger (§ 180 StGB).

Allen gemeinsam ist, dass sexuelle Handlungen an Personen vorgenommen werden, die aufgrund ihres Alters oder ihres Geisteszustandes oder ihrer Abhängigkeit einen Widerstandswillen nicht betätigen können. Unabhängig vom Alter und vom geistigen Zustand steht die Vornahme sexueller Handlungen mit *Gewalt* unter Strafe bei:

- sexueller Nötigung, Vergewaltigung (§ 177 StGB),
- sexueller Nötigung mit Todesfolge (§ 178 StGB).

Mit den genannten Tatbeständen verfolgt der Gesetzgeber den Zweck, Selbstbestimmung im sexuellen Bereich des Einzelnen zu schützen.

13.2.1 Sexueller Missbrauch von Schutzbefohlenen (§ 174 StGB)

(1) Wer sexuelle Handlungen
 1. *an einer Person unter sechzehn Jahren, die ihm zur Erziehung, zur Ausbildung oder zur Betreuung in der Lebensführung anvertraut ist,*
 2. *an einer Person unter achtzehn Jahren, die ihm zur Erziehung, zur Ausbildung oder zur Betreuung in der Lebensführung anvertraut oder im Rahmen eines Dienst- oder Arbeitsverhältnisses untergeordnet ist, unter Missbrauch einer mit dem Erziehungs-, Ausbildungs-, Betreuungs-, Dienst- oder Arbeitsverhältnis verbundenen Abhängigkeit oder*
 3. *an seinem noch nicht achtzehn Jahre alten leiblichen oder angenommenen Kind*

vornimmt oder an sich von dem Schutzbefohlenen vornehmen lässt, wird mit Freiheitsstrafe bis zu fünf Jahren oder mit Geldstrafe bestraft.
(2) Wer unter den Voraussetzungen des Absatzes 1 Nr. 1 bis 3
 1. *sexuelle Handlungen vor dem Schutzbefohlenen vornimmt oder*
 2. *den Schutzbefohlenen dazu bestimmt, dass er sexuelle Handlungen vor ihm vornimmt,*
 um sich oder den Schutzbefohlenen hierdurch sexuell zu erregen, wird mit Freiheitsstrafe bis zu drei Jahren oder mit Geldstrafe bestraft.
 3. *Der Versuch ist strafbar.*

Rechtsgut dieser Vorschrift ist die *ungestörte sexuelle Entwicklung* von Kindern und Jugendlichen innerhalb eines *Abhängigkeitsverhältnisses*.[139] Der Straftatbestand ist wie bei allen im Folgenden genannten Vorschriften bei einer sexuellen Handlung jeglicher Art erfüllt, gleichgültig, ob es sich um ein Tun oder Unterlassen handelt.[140] Darunter zu verstehen ist jede Art von Betätigung, die das *Geschlechtliche* im Menschen zum Gegenstand hat. Notwendig ist jedoch der sexuelle Bezug.[141]

13.2.2 Sexueller Missbrauch von Gefangenen, behördlich Verwahrten oder Kranken und Hilfsbedürftigen in Einrichtungen (§ 174 a StGB)

(1) Wer sexuelle Handlungen an einer gefangenen oder auf behördliche Anordnung ver-

---

139 Schönke/Schröder (2001), § 174, Rdn. 1
140 Dreher/Tröndle (2001), Vor § 174, Rdn. 5
141 Dreher/Tröndle (2001)

wahrten Person, die ihm zur Erziehung, Ausbildung, Beaufsichtigung oder Betreuung anvertraut ist, unter Missbrauch seiner Stellung vornimmt oder an sich von der gefangenen oder verwahrten Person vornehmen lässt, wird mit Freiheitsstrafe bis zu fünf Jahren oder mit Geldstrafe bestraft.

(2) Ebenso wird bestraft, wer eine Person, die in einer Einrichtung für kranke oder hilfsbedürftige Menschen stationär aufgenommen und ihm zur Beaufsichtigung oder Betreuung anvertraut ist, dadurch missbraucht, dass er unter Ausnutzung der Krankheit oder Hilfsbedürftigkeit dieser Person sexuelle Handlungen an ihr vornimmt oder an sich vor ihr vornehmen lässt.

(3) Der Versuch ist strafbar.

Bei diesem Tatbestand sind einerseits die *sexuelle Freiheit* der *Abhängigen* und andererseits die *störungsfreie Funktion der Einrichtungen* für psychisch kranke, alte oder behinderte Menschen geschützt.[142] Der Tatbestand setzt voraus, dass der Täter seine *berufliche Stellung missbraucht*.

13.2.3 Sexueller Missbrauch von widerstandsunfähigen Personen (§ 179 StGB)

Diese Vorschrift lautet:

(1) Wer eine andere Person, die
  1. wegen einer geistigen oder seelischen Krankheit oder Behinderung einschließlich einer Suchtkrankheit oder wegen einer tief greifenden Bewusstseinsstörung oder
  2. körperlich zum Widerstand unfähig ist, dadurch missbraucht, dass er unter Ausnutzung der Widerstandsunfä-higkeit sexuelle Handlungen an ihr vornimmt oder an sich von ihr vornehmen lässt, wird mit Freiheitsstrafe von sechs Monaten bis zu zehn Jahren bestraft.

(2) Ebenso wird bestraft, wer eine widerstandsunfähige Person (Absatz 1) dadurch missbraucht, dass er sie unter Ausnutzung der Widerstandsunfähigkeit dazu bestimmt, sexuelle Handlungen an einem Dritten vorzunehmen oder von einem Dritten an sich vornehmen zu lassen.

(3) Der Versuch ist strafbar.

(4) Auf Freiheitsstrafe nicht unter einem Jahr ist zu erkennen, wenn
  1. der Täter mit dem Opfer den Beischlaf vollzieht oder ähnliche sexuelle Handlungen an ihm vornimmt oder an sich von ihm vornehmen lässt, die mit einem Eindringen in den Körper verbunden sind,
  2. die Tat von mehreren gemeinschaftlich begangen wird oder
  3. der Täter das Opfer durch die Tat in die Gefahr einer schweren Gesundheitsschädigung oder einer erheblichen Schädigung der körperlichen oder seelischen Entwicklung bringt.

(5) ...

(6) § 176 a Abs. 4 und § 176 b gelten entsprechend.

Zweck ist der Schutz von Personen, die ihren *sexuellen Widerstandswillen* nicht oder nicht sinnvoll fassen oder nicht körperlich betätigen können.[143] Der Täter wird bestraft, weil er die Widerstandsunfähigkeit seines Opfers zur sexuellen Betätigung missbraucht.

Einen besonderen Schutz wird *Kindern* und *Jugendlichen* durch das Strafrecht gewährt, um deren sexuelle Entwicklung, insbesondere in psychischer Hinsicht, nicht zu beeinträchtigen. In diesem Zusammenhang sind neben den bereits genannten Vorschriften zwei weitere bedeutsam:

---

142 Dreher/Tröndle (2001), § 174 a, Rdn. 1

143 Schönke/Schröder (2001), § 179, Rdn. 1

13.2.4 Sexueller Missbrauch von Kindern (§ 176 StGB)

(1) Wer sexuelle Handlungen an einer Person unter vierzehn Jahren (Kind) vornimmt oder an sich von dem Kind vornehmen lässt, wird mit Freiheitsstrafe von sechs Monaten bis zu zehn Jahren, in minder schweren Fällen mit Freiheitsstrafe bis zu fünf Jahren oder mit Geldstrafe bestraft.
(2) Ebenso wird bestraft, wer ein Kind dazu bestimmt, dass es sexuelle Handlungen an einem Dritten vornimmt oder von einem Dritten an sich vornehmen lässt.
(3) Mit Freiheitsstrafe bis zu fünf Jahren oder mit Geldstrafe wird bestraft, wer
  1. sexuelle Handlungen vor einem Kind vornimmt,
  2. ein Kind dazu bestimmt, dass es sexuelle Handlungen an sich vornimmt, oder
  3. auf ein Kind durch Vorzeigen pornographischer Abbildungen oder Darstellungen, durch Abspielen von Tonträgern pornographischen Inhalts oder durch entsprechende Reden einwirkt.
(4) Der Versuch ist strafbar; dies gilt nicht für Taten nach Absatz 3 Nr. 3.

Es sollen damit *Kinder bis* zum Alter von *vierzehn Jahren* vor sexuellen Handlungen und vor einem sexuellen Missbrauch geschützt werden. Für diese Altersgruppe ist besonderer Schutz notwendig, da bei Kindern sowohl die physischen als auch die psychischen Auswirkungen schwerwiegend sind. Durch die Neufassung des § 182 StGB erfolgte ein Schutz der Altersgruppe *zwischen dem vierzehnten und sechzehnten Lebensjahr* unabhängig vom Geschlecht.

13.2.5 Sexueller Missbrauch von Jugendlichen (§ 182 StGB)

(1) Wer eine Person unter achtzehn Jahren dadurch missbraucht, dass er unter Ausnutzung einer Zwangslage
  1. sexuelle Handlungen an ihr vornimmt oder an sich von ihr vornehmen lässt oder
  2. diese dazu bestimmt, sexuelle Handlungen an einem Dritten vorzunehmen oder von einem Dritten an sich vornehmen zu lassen,
wird mit Freiheitsstrafe bis zu fünf Jahren oder mit Geldstrafe bestraft.
(2) Ebenso wird eine Person über achtzehn Jahren bestraft, die eine Person unter achtzehn Jahren dadurch missbraucht, dass sie gegen Entgelt sexuelle Handlungen an ihr vornimmt oder an sich von ihr vornehmen lässt.
(3) Eine Person über einundzwanzig Jahre, die eine Person unter sechzehn Jahren dadurch missbraucht, dass sie
  1. sexuelle Handlungen an ihr vornimmt oder an sich von ihr vornehmen lässt oder
  2. diese dazu bestimmt, sexuelle Handlungen an einem Dritten vorzunehmen oder von einem Dritten an sich vornehmen zu lassen, und dabei die fehlende Fähigkeit des Opfers zur sexuellen Selbstbestimmung ausnutzt, wird mit Freiheitsstrafe bis zu drei Jahren oder mit Geldstrafe bestraft.
(4) Der Versuch ist strafbar.
(5) In den Fällen des Absatzes 3 wird die Tat nur auf Antrag verfolgt, es sei denn, dass die Strafverfolgungsbehörde wegen des besonderen öffentlichen Interesses an der Strafverfolgung ein Einschreiten von Amts wegen für geboten hält.
(6) In den Fällen der Absätze 1 bis 3 kann das Gericht von Strafe nach diesen Vorschriften absehen, wenn bei Berücksichtigung des Verhaltens der Person, gegen die sich die Tat richtet, das Unrecht der Tat gering ist.

Strafrechtlich bedeutsam ist dabei entweder die *Ausnutzung* einer *Zwangslage* oder die *Unerfahrenheit* bzw. der mangelnden Widerstandsfähigkeit.

13.2.6 Sexuelle Nötigung bzw. Vergewaltigung (§ 177 StGB)

Sofern der Täter *Gewalt* anwendet und dabei eine Frau zum *Geschlechtsverkehr* zwingt, liegt eine Vergewaltigung bzw. sexuelle Nötigung nach § 177 StGB vor:

(1) Wer eine andere Person
 1. *mit Gewalt,*
 2. *durch Drohung mit gegenwärtiger Gefahr für Leib oder Leben oder*
 3. *unter Ausnutzung einer Lage, in der das Opfer der Einwirkung des Täters schutzlos ausgeliefert ist,*

nötigt, sexuelle Handlungen des Täters oder eines Dritten an sich zu dulden oder an dem Täter oder einem Dritten vorzunehmen, wird mit Freiheitsstrafe nicht unter einem Jahr bestraft.

(2) In besonders schweren Fällen ist die Strafe Freiheitsstrafe nicht unter zwei Jahren. Ein besonders schwerer Fall liegt in der Regel vor, wenn
 1. *der Täter mit dem Opfer den Beischlaf vollzieht oder ähnliche sexuelle Handlungen an dem Opfer vornimmt oder an sich von ihm vornehmen lässt, die dieses besonders erniedrigen, insbesondere, wenn sie mit einem Eindringen in den Körper verbunden sind (Vergewaltigung), oder*
 2. *die Tat von mehreren gemeinschaftlich begangen wird.*

(3) Auf Freiheitsstrafe nicht unter drei Jahren ist zu erkennen, wenn der Täter
 1. *eine Waffe oder ein anderes gefährliches Werkzeug bei sich führt,*
 2. *sonst ein Werkzeug oder Mittel bei sich führt, um den Widerstand einer anderen Person durch Gewalt oder Drohung mit Gewalt zu verhindern oder zu überwinden, oder*
 3. *das Opfer durch die Tat in die Gefahr einer schweren Gesundheitsschädigung bringt.*

(4) Auf Freiheitsstrafe nicht unter fünf Jahren ist zu erkennen, wenn der Täter
 1. *bei der Tat eine Waffe oder ein anderes gefährliches Werkzeug verwendet oder*
 2. *das Opfer*
    a) *bei der Tat körperlich schwer misshandelt oder*
    b) *durch die Tat in die Gefahr des Todes bringt.*

(5) In minder schweren Fällen des Absatzes 1 ist auf Freiheitsstrafe von sechs Monaten bis zu fünf Jahren, in minder schweren Fällen der Absätze 3 und 4 auf Freiheitsstrafe von einem Jahr bis zu zehn Jahren zu erkennen.

Nach der jetzigen Gesetzeslage ist diese Vorschrift bei jeglichen sexuellen Handlungen nach Gewaltanwendung oder Drohung anwendbar. Der Tatbestand der sexuellen Nötigung ist dafür weggefallen.

Die dargestellten Straftatbestände zeigen, dass diese sowohl beim sexuellen Missbrauch von Klienten durch Pflegekräfte als auch bei sexueller Gewalt zwischen Klienten Anwendung finden können. Sofern Klienten sexuelle Handlungen mit Gewalt vornehmen oder versuchen, ist die *Grenze der freien Entfaltung der Persönlichkeit im sexuellen Bereich überschritten*, da hierdurch andere Personen geschädigt und Straftatbestände verwirklicht werden. In derartigen Fällen ist selbstverständlich ein Eingreifen der Pflegekräfte zulässig und erforderlich.

13.3 Schutz der Privatsphäre

13.3.1 Schweigepflicht

Wichtigste Vorschrift zum Schutz der Privatsphäre ist bei der Arbeit im Bereich der Heilerziehungspflege die Schweigepflicht nach § 203 StGB:

(1) Wer unbefugt ein fremdes Geheimnis, namentlich ein zum persönlichen Lebensbereich gehörendes Geheimnis oder ein Betriebs- oder Geschäftsgeheimnis, offenbart, das ihm als
  1. *Arzt, Zahnarzt, (…) oder Angehörigen eines anderen Heilberufs, der für die Berufsausübung oder die Führung der Berufsbezeichnung eine staatlich geregelte Ausbildung erfordert,*
  2. *Berufspsychologen mit staatlich anerkannter wissenschaftlicher Abschlussprüfung,*
  3. *(…),*
  4. *Ehe-, Familien-, Erziehungs- oder Jugendberater sowie Berater für Suchtfragen in einer Beratungsstelle, die von einer Behörde oder Körperschaft, Anstalt oder Stiftung des öffentlichen Rechts anerkannt ist,*
  4a. *Mitglied oder Beauftragten einer anerkannten Beratungsstelle nach den §§ 3 und 8 des Schwangerschaftskonfliktgesetzes,*
  5. *staatlich anerkanntem Sozialarbeiter oder staatlich anerkanntem Sozialpädagogen oder*
  6. *(…)*
  anvertraut worden oder sonst bekannt geworden ist, wird mit Freiheitsstrafe bis zu einem Jahr oder mit Geldstrafe bestraft.

(2) Ebenso wird bestraft, wer unbefugt ein fremdes Geheimnis, namentlich ein zum persönlichen Lebensbereich gehörendes Geheimnis oder ein Betriebs- oder Geschäftsgeheimnis, offenbart, das ihm als
  1. *Amtsträger,*
  2. *für den öffentlichen Dienst besonders Verpflichteten,*
  3. *Person, die Aufgaben oder Befugnisse nach dem Personalvertretungsrecht wahrnimmt,*
  4. *…,*
  5. *…, oder*
  6. *…,*
  anvertraut worden oder sonst bekannt geworden ist. Einem Geheimnis im Sinne des Satzes 1 stehen Einzelangaben über persönliche oder sachliche Verhältnisse eines anderen gleich, die für Aufgaben der öffentlichen Verwaltung erfasst worden sind; Satz 1 ist jedoch nicht anzuwenden, soweit solche Einzelangaben anderen Behörden oder sonstigen Stellen für Aufgaben der öffentlichen Verwaltung bekannt gegeben werden und das Gesetz dies nicht untersagt.

(3) … .

(4) Die Absätze 1 bis 3 sind auch anzuwenden, wenn der Täter das fremde Geheimnis nach dem Tod des Betroffenen unbefugt offenbart.

Es handelt sich hier um eine strafrechtliche Vorschrift zum *Schutz des besonderen Vertrauens* zwischen Patient und Arzt etc. Wer als Angehöriger eines Heilberufes somit ein fremdes Geheimnis aus dem persönlichen Bereich eines Klients oder Patienten einem Dritten mitteilt, ohne hierzu berechtigt zu sein, wird mit *Geld- oder Freiheitsstrafe* bestraft. Unter diese Strafandrohung fällt *jede Weitergabe von Informationen*, bei denen der Betroffene ein *schutzwürdiges Interesse an der Geheimhaltung* hat. Dies gilt für die Untersuchungsbefunde, Dokumentationen und den Schriftwechsel sowie auch nicht-medizinische Angaben, wie beispielsweise die wirtschaftlichen oder die familiären Verhältnisse. Selbst der Name des ‚Klienten bzw. die Tatsache, dass er sich in der Einrichtung aufhält, fällt unter die Schweigepflicht.

Diese Verpflichtung trifft auch die berufsmäßigen Helfer des Arztes etc., also auch

Krankenpflegepersonal sowie Alten- und Heilerziehungspfleger.

Beispiel

Der Klient bittet die Heilerziehungspflegerin H. darum, die Ursache seiner Fraktur, eine Schlägerei am vergangenen Tag, nicht seiner Schwester mitzuteilen. H. berichtet der Schwester trotzdem ausführlich. Es liegt dadurch ein Verstoß gegen die Schweigepflicht vor, da ihr als berufsmäßige Gehilfin des Arztes ein persönliches Geheimnis bekannt ist. Im Falle des Strafantrages droht Geldstrafe.

Auskünfte über Klienten, insbesondere über deren Erkrankungen, dürfen aus den obigen Gründen nicht an Polizeibehörden weitergegeben werden.[144] Bei der stationären Behandlung im Krankenhaus sind allerdings aufgrund der jeweiligen Meldegesetze der Bundesländer Patientenlisten zu führen, in die gegebenenfalls Einsicht genommen werden kann. Dies gilt allerdings nur für die Personalien.

Bei der unzulässigen Weitergabe ist es *bedeutungslos, wie vielen Personen das Geheimnis mitgeteilt* wird. Der Tatbestand ist bereits erfüllt, wenn eine Kollegin oder ein Kollege ohne Notwendigkeit informiert wird.

Es liegt aber keine Strafbarkeit vor, wenn die mitgeteilte Tatsache *kein Geheimnis* darstellt, weil sie einem weiteren Personenkreis bekannt ist oder es sich um eine Bagatellinformation handelt.[145] Die Strafbarkeit fehlt auch in denjenigen Fällen,

- in denen die Mitteilung aus *übergeordneten Gründen*, beispielsweise bei einer Seuchengefahr, erforderlich ist. Bei Seuchengefahr ist die Weitergabe durch ein spezielles Gesetz, das Infektionsschutzgesetz, gerechtfertigt. Dieses verpflichtet sogar bei bestimmten Erkrankungen, wie Typhus, Tuberkulose, Cholera, COVID-19 etc. zur Meldung an die Gesundheitsämter.
- Klient der *Weitergabe* ausdrücklich *zustimmt*. Der Klient kann seine Einwilligung zur Weitergabe der Informationen erteilen.
- die Weitergabe von Mitteilungen zum Klienten durch den *Notstand* gerechtfertigt ist.

Beispiel

Sofern das Pflege- und Betreuungspersonal vermutet, dass ein Klient an Tuberkulose erkrankt ist, muss es gegen dessen Willen den Arzt und ihren Vorgesetzten benachrichtigen.

Die Offenbarung von Geheimnissen im Sinne von § 203 StGB kann beim *Notstand* (§ 34 StGB) oder *Geschäftsführung ohne Auftrag* (§§ 677 ff. BGB) möglich sein. Die Mitteilung ist dann möglich und sogar notwendig, wenn dadurch Gefahren für Leib, Leben, Freiheit oder Eigentum, insbesondere des Klienten oder auch Dritter, verhindert werden. Es gilt aber der *Verhältnismäßigkeitsgrundsatz*. Die Verletzung der Schweigepflicht muss deshalb ein angemessenes Mittel zur Gefahrenabwehr sein.

Beispiel

Erkrankt der Klient akut und ist der Bereitschaftsarzt nicht erreichbar, müssen dem herbeigerufenen Notarzt alle medizinischen Informationen zum Klienten gegeben werden, um dessen Leben zu retten.

Dies gilt auch, wenn die betroffene Fachkraft sich in einem Straf- oder Zivilprozess verteidigen muss. Mit der Schweigepflicht ist es dem Angehörigen des Heilberufes nicht nur verwehrt, das Geheimnis zu offenbaren, sondern es steht der Fachkraft als Angehörige dieser Personengruppe auch ein Zeugnisver-

---

144 OLG Bremen, MedR 1984, 112
145 Schneider (1990), S. 101

weigerungsrecht zu. Dies bedeutet, dass die Fachkraft in einem Rechtsstreit die Aussage über die Geheimnisse, die ihr anvertraut worden sind, verweigern darf, sogar verweigern muss. Die Schweigepflicht und damit das Zeugnisverweigerungsrecht als dessen Folge bestehen gemäß § 203 Abs. 4 StGB *sogar nach dem Tod des Betroffenen* fort. Privatgeheimnisse oder Mitteilungen über Erkrankungen etc. dürfen somit selbst nach dem Tod des Klienten nicht weitergegeben werden.

Eine Schweigepflicht und damit ein *Zeugnisverweigerungsrecht bestehen nicht, sofern* die Gesundheits- und Krankenpfleger bzw. Heilerziehungspfleger nach § 138 StGB *zur Strafanzeige verpflichtet* sind:

(1) *Wer von dem Vorhaben oder der Ausführung*
   1. *einer Vorbereitung eines Angriffskrieges…,*
   2. *eines Hochverrats…,*
   3. *eines Landesverrats oder einer Gefährdung der äußeren Sicherheit…,*
   4. *einer Geld- oder Wertpapierfälschung… oder einer Fälschung von Vordrucken für Euroschecks oder Euroscheckkarten…,*
   5. *eines Mordes (§ 211) oder Totschlags (§ 212) oder eines Völkermordes (§ 6 des Völkerstrafgesetzbuches) oder eines Verbrechens gegen die Menschlichkeit (§ 7 des Völkerstrafgesetzbuches) oder eines Kriegsverbrechens (§§ 8, 9, 10, 11 oder 12 des Völkerstrafgesetzbuches),*
   6. *einer Straftat gegen die persönliche Freiheit (…) soweit es sich um Verbrechen handelt, der §§ 234, 234a, 239a oder 239b,*
   7. *eines Raubes oder einer räuberischen Erpressung (…) oder*
   8. *einer gemeingefährlichen Straftat in den Fällen der §§ 306 bis 306c oder 307 Abs. 1 bis 3, des § 308 Abs. 1 bis 4, des § 309 Abs. 1 bis 5, der §§ 310, 313, 314 oder 315 Abs. 3, des § 315b Abs. 3 oder der §§ 316a oder 316c*

zu einer Zeit, zu der die Ausführung oder der Erfolg noch abgewendet werden kann, glaubhaft erfährt und es unterlässt, der Behörde oder dem Bedrohten rechtzeitig Anzeige zu machen, wird mit Freiheitsstrafe bis zu fünf Jahren oder mit Geldstrafe bestraft.

(2) *Ebenso wird bestraft, wer von dem Vorhaben oder der Ausführung einer Straftat nach § 129a, auch in Verbindung mit § 129b Abs. 1 Satz 1 und 2, zu einer Zeit, zu der die Ausführung noch abgewendet werden kann, glaubhaft erfährt und es unterlässt, der Behörde unverzüglich Anzeige zu erstatten. § 129b Abs. 1 Satz 3 bis 5 gilt entsprechend.*

Von dieser Anzeigepflicht sind *lediglich Geistliche* nach § 139 Abs. 2 StGB *ausgenommen,* wenn die Informationen ihnen als Seelsorger anvertraut worden sind. Bei einer Anzeige in den im Gesetz genannten Fällen können Pflegekräfte selbstverständlich nicht wegen Verletzung ihrer Schweigepflicht zur Verantwortung gezogen werden.

Bei Verletzung der Schweigepflicht kann neben der strafrechtlichen Haftung auch im Rahmen der zivilrechtlichen Haftung ein Anspruch des Geschädigten, d. h. derjenigen Person, deren Geheimnis offenbart worden ist, auf Zahlung von *Schadenersatz* und *Schmerzensgeld* nach § 823 Abs. 2 BGB bestehen.

13.3.2 Briefgeheimnis

Als weitere Strafvorschrift soll das Briefgeheimnis nach § 202 StGB den persönlichen Lebensbereich schützen:

(1) *Wer unbefugt*
   1. *einen verschlossenen Brief oder ein anderes verschlossenes Schriftstück, die nicht zu seiner Kenntnis bestimmt sind, öffnet oder*
   2. *sich vom Inhalt eines solchen Schriftstücks ohne Öffnung des Verschlusses unter Anwendung technischer Mittel Kenntnis verschafft,*

wird mit Freiheitsstrafe … oder mit Geldstrafe bestraft, …

(2) *Ebenso wird bestraft, wer sich unbefugt vom Inhalt eines Schriftstücks, das nicht zu seiner*

Kenntnis bestimmt und durch ein verschlossenes Behältnis gegen Kenntnisnahme besonders gesichert ist, Kenntnis verschafft, nachdem er dazu das Behältnis geöffnet hat.
(3) Einem Schriftstück im Sinne der Absätze 1 und 2 steht eine Abbildung gleich.

Auch dabei drohen Geld- und Freiheitsstrafe, sofern eine Fachkraft unbefugt einen Brief oder ein anderes *verschlossenes Schriftstück*, beispielsweise ein Testament, öffnet. Der Schutz ist durch § 202 a StGB erweitert, so dass geschützte Gegenstände sind:

- Briefe,
- sonstige Schriftstücke, z. B. Tagebücher, Notizen, Dichtungen,
- Datenträger wie Musikkassetten, USB-Sticks, externe Festplatten, CDs,
- Abbildungen wie Fotos und Zeichnungen.

Postkarten und offene Drucksachen sind vom Briefgeheimnis nicht geschützt. Die Strafbarkeit gilt gleichfalls, wenn sich *auf andere Weise Kenntnis vom Inhalt* verschafft wird. Dies gilt insbesondere beim Einsatz technischer Mittel, beispielsweise einem Durchleuchten. Das Briefgeheimnis findet außerdem Anwendung bei Schriftstücken in *verschlossenen Behältnissen*, wie z. B. Tagebü-chern und offenen Briefen in Schubladen, Kassetten oder Taschen.

Selbst im Fall einer Betreuung ist es nicht zulässig, die Briefe zu öffnen oder an den Betreuer zu übergeben (vgl. Art. 10 GG und § 45 PostO). Das *Betreuungsgericht* kann aber nach § 1896 Abs. 4 BGB eine ausdrückliche Ermächtigung erteilen. Eine Ausnahme vom Verbot des Öffnens besteht dann, wenn dies in *Notsituationen* zum Schutz des Betroffenen oder seines Vermögens erforderlich ist. Ein Öffnen der Post ist auch zulässig, wenn der Klient dies ausdrücklich gestattet, beispielsweise um sich den Brief vorlesen zu lassen. Es liegt dann die *Einwilligung* als Rechtfertigungsgrund vor.

Beispiel

Der Heilerziehungspfleger liest im Tagebuch der Klientin, das von ihr im verschlossenen Schrank aufbewahrt wird. Er hat zuvor den Schlüssel dazu aus der Schublade genommen. Es liegt hier eine strafbare Verletzung des Briefgeheimnisses vor, die mit einer Geldstrafe bestraft werden kann.

Beide vorgenannten Straftaten stellen *Antragsdelikte* dar, sodass ein Ermittlungsverfahren nur nach einem schriftlichen und ausdrücklichen Strafantrag (▶ Teil IV, Kap. 11) eingeleitet wird.

Teil V Verwaltungs- und Sozialrecht

14 Einleitung

Die verfassungsrechtliche Grundlage des Verwaltungs- und Sozialrechts liegt im so genannten *Sozialstaatsgebot* nach Art. 20 GG:

(1) Die Bundesrepublik Deutschland ist ein demokratischer und sozialer Bundesstaat.
(2) …
(3) Die …, die vollziehende Gewalt und die Rechtsprechung sind an Gesetz und Recht gebunden.

sowie zum Rechtsstaatsgebot ergänzend nach Art. 28 Abs. 1 GG.

Das *Verwaltungsrecht* umfasst einen sehr weiten Bereich des öffentlichen Rechts. Im Bereich der Heilerziehungspflege sind das *Gesundheits- und Heimrecht* bedeutsam:

- Infektionsschutzgesetz,
- Heimrecht, insbesondere die Landesheimgesetze und das Wohn- und Betreuungsvertragsgesetz (WBVG)[146] dazu,
- Arzneimittelrecht,
- Lebensmittelgesetz und das
- Betäubungsmittelrecht.

Das *Verwaltungsverfahren* wird durch das jeweilige Landes- oder Bundesverwaltungsverfahrensgesetz (VerwVerfahrensG) und die Verwaltungsgerichtsordnung (VwGO) geregelt.

Gesetzliche Grundlagen des Sozialrechts sind die Sozialgesetzbücher, wobei das Sozialstaatsgebot nochmals durch § 1 SGB I bestätigt und konkretisiert wird. Der Staat ist danach verpflichtet, eine *soziale Gerechtigkeit* und *soziale Sicherheit* zu schaffen, ein *menschenwürdiges Dasein* zu sichern, die *freie Entfaltung* der Persönlichkeit zu ermöglichen, die *Familie* zu schützen, den *Erwerb* des *Lebensunterhaltes* zu ermöglichen sowie *besondere Belastungen* des Lebens abzuwenden oder auszugleichen.

Gesetzliche Grundlagen des Sozialrechts sind folgende *Gesetze:*

- Sozialgesetzbuch:
  - Allgemeiner Teil (SGB I),
  - Grundsicherung für Arbeitssuchende (SGB II),
  - Arbeitsförderung (SGB III),
  - Gemeinsame Vorschriften-Sozialversicherung (SGB IV),
  - Krankenversicherung (SGB V),
  - Rentenversicherung (SGB VI),
  - Unfallversicherung (SGB VII),
  - Kinder- und Jugendhilfegesetz (SGB VIII),
  - Rehabilitation und Teilhabe von Menschen mit Behinderungen (SGB IX),
  - Verwaltungsverfahren (SGB X),
  - Pflegeversicherung (SGB XI),
  - Sozialhilfe (SGB XII) und
  - Recht der Entschädigung (SGB XIV),
- Bundesversorgungsgesetz (BVG),
- Berufsausbildungsförderung (BAföG),
- Wohngeldgesetz (WoGG),
- Bundeskindergeldgesetz (BKGG).

Die Hauptgrundlage ist das *Sozialgesetzbuch*. Ziel ist die völlige Integrierung der verschiedenen anderen Gesetze in das Sozialgesetzbuch.

---

146 In Kraft getreten zum 1. Oktober 2009

Die Gliederung des Sozialrechts kann grob in folgende *Bereiche* erfolgen:

- Sozialversicherung mit
  - (Gesetzliche) Krankenversicherung,
  - (Gesetzliche) Unfallversicherung,
  - (Gesetzliche) Rentenversicherung,
  - Arbeitslosenversicherung,
  - (Soziale) Pflegeversicherung,
- Versorgung Kriegsopfer usw.,
- Kindergeld,
- Wohngeld,
- Jugendhilfe,
- Sozialhilfe,
- Schwerbehinderten- und Rehabilitationsrecht (jetzt in SGB IX).

Damit soll es möglich sein, jeden Bürger im *sozialen Netz* aufzufangen und zumindest das Existenzminimum zu gewährleisten und wirtschaftliche Notlagen auszugleichen bzw. zu mildern.

15 Verwaltungs- und Sozialverfahren

Das Verwaltungs- und das Sozialverfahren sind in den Grundzügen gesetzlich ähnlich ausgestaltet. Aus diesem Grund sollen beide zusammen dargestellt werden.

Am Beginn des Verwaltungs- und Sozialverfahrens auf Erlass eines Verwaltungsaktes bzw. der Gewährung von sozialrechtlichen Leistungen steht der *Antrag* des Bürgers. Lediglich bei der Gewährung von Sozialhilfe muss die *Behörde von Amts wegen*, d. h. ohne Antrag, tätig werden, sobald sie von der Notwendigkeit von Zahlungen Kenntnis erlangt, d. h. die Hilfsbedürftigkeit ihr bekannt wird.

Im Sozialverfahren hat der Betroffene nach den Vorschriften der §§ 60 ff. SGB I so genannte *Mitwirkungspflichten*. Dies bedeutet, dass alle notwendigen Tatsachen und deren Änderung mitgeteilt werden müssen (§ 60 SGB I). Im Rahmen dieser Pflichten muss eine von der Behörde angeordnete Untersuchung, Heilbehandlung und berufsfördernde Maßnahme geduldet werden (§§ 62 bis 64 SGB I). Verweigert der Antragsteller die Mitwirkung, kann die beantragte Leistung verweigert werden (§ 66 SGB I). Der Gesetzgeber hat jedoch die Mitwirkungspflichten mit § 65 SGB I dort *begrenzt*, wo

- die Pflicht zur Mitwirkung unverhältnismäßig ist,
- die Mitwirkung für den Betroffenen unzumutbar ist oder
- die Behörde sich mit geringem Aufwand selbst die Informationen beschaffen kann.

Behandlungen und Untersuchungen können abgelehnt werden, sofern

- eine Gefahr für Leben und Gesundheit möglich ist,
- erhebliche Schmerzen zu befürchten sind oder
- ein erheblicher Eingriff erforderlich ist.

Hat der Betroffene bei der Mitwirkung Auslagen (z. B. Fahrtkosten, Verdienstausfall), muss die Behörde *Aufwendungsersatz* leisten (§ 65 a SGB I).

Die zuständige Behörde (Verwaltungsbehörde, Versicherungsträger usw.) muss den *Antrag prüfen* und in angemessener *Frist* darüber entscheiden. Diese Frist beträgt bei normalen Verwaltungsakten nach § 75 VwGO drei Monate. Wird innerhalb dieser Frist keine Entscheidung getroffen, obwohl der Bürger seinen Antrag ausreichend begründet und die erforderlichen Unterlagen vorgelegt hat, besteht die Möglichkeit der *Untätigkeitsklage* beim Verwaltungsgericht. Bei den Sozialleistungen inklusive Sozialhilfe beträgt die angemessene Frist nach § 88 SGB Abs. 1 sechs Monate, was in der Praxis des Öfteren zu unzumutbaren Verzögerungen bei der Gewährung von Leistungen führt.

Im Bereich des Rehabilitationsrechts, des Sozialgesetzbuchs IX, sind zur Sicherstellung einer zügigen Durchführung der Rehabilitation kürzere Fristen vorgesehen. Nach § 14 Abs. 1 SGB IX muss der Rehabilitationsträger innerhalb von zwei Wochen nach Eingang des Antrages feststellen, ob er zuständig ist. Stellt er fest, dass er für die Leistung nicht zuständig ist, muss er den Antrag unverzüglich an den zuständigen Rehabilitationsträger weiterleiten. Ist der Rehabilitationsträger zuständig, muss er den Rehabilitationsbedarf unverzüglich feststellen. Muss ein Gutachten erstellt werden, ist die Behörde dazu verpflichtet, innerhalb von zwei Wochen nach Vorliegen des Gutachtens zu entscheiden (§ 14 Abs. 2 SGB IX). Ohne Einholung eines Gutachtens muss der Rehabilitationsträger innerhalb von drei Wochen nach Antragseingang entscheiden.

Im sozialrechtlichen Verfahren gilt grundsätzlich der *Amtsermittlungsgrundsatz* (§ 20 SGB X), d. h. die Behörde muss selbst die notwendigen Ermittlungen nach Antragstellung treffen. Sozialleistungsträger haben daneben eine *Aufklärungs-, Beratungs-* und *Auskunftspflicht* nach den Vorschriften der §§ 13 bis 15 SGB I. Besteht eine Unklarheit darüber, welcher Leistungsträger zuständig ist, kann der Betroffene von der zuerst angegangenen Behörde (z. B. Sozialamt, Rentenversicherung) innerhalb eines Monats eine *vorläufige Leistung* fordern (§ 43 SGB I). Bei eindeutig begründetem Antrag kann sogar nach § 42 SGB I ein *Vorschuss* gefordert werden.

Die Behörde trifft ihre Entscheidung durch einen Verwaltungsakt, den so genannten *Bescheid*, wobei die beantragte Leistung entweder *bewilligt* oder *abgelehnt* wird. Bei der Ablehnung hat der betroffene Bürger die Möglichkeit, gegen den Bescheid innerhalb einer Frist von einem Monat schriftlich *Widerspruch* einzulegen.

Beispiel

Für Frau S. wird durch ihren Betreuer eine Rente beantragt. Der Rentenversicherer lehnt mit dem Bescheid vom 20.03.2024, der am 27.03.2024 zugestellt wird, diese Rente ab. Der Betreuer bzw. Frau S. können bis spätestens zum 27.04.2024 dagegen schriftlich beim Rentenversicherer Widerspruch einlegen.

Im Widerspruchsverfahren kann der Betroffene sich durch einen Bevollmächtigten, insbesondere einen Rechtsanwalt, vertreten lassen (§ 13 SGB X, § 14 LVwVfG BW). Im Verwaltungsverfahren kann bei bedürftigen Personen dafür *Beratungshilfe* gewährt werden, d. h. die Kosten des Rechtsanwaltes trägt die Staatskasse. In bestimmten Fällen, beispielsweise bei psychischer Erkrankung, kann die Behörde selbst einen Bevollmächtigten bestellen, um das Verfahren durchführen zu können (§ 15 SGB X, § 16 LVwVfG BW).

Im Widerspruchsverfahren muss der Bescheid in der Regel von der nächsthöheren Behörde überprüft werden (▶ Abb. 15.1). Konnte der Betroffene die Verwaltungsbehörde oder den Sozialleistungsträger davon überzeugen, dass die Leistung zu Unrecht abgelehnt worden ist, entscheidet diese durch einen so genannten *Abhilfebescheid*. Durch den Abhilfebescheid wird der bisherige Bescheid abgeändert und die beantragte Leistung doch noch gewährt. Wird der Widerspruch allerdings im *Widerspruchsbescheid* zurückgewiesen, muss dagegen *Klage* beim *Verwaltungsgericht* oder in sozialrechtlichen Angelegenheiten beim *Sozialgericht* erhoben werden.

Das *Gericht* hat dann die Rechtmäßigkeit des Bescheides zu überprüfen. Sofern der Bescheid *rechtswidrig* ist, wird er aufgehoben und die Behörde durch Urteil zur Leistung verurteilt. Ist der Bescheid rechtmäßig, wird die Klage abgewiesen. Gegen ein derartiges Urteil kann in besonderen Fällen *Berufung* beim Verwaltungsgerichtshof bzw. Oberverwaltungsgericht im Verwaltungsverfahren oder am Landessozialgericht im Sozialverfahren eingelegt werden.

Wiederholungsfragen

- Was sind die gesetzlichen Grundlagen des Sozialrechts?
- Innerhalb welcher Frist muss ein Bescheid angefochten werden?
- Welcher Rechtsbehelf steht dem Bürger zur Verfügung?
- Innerhalb welcher Frist muss die Behörde entscheiden?
- Welche Gerichte sind für den Rechtsschutz im Sozialverfahren zuständig?

15 Verwaltungs- und Sozialverfahren

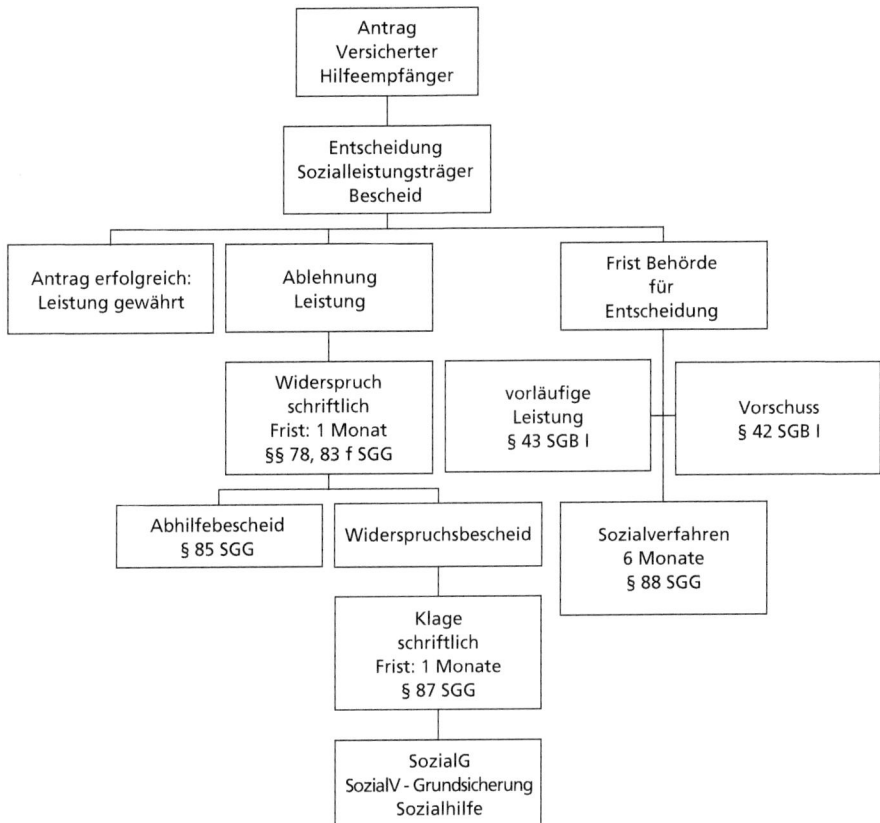

Abb. 15.1: Rechtsbehelfe im Sozialverwaltungsverfahren.

16 Sozialversicherung

16.1 Grundlagen

Der Versicherte in der Sozialversicherung hat einen *Rechtsanspruch* auf Leistungen. Diese *Leistungen* können die notwendigen Maßnahmen zum Schutz vor Krankheit, zu deren Milderung oder der Heilung umfassen (Kranken-, Renten- und Unfallversicherung). Die Leistungen sollen der *wirtschaftlichen Sicherung* im Fall der Krankheit, der Arbeitslosigkeit, des Alters, der Erwerbsunfähigkeit oder des Todes für die Hinterbliebenen dienen.

Die Sozialversicherung ist in fünf Bereiche, in die »fünf Säulen« des Sozialversicherungssystems gegliedert:

- Krankenversicherung,
- Rentenversicherung,
- Unfallversicherung,
- Arbeitslosenversicherung und
- Pflegeversicherung.

Die jeweiligen Aufgaben können wie in ▶ Tab. 16.1 als Übersicht dargestellt gegliedert werden.

Tab. 16.1: Übersicht über Bereiche und Aufgaben der Sozialversicherungen.

Versicherungszweig	Aufgabenbereich	Beispielhafte Leistungen	Träger
Krankenversicherung	Finanzierung Kosten Krankheitsvorsorge und Therapie bzw. u. U. Reha sowie Hilfsmittel und Ersatzleistungen bei Krankheit und Mutterschaft	Kosten ambulante Therapie, Krankenhausbehandlung, Vorsorge Kinder, Hilfsmittel, Kranken- und Mutterschaftsgeld, u. U. Reha	gesetzliche Krankenkassen
Rentenversicherung	Rentenzahlung und u. U. Rehabilitation zur Verhinderung einer Erwerbsunfähigkeit	Altersrente, Hinterbliebenenrente, Rente wegen Erwerbsminderung, u. U. Leistungen zur Reha	Rentenversicherung Bund; Rentenversicherung Länder
Unfallversicherung	Prävention von und Leistungen bei Arbeitsunfällen und Berufskrankheiten, u. U. Reha-Maßnahmen	Erlass Unfallverhütungsvorschriften, Zahlung ambulanter und stationärer Therapie bei Arbeitsunfällen und Berufskrankheiten, Finanzierung Reha inkl. Umschulung, Renten an Arbeitnehmer und Hinterbliebene	Berufsgenossenschaften

Tab. 16.1: Übersicht über Bereiche und Aufgaben der Sozialversicherungen. – Fortsetzung

Versicherungszweig	Aufgabenbereich	Beispielhafte Leistungen	Träger
Arbeitslosenversicherung	Leistungen bei Arbeitslosigkeit, Kurzarbeit, witterungsbedingten Arbeitsausfällen und bei der Zahlungsunfähigkeit des Arbeitgebers. Finanzierung verschiedener (Wieder-)Eingliederungsmaßnahmen ins Erwerbsleben, allgemeine Arbeitsförderung	Leistungen der aktiven Arbeitsförderung und Entgeltersatzleistungen. dabei u. a. Berufs- und Arbeitsmarktberatung, Ausbildungs- und Arbeitsvermittlung, Leistungen zur Aktivierung und beruflichen Eingliederung, Leistungen zur Berufswahl und -ausbildung, Berufsausbildungsbeihilfe, Arbeitslosen- und Insolvenzgeld, Finanzierung berufliche Weiterbildung und Umschulung, Förderung von Maßnahmen in WfbM	Bundesagentur für Arbeit
Pflegeversicherung	Pflegebedürftigen (finanzielle) Hilfe zur ambulanten und stationären Pflege zu leisten, dabei Sicherstellung einer qualitativ hochwertigen Pflege	Pflegesachleistungen an ambulante Dienste und stationäre Pflegeeinrichtungen, Zahlung »selbstbeschaffter« Pflegepersonen, Beiträge zur RentenV, Pflegehilfsmittel und Mittel zur Wohnfeldverbesserung, Leistungen an Behinderteneinrichtungen	Pflegekassen

Die Sozialversicherung ist eine *Pflichtversicherung*. Es handelt sich dabei um eine »Zwangsversicherung«, um zu ermöglichen, dass eine große und leistungsstarke Gemeinschaft die Risiken trägt. Nur bestimmte Personen sind von der Versicherungspflicht befreit. Durch das *Solidaritätsprinzip* trägt die gesamte Versichertengemeinschaft die Kosten der sozialen Sicherung. Die Finanzierung erfolgt durch *Beiträge*, die einkommensbezogen sind. In der Regel werden diese durch den Arbeitgeber aufgrund eines bestimmten Beitragssatzes an die zuständige Krankenkasse entrichtet. Die Krankenkasse ist dabei *Einzugsstelle* für die Beiträge zur *Kranken-, Renten- und Arbeitslosenversicherung*. Den Beitrag hat ungefähr zur Hälfte der Betrieb (Arbeitgeber) zu zahlen und zur anderen Hälfte erfolgt der Abzug vom Bruttoeinkommen des Beschäftigten (Arbeitnehmer). Der Beitragssatz ist je nach Krankenkasse und zusätzlich regional unterschiedlich. Für die Arbeitslosen- und Rentenversicherung gelten bundeseinheitliche Sätze. Die *Unfallversicherung* wird nur mit den Beiträgen der Unternehmen finanziert. Der Arbeitnehmer muss folglich dazu keine Leistungen erbringen.

16.2 Krankenversicherung

Träger der Krankenversicherung sind die Krankenkassen, wobei der Versicherte die Wahl zwischen mehreren Kassen hat.

Der Versicherte hat grundsätzlich ein *Wahlrecht* zwischen den gesetzlichen Krankenkassen (§ 183 SGB V).

Bei einer Mitgliedschaft in einer Krankenkasse besteht auch die *Familienversicherung*, d. h. der Ehegatte und die Kinder (bis zum 18. Lebensjahr) sind mitversichert, sofern sie nicht selbst erwerbstätig sind (§ 10 SGB V).

Für Selbstständige und Arbeitnehmer über der Versicherungsgrenze, d. h. diejenigen, die nicht der Versicherungspflicht unterliegen, besteht gemäß § 9 SGB V die Möglichkeit der *freiwilligen Versicherung*.

Die gesetzliche Krankenversicherung hat verschiedene *Aufgaben*, die im Sozialgesetzbuch V in der Vorschrift des § 11 SGB V bezeichnet sind:

- Förderung der Gesundheit (§ 20 SGB V),
- Verhütung von Krankheiten (§§ 21–24 SGB V),
- Früherkennung von Krankheiten (§§ 25–26 SGB V),
- Behandlung der Krankheit (§§ 27–52 SGB V) und
- Sterbegeld (§§ 58–59 SGB V).

Bei den Leistungen der Krankenversicherung gilt nach § 12 SGB V das *Wirtschaftlichkeitsgebot*. Dies bedeutet, dass die Leistungen ausreichend, zweckmäßig und wirtschaftlich sein müssen. Sie dürfen das Maß des Notwendigen nicht überschreiten (§ 12 Abs. 1 SGB V). In den Grenzen der Wirtschaftlichkeit hat der Versicherte *Anspruch* auf Gewährung der Leistung.

Zu den Leistungen der gesetzlichen Krankenversicherung zählen unter anderem:

- diagnostische Maßnahmen,
- ärztliche und zahnärztliche Behandlung,
- Hilfsmittel (z. B. Prothesen, Brillen) und
- Arzneimittel, Verbandstoffe.

Für die Inanspruchnahme der genannten Leistungen besteht nach § 76 Abs. 1 SGB V die *freie Arztwahl* sowohl bei Ärzten als auch bei Zahnärzten, sofern der jeweilige Arzt die kassenärztliche Zulassung besitzt. Der Versicherte hat dem behandelnden Arzt die *Krankenversicherungskarte* am Beginn der Behandlung vorzulegen (§ 15 Abs. 2 SGB V). Die Verordnung der Arzneimittel erfolgt durch *Rezept*.

Bei der Abholung des Medikamentes ist eine *Zuzahlung* zwischen fünf und zehn Euro erforderlich. Bei geringem Einkommen, in Härtefällen, kann die Zuzahlung erlassen werden. Dies gilt bei chronisch Kranken ab einer Überschreitung von 1 % ihres Bruttoeinkommens und bei den anderen Versicherten ab einer Überschreitung von 2 % des Bruttoeinkommens. Kinder sind grundsätzlich von Zuzahlungen befreit.

Zur »Kostendämpfung« im Gesundheitswesen können bestimmte *Arznei- bzw. Hilfsmittel inzwischen nicht mehr verordnet* werden (§ 34 SGB V). Dies gilt beispielsweise für Erkältungsmedikamente und Abführmittel.

Im Falle der *stationären Behandlung* muss der Versicherte einen Eigenanteil von derzeit 10,00 Euro je Tag für die Dauer von höchstens 28 Tagen zahlen (§ 39 Abs. 4 SGB V). Der Patient hat die freie Wahl zwischen den zugelassenen Krankenhäusern. Ist eine Krankenhausbehandlung nicht möglich oder kann sie durch *häusliche Krankenpflege* vermieden werden, muss die Kasse dazu Leistungen erbringen. Diese bestehen nach § 37 SGB V aus:

- Grund- und Behandlungspflege und
- hauswirtschaftlicher Versorgung,

wobei auch insoweit eine Zuzahlung von 10 % der Kosten anfällt, die aber auf 28 Tage im Jahr begrenzt ist. Unter Umständen muss der *Medizinische Dienst* (§ 275 SGB V) die Notwendigkeit einer längeren häuslichen Krankenpflege bestätigen.

Im Falle einer Krankenhausbehandlung kann eine *Haushaltshilfe* durch die Krankenversicherung gestellt werden (§ 38 SGB V). Voraussetzung ist in diesem Fall, dass eine Weiterführung des Haushaltes ohne die Haushaltshilfe nicht möglich ist und im Haushalt mindestens ein Kind unter 12 Jahren oder ein Kind mit Behinderung (ohne Altersgrenze) lebt.

Eine der wichtigsten Leistungen zur wirtschaftlichen Sicherung ist das *Krankengeld* nach §§ 44 ff. SGB V, das im Falle der ärztlich nachgewiesenen Arbeitsunfähigkeit bezahlt wird. Die Zahlung beginnt grundsätzlich erst ab der siebten Woche, somit nach Ende der *Entgeltfortzahlung* des Betriebes (§ 49 Nr. 1 SGB V), jedoch längstens für die Dauer von 78 Wochen innerhalb von drei Jahren wegen derselben Erkrankung.

Beispiel

Die Fachkraft B. erleidet eine Hepatitis-Infektion und ist deshalb insgesamt neun Wochen, vom 02.08.2024 bis zum 04.10.2024, arbeitsunfähig erkrankt. Für den Zeitraum 02.08.2024 bis 13.09.2024 erhält sie Entgeltfortzahlung ihres Arbeitgebers. Ab dem 14.09.2024 wird Krankengeld durch ihre Krankenkasse gezahlt.

Wird keine Entgeltfortzahlung gewährt, beginnt die Leistung schon mit Beginn der Arbeitsunfähigkeit (§ 46 Nr. 2 SGB V). Die Höhe des Krankengeldes beträgt 70 % des Regelentgeltes des vorangegangenen Zeitraumes. Es darf 90 % des Nettoeinkommens aber nicht überschreiten (§ 47 Abs. 1 SGB V). Eine Besonderheit stellt das *Krankengeld bei der Erkrankung eines Kindes* nach § 45 SGB V dar. Das Krankengeld wird in diesem Fall gewährt, sofern eine Erwerbstätigkeit wegen der erforderlichen Betreuung eines Kindes unter zwölf Jahren nicht möglich ist. Dies muss durch ein ärztliches Attest nachgewiesen werden. Das Kinderkrankengeld kann für 15 Arbeitstage beansprucht werden, bei Alleinerziehenden für 30 Tage. Bei mehreren Kindern besteht der Anspruch je Elternteil für maximal 35 Tage, für Alleinerziehende bis zu 70 Arbeitstagen. Das Krankengeld fällt bei der Gewährung einer Rente weg und ruht bei Bezug von Eltern-, Mutterschafts-, Arbeitslosengeld sowie Unterhalts-, Kurzarbeiter- oder Schlechtwettergeld.

Wiederholungsfragen

- Was bedeutet das Wirtschaftlichkeitsgebot?
- Wie hoch ist der Zuschuss grundsätzlich beim Zahnersatz?
- Was ist die Höchstdauer für die Zahlung von Krankengeld?
- Welche Leistungen können bei der Erkrankung eines Kindes beansprucht werden?

16.3 Unfallversicherung

Die *gesetzliche Unfallversicherung* hat Leistungen bei Unfällen zu erbringen, die sich im Zusammenhang mit der Berufsausübung ereignen (§ 8 SGB VII), somit bei

- Arbeitsunfällen und
- Wegeunfällen.

> **Definition**
>
> Unfälle sind zeitlich begrenzte, von außen auf den Körper einwirkende Ereignisse, die zu einem Gesundheitsschaden oder zum Tod führen. (§ 8 Abs. 1 SGB VII).[147]

Beispiel

Die Fachkraft A. verätzt sich die Haut bei der Benutzung eines Desinfektionsmittels derart stark, dass sie mehrere Wochen arbeitsunfähig ist.

Beispiel

Die Fachkraft K. verletzt sich mit einer Injektionsnadel und einige Zeit später wird eine Hepatitis-Infektion festgestellt, woran K. stirbt. Die Gesundheitsschädigung ist der zuständigen Berufsgenossenschaft zu melden.

Entscheidend dafür, ob ein Arbeitsunfall im Sinne der gesetzlichen Unfallversicherung vorliegt, ist der *Zusammenhang mit der Tätigkeit im Betrieb oder einer sonstigen Tätigkeit, die versichert ist*. Die Einnahme von Mahlzeiten in der Kantine[148] zählt beispielsweise zum eigenwirtschaftlichen Bereich und ist deshalb nicht versichert, sofern dabei Schäden auftreten. Hat der Weg, der zur Einnahme der Mahlzeit oder des Getränks zurückgelegt wird, betriebsbezogene Merkmale (staubige Luft) und/oder erfolgt dies während der Arbeitszeit, kann nach der Rechtsprechung ein Zusammenhang mit der Tätigkeit bestehen, sodass in derartigen Fällen Versicherungsschutz besteht.[149] Aus diesem Grund liegt bei Schädigungen bei der Einnahme von Mahlzeiten während einer Dienstreise in der Regel ein Arbeitsunfall vor.[150]

Durch die Unfallversicherung ist sogar das *ungeborene Kind* nach § 12 SGB VII gegen Arbeitsunfälle geschützt. Wird der Embryo bzw. Fetus geschädigt, kann er dieselben Leistungen beanspruchen wie ein Arbeitnehmer oder sonstiger Versicherter.

Der Weg von oder zu der Arbeitsstätte ist als Wegeunfall in die gesetzliche Unfallversicherung eingeschlossen (§ 8 Abs. 2 Nr. 1 SGB VII). Erforderlich ist der *direkte Weg zwischen Arbeitsstätte und Wohnung*. Der Unfall auf dem Weg zur Abholung eines Kindes im Kindergarten, Schule oder bei der Tagesmutter wird noch als Wegeunfall eingestuft (§ 8 Abs. 2 Nr. 2 a SGB VII). Dies gilt nach § 8 Abs. 2 Nr. 2 b SGB VII in gleicher Weise für Fahrgemeinschaften und Umleitungen.

Schwierig ist die rechtliche Beurteilung folgenden Falles: Der Arbeitnehmer arbeitet trotz der vom Arzt bescheinigten Arbeitsunfähigkeit und erleidet dabei einen Arbeits- oder Wegeunfall. Eindeutig als Arbeitsunfall eingestuft wird nach § 2 Abs. 1 Nr. 15 SGB VII derjenige Unfall, der sich bei einer Heilbehandlung oder vergleichbaren Maßnahme infolge eines anderen Arbeitsunfalls ereignet. Der Betroffene ist deshalb auch in derartigen Fällen versichert. Dies gilt in gleicher Weise für Vorsorgeuntersuchungen zur Verhinderung von Berufskrankheiten. Das Gesetz begrenzt jedoch nicht die Entschädigung bei Unfällen auf gesunde Beschäftigte, sondern es liegt nach § 8 Abs. 1 SGB VII immer ein Arbeitsunfall vor, wenn die Schädigung im Rahmen der versicherten Tätigkeit, in der Regel bei einer Arbeitstätigkeit, erfolgt. Dies bedeutet, dass selbst der arbeitsunfähige Beschäftigte, der trotzdem arbeitet, in der gesetzlichen Unfallversicherung versichert ist und Entschädigungen erhält. Der Versicherungsschutz besteht nur dann *nicht, wenn die wesentliche Ursache für den Unfall keinen be-*

---

147 BSG, NJW 1978, 2357
148 BSGE 11, 267; 12, 247
149 BSG, NJW 1990, 1064

150 BSGE 50, 100; 63, 273

trieblichen Zusammenhang mit dem Unfall hat. Liegt die Ursache für den Unfall dagegen in der versicherten Tätigkeit, beispielsweise dem betrieblichen Risiko, muss die Schädigung als Arbeitsunfall behandelt werden.[151] Die Arbeitsunfähigkeit ist daher nur von zweitrangiger Bedeutung.

Zu den versicherten Ereignissen zählt – neben den Arbeitsunfällen – auch die *Berufskrankheit* (§§ 7 Abs. 1; 9 SGB VII). Als Berufskrankheiten sind anerkannt und im Pflegebereich bedeutsam:

- Infektionserkrankungen,
- Allergien und
- Wirbelsäulenerkrankungen.

Voraussetzung der Anerkennung als Berufskrankheit ist, dass die Erkrankung im Zusammenhang mit der betrieblichen Tätigkeit steht, Ursache der Schädigung folglich der Beruf ist und die jeweilige Krankheit in der *Berufskrankheiten-Verordnung* (BKVO) aufgeführt ist. In dieser Verordnung sind auch »bandscheibenbedingte Erkrankungen der Lendenwirbelsäule durch langjähriges Heben und Tragen« aufgeführt[152], sodass Wirbelsäulenerkrankungen, die für die Pflege typisch sind, anerkannt werden können. In Ausnahmefällen sollen Krankheiten anerkannt werden, obwohl sie nicht in der genannten Verordnung enthalten sind. Der Betroffene hat dabei allerdings die erhöhte *Beweislast* dafür, dass die Erkrankung durch die Berufsausübung verursacht worden ist.

Aufgaben der Unfallversicherung sind:

- Verhütung von Arbeitsunfällen und Berufskrankheiten und
- Entschädigung des Verletzten, der Angehörigen oder Hinterbliebenen durch:

---

151 BSG, NZS 1994, 162 mit Besprechung von Keller
152 BKVO in BGBL I, S. 2343

- Heilbehandlung,
- Rehabilitationsmaßnahmen oder
- Zahlung einer Rente.

Nach einem Arbeitsunfall hat die Unfallversicherung die geeigneten *medizinischen Maßnahmen zur Wiederherstellung der Gesundheit* zu finanzieren (§ 26 SGB VII). Sie leistet in diesem Fall anstatt der Krankenversicherung. Sofern erforderlich müssen berufsfördernde Leistungen zur Rehabilitation nach §§ 35 ff. SGB VII finanziert werden. Dazu zählt die *Zahlung eines Übergangsgeldes* während der Rehabilitation (§§ 50 ff. SGB VII). Ansprüche bestehen aber nur bei gesundheitlichen Beeinträchtigungen, die Folge des Unfalles sind. Vorhandene Schädigungen, beispielsweise Verschleißerscheinungen der Wirbelsäule, gehen nur zulasten der Unfallversicherung, wenn sie berufsbedingt sind.

Ist der Betroffene aufgrund des Arbeitsunfalls arbeitsunfähig, erhält er durch die Berufsgenossenschaft *Verletztengeld* (§§ 45 ff. SGB VII) oder bei dauernder Erwerbsunfähigkeit eine *Rente* (§§ 56 ff. SGB VII). Die Rente beträgt bei Erwerbsunfähigkeit gemäß § 56 Abs. 3 SGB VII zwei Drittel des Jahresarbeitsverdienstes, d. h. des Gesamtbetrages aller Einkünfte im Kalenderjahr. Tritt der Tod ein, wird eine *Rente an die Hinterbliebenen* gezahlt.

Der Kreis der Versicherten umfasst nach § 2 SGB VII unter anderem:

- Beschäftigte im Rahmen eines Arbeits- oder Ausbildungsverhältnisses,
- Arbeitslose (bei Meldepflicht zur Bundesagentur für Arbeit),
- Beschäftigte im Gesundheits- und Wohlfahrtswesen,
- Helfer bei Notfällen,
- Kinder beim Besuch von Schule und Kindergarten,
- Teilnehmer einer Rehabilitationsmaßnahme.

Die Träger der gesetzlichen Unfallversicherung sind die Berufsgenossenschaften, die staatlichen Körperschaften und die Gemeindeunfallverbände, die sich durch Beiträge der pflichtversicherten Unternehmen finanzieren. Für den Bereich der Heilerziehungspflege ist die Berufsgenossenschaft für Gesundheitsdienst und Wohlfahrtspflege (Pappelallee 35–37, 22089 Hamburg, https://www.bgw-online.de/bgw-online-de) zuständig.

Leistungen aus der Unfallversicherung können nicht beansprucht werden, sofern der Verletzte den Unfall *absichtlich* oder *vorsätzlich* verursacht hat (§ 101 Abs. 1 SGB VII). Es können die Leistungen verweigert werden, wenn der Unfall beim Begehen einer *strafbaren Handlung* erlitten worden ist (§ 101 Abs. 2 SGB VII).

Beispiel

Die Heilerziehungspflegerin H. schleicht nachts in das Stationszimmer, um dort Betäubungsmittel zum Verkauf zu stehlen. Sie stürzt dabei über einen Stuhl und erleidet eine derart komplizierte Fraktur, dass sie erwerbsunfähig ist. Wegen des Diebstahlversuches muss ihr die Berufsgenossenschaft keine Rente zahlen.

Bei Arbeitsunfällen ist die Pflicht zum Schadenersatz eingeschränkt. Der Arbeitgeber oder Arbeitskollege muss nach § 104 Abs. 1 SGB VII nur *Schadenersatz* oder *Schmerzensgeld* an den Geschädigten leisten, wenn

- der Arbeitsunfall *vorsätzlich* herbeigeführt wurde oder
- die Schädigung bei der *Teilnahme* am *Verkehr* bzw. auf dem versicherten Weg eingetreten ist.

Beispiel

Der Heilerziehungspfleger K. schiebt einen Rollstuhlfahrer derart schwungvoll um die Ecke innerhalb der Wohngruppe, dass er seine Kollegin S. übersieht und mit dem Rollstuhl verletzt. Da bei K. nur Fahrlässigkeit vorliegt und ein Arbeitsunfall anzunehmen ist, kann S. kein Schmerzensgeld fordern.

Beispiel

Der Heilerziehungspfleger H. fährt mit seiner Kollegin K. und einem Bewohner mit Behinderung zum Facharzt. Er verursacht schuldhaft einen Verkehrsunfall, wobei K. verletzt wird. Sie kann von H. Schmerzensgeld verlangen, obwohl es ein Arbeitsunfall ist.

Es handelt sich dabei um einen *gesetzlichen Haftungsausschluss*, der sowohl Personen- als auch Sachschäden umfasst. Der Verletzte oder seine Angehörigen können folglich vom Arbeitgeber oder den Arbeitskollegen im Falle der fahrlässigen Verursachung keinen Ersatz wegen unerlaubter Handlung (§§ 823 ff. BGB) fordern. Die Berufsgenossenschaft kann aber bei vorsätzlicher oder grob fahrlässiger Verursachung des Unfalls *Rückgriffsansprüche* geltend machen (§§ 110 f. SGB VII).

Wiederholungsfragen

- Wer sind die Träger der Unfallversicherung?
- Welche Leistungen erbringt die Unfallversicherung?
- Was ist ein Arbeitsunfall?
- Wie wird der Wegeunfall behandelt?
- Wann sind Leistungen aus der Unfallversicherung ausgeschlossen?

16.4 Rentenversicherung

Die Rentenversicherung, die in den Vorschriften des *Sozialgesetzbuchs VI* (SGB VI) ihre Grundlage hat, ist inzwischen einheitlich unter dem »Dach« der Deutschen Rentenversicherung zusammengefasst. Träger sind die Deutsche Rentenversicherung Bund und die Rentenversicherungen Land (beispielsweise Baden-Württemberg).

Aufgaben der Rentenversicherung sind:

- Gewährung von Renten wegen Erwerbsminderung, Renten wegen Alters,
- Rehabilitationsmaßnahmen,
- Leistungen für die Krankenversicherung der Rentner,
- Beratung und Auskunft sowie
- Verbesserung des gesundheitlichen Standards.

Leistungen aus der Rentenversicherung können nur beansprucht werden, sofern bestimmte *Wartezeiten* erfüllt sind. Die Wartezeit ist für die verschiedenen Leistungs- bzw. Rentenarten unterschiedlich geregelt. Die allgemeine Wartezeit beträgt fünf Jahre. Dies bedeutet, dass eine Rente erst beanspruchen kann, wer fünf Jahre Rentenbeiträge entrichtet hat.

Für die Gewährung einer Rente oder sonstigen Leistung ist ein *Antrag* beim zuständigen Rentenversicherungsträger erforderlich. In einigen Bundesländern (beispielsweise Baden-Württemberg und Bayern) ist es möglich, bei den Gemeinden den Rentenantrag zu stellen und sich dort auch beraten zu lassen. Zusätzlich gibt es Beratungsmöglichkeiten bei den Landratsämtern und den Sprechtagen der Rentenversicherungsträger der Länder.

16.4.1 Rente wegen Alters

Die Rente wegen Alters wird seit der Reform des Rentenrechts im Jahr 2012 grundsätzlich *ab dem vollendeten 67. Lebensjahr* gewährt. Die frühere Gewährung (ab 65 Jahre) ist nur für Versicherte, die vor dem 1.01.1955 geboren sind, möglich oder wenn Abzüge von der Rente vorgenommen werden.

Es wird in diesem Zusammenhang zwischen der Regelaltersrente, d. h. der Rente ab dem 67. Lebensjahr, und der Altersrente für langjährig Versicherte unterschieden. Seit der Reform der großen Koalition im Jahre 2014 ist die »Rente mit 63« möglich. Diese setzt aber 45 Versicherungsjahre voraus.

Für die Zahlung der Regelaltersrente ist neben der Erreichung des Alters von 67 Jahren nach § 35 SGB VI eine *allgemeine Wartezeit*, d. h. eine »Vorversicherungszeit« von 5 Jahren erforderlich. Dies bedeutet, dass für fünf Jahre Beiträge zur Rentenversicherung entrichtet worden sein müssen, um ein Altersruhegeld zu erhalten. Anstatt der Beiträge können *Ersatzzeiten* (z. B. Wehrdienst, Ersatzdienst) angerechnet werden. Außerdem kann die Wartezeit mit den *Kindererziehungszeiten*, d. h. bei einer bestimmten Anzahl von Kindern, erfüllt werden.

Schwerbehinderte Menschen können nach § 37 SGB VI bereits mit *65 Jahren* die Rente wegen Alters beanspruchen, diejenigen mit mindestens 35 Versicherungsjahren mit 62 Jahren. Voraussetzung ist also, dass nicht nur die allgemeine Wartezeit erfüllt ist, sondern insgesamt mindestens *35 Versicherungsjahre* zurückgelegt sind. Ferner muss die Person bei Beginn der Altersrente als schwerbehindert (§ 2 SGB IX) anerkannt, berufsunfähig oder erwerbsunfähig sein.

16.4.2 Rente wegen Erwerbsminderung

Folgende Grundlagen gelten für die Rente wegen Erwerbsminderung nach § 43 SGB VI:

(1) Versicherte haben bis zur Vollendung des 67. Lebensjahres Anspruch auf Rente wegen teilweiser Erwerbsminderung, wenn sie
1. *teilweise erwerbsgemindert sind,*
2. *in den letzten fünf Jahren vor Eintritt der Erwerbsminderung drei Jahre Pflichtbeiträge für eine versicherte Beschäftigung oder Tätigkeit entrichtet haben und*
3. *vor Eintritt der Erwerbsminderung die allgemeine Wartezeit erfüllt haben.*

Teilweise erwerbsgemindert sind Versicherte, die wegen Krankheit oder Behinderung auf nicht absehbare Zeit außer Stande sind, unter den üblichen Bedingungen des allgemeinen Arbeitsmarktes mindestens sechs Stunden täglich erwerbstätig zu sein.«

Danach liegt eine Erwerbsminderung im Sinne der Rentenversicherung vor, wenn der Versicherte wegen *Krankheit* oder *Behinderung* auf nicht absehbare Zeit außer Stande ist, unter den üblichen Bedingungen des allgemeinen Arbeitsmarktes *mindestens sechs Stunden täglich* erwerbstätig zu sein. Leider bleibt unberücksichtigt, dass der Versicherte aufgrund von Problemen auf dem Arbeitsmarkt keine Beschäftigung finden kann. Dies bedeutet, dass allein auf die *Arbeitsfähigkeit* abgestellt wird und nicht darauf, ob ein Arbeitgeber den behinderten Menschen einzustellen bereit ist.

Als weitere Voraussetzung muss eine *Wartezeit* von 5 Jahren oder 60 Monaten erfüllt sein. In diesem Zeitraum muss der betroffene Versicherte insgesamt 36 Monate oder mehr *versicherungspflichtig beschäftigt* gewesen sein (§ 43 Abs. 1 SGB VI). Freiwillige Beiträge sind dabei nicht zu berücksichtigen. Aus diesem Grund ist die Aufrechterhaltung der Pflichtversicherung entscheidend zur Absicherung für den Fall der Erwerbsminderung. Zusätzlich muss noch die allgemeine Wartezeit erfüllt sein, d. h. es müssen mindestens 60 Monate Beiträge oder vergleichbare Versicherungszeiten zurückgelegt sein.

Der jeweilige Versicherte hat bis zur Vollendung des 65. Lebensjahres Anspruch auf Rente wegen *voller Erwerbsminderung*, wenn er voll erwerbsgemindert ist, d. h. er wegen Krankheit oder Behinderung auf nicht absehbare Zeit außer Stande ist, unter den üblichen Bedingungen des allgemeinen Arbeitsmarktes *mindestens drei Stunden täglich* erwerbstätig zu sein. Dabei ist die jeweilige Arbeitsmarktlage wieder nicht zu berücksichtigen. Wenn somit der erlernte Beruf aus gesundheitlichen Gründen nicht mehr ausgeübt werden kann, so wird die gesetzliche »Berufsunfähigkeitsrente« nur noch dann gezahlt, wenn der Arbeitnehmer auch *jede* andere Arbeit, die es auf dem Arbeitsmarkt gibt, nicht mindestens sechs Stunden pro Tag ausüben kann. Voll erwerbsgemindert sind auch Versicherte, die wegen *Art oder Schwere der Behinderung* nicht auf dem allgemeinen Arbeitsmarkt tätig sein können.

Diese Neuregelung gilt wegen des Vertrauensschutzes nicht für »*Altfälle*«.

16.4.3 Rente wegen Todes

Im Falle des Todes des *rentenversicherten Ehepartners* erhält bisher die Witwe bzw. der Witwer eine »große Witwenrente« in Höhe von 55 % der Rente des Verstorbenen. Diese Rente wird an diejenigen Witwen oder Witwer gezahlt, die selbst *berufs- oder erwerbsunfähig bzw. über 47 Jahre alt sind oder ein minderjähriges Kind des/der Verstorbenen* erziehen (§ 46 Abs. 2 SGB VI). Wenn diese Voraussetzungen nicht vorliegen, kann lediglich die »kleine Witwenrente« mit 25 % der Rente des/der Verstorbenen für einen Zeitraum von 24 Monaten beansprucht werden. Das *eigene Einkommen* des hinterbliebenen Ehegatten wird mit 40 % auf die Rente *angerechnet*, wobei jedoch ein *Freibetrag* besteht. Dies bedeutet, dass lediglich der Betrag, der über dem Freibetrag liegt, mit 40 % angerechnet wird. Im neuen Rentenrecht werden *sämtliche Einkommensarten*, d. h. auch solche aus Vermögen, auf die Hinterbliebenenrenten angerechnet. Ausgenommen sind nur Einnahmen aus der staatlich geförderten Altersvorsorge.

Schließlich ist im Rentenrecht noch die Erziehungsrente nach § 47 SGB VI vorgesehen. Darauf haben Versicherte *bis zum 67. Lebensjahr* Anspruch, wenn ihre Ehe nach dem 30.06.1977 geschieden wurde, ihr geschiedener Ehegatte gestorben ist und sie ein eigenes Kind oder ein Kind des geschiedenen Ehegatten erziehen. Ferner dürfen sie nicht wieder geheiratet haben. Bis zum Tod des geschiedenen Ehegatten müssen sie die allgemeine Wartezeit erfüllt haben.

Insgesamt werden Frauen, die Kinder erzogen haben und deshalb nur ein geringes Einkommen erzielen konnten, *nach dem aktuellen Rentenrecht* gegenüber früheren Regelungen *finanziell bessergestellt.*

Für die Kinder eines Verstorbenen wird gemäß § 48 SGB VI die *Voll-* oder *Halbwaisenrente* gezahlt; die Halbwaisenrente bei dem Tod eines Elternteils und die Vollwaisenrente beim Tod beider Elternteile. Die Zahlung erfolgt bis zum *18. Lebensjahr* oder bei *Schul-* oder *Berufsausbildung* bis zum *27. Lebensjahr*. Die Zahlung erfolgt gleichfalls bis zum 27. Lebensjahr, wenn bei dem Kind eine körperliche, geistige oder seelische *Behinderung* vorliegt, die eine eigene Erwerbstätigkeit des Waisen verhindert (§ 48 Abs. 4 Nr. 2 SGB VI), oder wenn ein *freiwilliges soziales Jahr* geleistet wird. Die *Höhe* der Waisenrente beträgt bei Halbwaisen 10 % der Rente des verstorbenen Elternteils und bei Vollwaisen 20 % der höchsten Rente von beiden Elternteilen (§ 66 Abs. 2 Nr. 3 SGB VI). Eigenes Einkommen des Waisen wird angerechnet, wobei auch wieder ein Freibetrag gilt, nämlich das 17,6-fache des Rentenwertes (§ 97 SGB VI).

Wiederholungsfragen

- Welche Rentenarten kennen Sie?
- Was ist die allgemeine Wartezeit?
- Wie ist eine Behinderung im Rentenrecht erfasst?

16.5 Arbeitslosenversicherung

Die Arbeitslosenversicherung ist gleichfalls als *Pflichtversicherung* ausgestaltet. *Grundlage* ist das Sozialgesetzbuch III (Arbeitsförderung, SGB III) mit verschiedenen Rechtsverordnungen.

Die Aufgaben gliedern sich im Wesentlichen in zwei Bereiche:

- Arbeitsförderung und
- Arbeitslosenversicherung.

Zu den Aufgaben der *Arbeitsförderung* zählen insbesondere die

- Arbeits- und Berufsforschung,
- Berufsberatung (§ 30 SGB III),
- Arbeitsvermittlung (§§ 35 ff. SGB III) und die
- Berufsförderung (§§ 47–114 SGB III).

Wesentliche Aufgabe der *Arbeitslosenversicherung* ist die Sicherung der wirtschaftlichen Lebensgrundlage desjenigen, der seinen Arbeitsplatz verliert (§§ 115 ff. SGB III), wobei folgende Leistungen unterschieden werden:

- das Arbeitslosengeld und
- das Bürgergeld.

Der Anspruch auf *Arbeitslosengeld* besteht *derzeit* nach § 117 Abs. 1 SGB III nur bei demjenigen, der

- arbeitslos ist,
- sich beim Arbeitsamt arbeitslos gemeldet und
- die Anwartschaftszeit erfüllt hat.

Seit *dem 01.01.2005* besteht der Anspruch

- bei Arbeitslosigkeit oder
- bei beruflicher Weiterbildung.

Arbeitslos ist, wer vorübergehend nicht in einem Beschäftigungsverhältnis steht (*Beschäftigungslosigkeit*) und eine versicherungspflichtige, mindestens 15 Stunden wöchentlich umfassende Beschäftigung sucht (*Beschäftigungssuche*). Auf Beschäftigungssuche ist, wer alle Möglichkeiten nutzt und nutzen will, um seine Beschäftigungslosigkeit zu beenden und den Vermittlungsbemühungen des Arbeitsamtes zur Verfügung steht (*Verfügbarkeit*). Den Vermittlungsbemühungen des Arbeitsamtes steht zur Verfügung, wer arbeitsfähig und seiner Arbeitsfähigkeit entsprechend arbeitsbereit ist (§ 119 SGB III).

Nach der *Regelung* in § 119 Abs. 1 SGB III ist ein Arbeitnehmer dann arbeitslos, wenn er

1. nicht in einem Beschäftigungsverhältnis steht (*Beschäftigungslosigkeit*),
2. sich bemüht, seine Beschäftigungslosigkeit zu beenden (*Eigenbemühungen*) und
3. den Vermittlungsbemühungen der Agentur für Arbeit zur Verfügung steht (*Verfügbarkeit*).

Die notwendige *Anwartschaftszeit* hat erfüllt, wer im Zeitraum von drei Jahren für 360 Tage eine beitragspflichtige Tätigkeit ausgeübt hat (§§ 123, 124 SGB III). Die Anwartschaftszeit ist folglich nicht bei Selbständigkeit, geringfügiger Beschäftigung oder Personen, die längere Zeit ohne Arbeit waren, erfüllt. Sofern die gesetzlichen Voraussetzungen vorliegen, wird das Arbeitslosengeld gezahlt.

Im Anschluss an das Arbeitslosengeld wird seit dem 01.01.2005 nicht mehr die Arbeitslosenhilfe bezahlt, sondern das Arbeitslosengeld II (Grundsicherung für Arbeitssuchende).

Die durch das SGB II eingeführte *Grundsicherung für Arbeitsuchende*, das Arbeitslosengeld II, verstößt in wesentlichen Teilen mit dem Sozialstaatsprinzip.[249] Das neue System, das im Regelfall nicht vor Armut schützt, schließt weitere Ansprüche an das unterste Netz der Sozialhilfe aus. Es begegnet deshalb *verfassungsrechtlichen Bedenken*.[250] Insbesondere eine weitgehende Pauschalierung mit einer undifferenzierten und unbestimmten Bemessung unzulänglicher Pauschalsätze, die auch Bedarfe pauschaliert, die nicht sinnvoll pauschaliert werden können, führt zu regelmäßiger Unterdeckung.

Durch das *Bürgergeld* sind eingeführt worden:

- Einschränkungen der Arbeitsuche auf Teilzeittätigkeiten, diese sind ohne besonderen Grund möglich, wenn arbeitsmarktüblich,
- eine fiktive Bemessung pauschal nach 4 Qualifikationsstufen,
- eine neue Berechnung des Leistungsentgelts (unter anderem kein Kirchensteuerabzug),
- neue Sperrzeit-Anlässe, wie Sperrzeit bei Arbeitsvereitelung auch als Arbeitssuchender, Sperrzeit von 2 Wochen Dauer bei »unzureichenden Arbeitsbemühungen« als Arbeitsloser, Sperrzeit von einer Woche Dauer bei Meldeversäumnis (ersetzt Säumniszeit),
- ein neuer Freibetrag für Nebeneinkommen mit generell 100 Euro sowie stufenweise Freibeträge von 800.- Euro bis 1.200 Euro (§ 30 SGB II).

Beim Bürgergeld muss wie beim er vorhergehenden Arbeitslosengeld II eine *Bedürftigkeit* bestehen (§§ 7, 9, 11, 12 SGB II). Dies bedeutet unter anderem, dass der Arbeitslose keine anderweitigen Einkünfte oder Vermögen haben darf. Es werden strenge Anforderungen gestellt, d. h. der Arbeitslose muss zuerst sein gesamtes Vermögen (abzüglich eines Freibetrages) und dasjenige seines Ehegatten oder Lebenspartners verwerten (vgl. § 12 SGB II), wobei auch das Einkommen des Partners angerechnet wird. Es gilt nur ein Freibetrag von mindestens 3.100 Euro, dabei 150 Euro je vollendetem Lebensjahr, allerdings höchstens 9.750 Euro (§ 12 SGB II). Zusätzlich frei bleiben die Altersvorsorge, Hausrat etc.

Die Leistung erfolgt dann in Regelsätzen, welche sich jährlich ändern, d. h. der Preisentwicklung angepasst werden müssen.

In diesen Regelsätzen ist nahezu alles enthalten, d. h. die laufenden und einmaligen Bedarfe für Ernährung, Kleidung, Körperpflege, Hausrat, Haushaltsenergie (ohne Heizung) und für die Bedürfnisse des täglichen Lebens sowie in vertretbarem Umfang auch für Beziehungen zur Umwelt und die Teilhabe am kulturellen Leben, deshalb selbst die Neuanschaffung von Kleidung, Hausratsgegenständen etc.

> **Wiederholungsfragen**
>
> - Welche Anwartschaftszeit muss für das Bürgergeld erfüllt sein?
> - Welche weiteren Voraussetzungen müssen vorliegen?
> - Wann wird Bürgergeld gezahlt?

16.6 Sozialversicherung von Menschen mit Behinderung

Zum Personenkreis, der in die Sozialversicherung eingegliedert ist, zählen nach der Vorschrift des § 2 Abs. 2 Ziff. 2 SGB IV auch *Menschen mit Behinderung*, die in *geschützten Einrichtungen beschäftigt* sind. Dies bedeutet in der Praxis, dass Beschäftigte in einer Werkstatt für behinderte Menschen (WfbM) durch ihre Arbeitstätigkeit dort gleichfalls gesetzliche Ansprüche aus der Kranken-, Renten- und der Arbeitslosenversicherung erwerben und für die deshalb Beiträge zu den genannten Versicherungen zu entrichten sind (§ 1 Ziff. 2 SGB VI; § 5 Ziff. 7–8 SGB V; §§ 24, 25 SGB III).

Voraussetzung ist in allen Versicherungszweigen bei Beschäftigten in Heimen, Anstalten und gleichartigen Einrichtungen, dass mindestens ein Fünftel der Leistung eines voll Erwerbstätigen erbracht wird. Bei anerkannten Werkstätten für behinderte Menschen und Werkstätten für blinde Menschen gilt diese Grenze nicht. Beschäftigte dort sind grundsätzlich versicherungspflichtig.

Für Menschen mit Behinderung haben die genannten gesetzlichen Regelungen den entscheidenden Vorteil, dass sie *Anwartschaften* in der gesetzlichen *Rentenversicherung* erwerben, somit ein Altersruhegeld beziehen können und im Falle einer Erkrankung Leistungen aus der gesetzlichen *Krankenversicherung* beanspruchen können, ohne dafür die Gewährung von Sozialhilfe beantragen zu müssen.

Selbst die *Arbeitslosenversicherung* ist dazu verpflichtet, an mehrfachbehinderte *Langzeitarbeitslose* Arbeitslosengeld zu zahlen, sofern Beiträge entrichtet worden sind. Streitig ist, ob unter Umständen eine Rente wegen Berufs- oder Erwerbsunfähigkeit zu gewähren ist. Die Rentenversicherer verweisen in derartigen Fällen oft auf »leichte Arbeiten« auf dem »allgemeinen Arbeitsmarkt«. Nach einer aktuellen Entscheidung des Bundessozialgerichts existieren derartige Arbeitsplätze für Menschen mit Mehrfachbehinderung tatsächlich nicht.[153]

---

153 BSG, Az.: 13 RJ 1/94

16.7 Pflegeversicherung

Die Pflegeversicherung ist als fünfte Säule in das System der Sozialversicherung aufgenommen worden und deren jüngster Teil. Ziel dieser Versicherung ist die Absicherung des *Pflegerisikos*.

Zuständig für die Durchführung der Pflegeversicherung sind die *Pflegekassen* als Teil der Krankenkassen (§ 1 Abs. 3 SGB XI). Die Mitglieder der Krankenkassen sind gleichzeitig Mitglied in der entsprechenden Pflegekasse (§ 20 Abs. 1 SGB XI). Es handelt sich gleichfalls um eine *Pflichtversicherung*, wobei bestimmte Personengruppen *befreit* werden können:

- freiwillig Versicherte und
- privat krankenversicherte Personen.

Die Familienmitglieder sind wie in der Krankenversicherung *beitragsfrei* mitversichert. Personen, die eine Befreiung beantragen, müssen den *Nachweis* einer anderweitigen *privaten Pflegeversicherung* erbringen (§ 22 SGB XI).

Die *Mitgliedschaft* in der Pflegeversicherung endet zusammen mit der Mitgliedschaft in der Krankenkasse. Es besteht allerdings die Möglichkeit einer *Weiterversicherung* in der Pflegeversicherung.

Beitragsfrei sind:

- Familienmitglieder des Versicherten,
- Bezieher von Mutterschafts- oder Elterngeld,
- Personen, die in stationärer Pflege sind und anderweitige Leistungen erhalten.

Rentner, die Mitglied in der Krankenversicherung der Rentner sind, zahlen nur den halben Beitrag zur Pflegeversicherung (§§ 59 SGB XI, 249a SGB V).

Bei den Leistungen, die aus der Pflegeversicherung gewährt werden, können zwei *Arten* unterschieden werden:

- Geldleistungen (Pflegegeld) und
- Sach- und Dienstleistungen.

Sachleistungen sind dabei Pflegehilfsmittel und technische Hilfen (§ 40 SGB XI) sowie der Einsatz von Pflegefachkräften (§§ 36–37 SGB XI). Mit den Geld- und Sachleistungen soll der Bedarf des Betroffenen an *Grundpflege* und *hauswirtschaftlicher Versorgung* gedeckt werden. Für die Sach- und Dienstleistungen müssen Vertragspartner der Pflegekassen ausgewählt werden (§ 36 Abs. 1 SGB XI). Diese schließen bei der derzeitigen Rechtslage derartige Verträge nur mit Fachkräften aus der Kranken- oder Altenpflege oder entsprechenden Institutionen ab. Die Leistungen der Pflegeversicherung sollen nach § 2 SGB XI derart gewährt werden, dass der Pflegebedürftige ein möglichst *selbstständiges* und *selbstbestimmtes Leben* führen kann. Es gilt der *Vorrang der häuslichen Pflege*, so dass darauf hingewirkt werden soll, die Pflegemaßnahmen nach Möglichkeit in der häuslichen Umgebung durchzuführen (§ 3 SGB XI).

Die Pflegeversicherung stellt im Einzelnen folgende Leistungen zur Verfügung:

- Pflegesachleistung,
- Pflegegeld für selbstbeschaffte Pflegekräfte,
- Kombination von Geld- und Sachleistung,
- häusliche Pflege bei Verhinderung der Pflegeperson,
- Pflegehilfsmittel und technische Hilfen,
- Tages- und Nachtpflege,
- Kurzzeitpflege,
- vollstationäre Pflege (inkl. Behinderteneinrichtungen),
- Wohnumfeld verbessernde Maßnahmen,
- Leistungen der sozialen Sicherung der Pflegeperson (Unfall- und Rentenversicherung)

- zusätzliche Leistungen für Pflegebedürftige in ambulant betreuten Wohngruppen und
- Pflegekurse.

Die Leistungen werden nur auf *Antrag* gewährt. Dieser Antrag ist bei der Pflegekasse der Krankenversicherung zu stellen. Anträge werden aber auch von den Gemeindeverwaltungen und Landratsämtern entgegengenommen, wo auch eine Beratung erfolgen kann. Die Voraussetzungen der Gewährung von Pflegeleistungen werden vom *Medizinischen Dienst* überprüft (§ 18 Abs. 1 SGB XI).

Wesentliche Voraussetzung der Leistungen aus der Pflegeversicherung ist die *Pflegebedürftigkeit*. Diese liegt nach § 14 SGB XI vor, wenn die betroffene Person für die

- Dauer von mindestens sechs Monaten sowie
- gesundheitlich bedingte Beeinträchtigungen der Selbständigkeit oder der Fähigkeiten vorliegen und
- deshalb der Hilfe durch andere bedürfen.
- Deshalb muss es sich um Personen handeln, die körperliche, kognitive oder psychische Beeinträchtigungen oder gesundheitlich bedingte Belastungen oder Anforderungen nicht selbständig kompensieren oder bewältigen können.

Das Gesetz definiert in § 14 Abs. 4 SGB XI, was derartige *Verrichtungen* sind. Dazu zählen

- die Mobilität einschließlich An- und Auskleiden,
- kognitive und kommunikative Fähigkeiten,
- Verhaltensweisen und psychische Problemlagen,
- Selbstversorgung,
- Bewältigung von und selbständiger Umgang mit krankheits- oder therapiebedingten Anforderungen und Belastungen und/oder
- Gestaltung des Alltagslebens und sozialer Kontakte.

Aufgrund der obigen Kriterien der Pflegebedürftigkeit und des Umfangs der Hilfen erfolgt die Einteilung in fünf *Pflegegrade*. *Voraussetzung* der Pflegebedürftigkeit und *der Einordnung in einen der Grade* ist die Notwendigkeit, dass die betroffene Person mindestens einmal täglich pflegerische Hilfe und mehrfach in der Woche hauswirtschaftliche Hilfen benötigt. Dadurch werden bestimmte Personen, die nur sporadisch Betreuung benötigen, nicht erfasst.

Für den notwendigen Pflegeaufwand wurden einheitliche Richtlinien für sämtliche Pflegekassen erlassen. Bei *Kindern* richtet sich die Pflegebedürftigkeit gemäß § 15 Abs. 2 SGB XI nach dem Hilfebedarf, der im Verhältnis zu einem gleichaltrigen gesunden Kind zusätzlich erforderlich ist.

Für die *Pflegesachleistungen*, d. h. Leistungen für diejenigen Personen, die zu Hause von Pflegekräften versorgt werden, sind nach den Pflegegraden gestaffelt.

Aufgrund der obigen Kriterien der Pflegebedürftigkeit bzw. der Beeinträchtigung der Selbständigkeit erfolgt die Einteilung in *fünf Pflegegrade* (§ 15 SGB XI).

Jedem Punktbereich in einem *Modul* werden unter Berücksichtigung der in ihm zum Ausdruck kommenden Schwere der Beeinträchtigungen der Selbständigkeit oder der Fähigkeiten sowie der folgenden Gewichtung der Module Punkte zugeordnet. Die Module des Begutachtungsinstruments werden wie folgt gewichtet:

- Mobilität mit 10 Prozent,
- kognitive und kommunikative Fähigkeiten sowie Verhaltensweisen und psychische Problemlagen zusammen mit 15 Prozent,
- Selbstversorgung mit 40 Prozent,
- Bewältigung von und selbständiger Umgang mit krankheits- oder therapiebedingten Anforderungen und Belastungen mit 20 Prozent,
- Gestaltung des Alltagslebens und sozialer Kontakte mit 15 Prozent.

Tab. 16.2: Überblick Punktbereiche der Module des Begutachtungsinstruments hinsichtlich der Pflegebedürftigkeit (eigene Zusammenstellung).

Punktbereich	Voraussetzung
0	keine Beeinträchtigungen der Selbständigkeit oder der Fähigkeiten
1	geringe Beeinträchtigungen der Selbständigkeit oder der Fähigkeiten
2	erhebliche Beeinträchtigungen der Selbständigkeit oder der Fähigkeiten
3	schwere Beeinträchtigungen der Selbständigkeit oder der Fähigkeiten
4	schwerste Beeinträchtigungen der Selbständigkeit

Zur Ermittlung des Pflegegrades werden die festgestellten Einzelpunkte in jedem Modul addiert sowie dann dem festgelegten Punktbereich und den sich daraus ergebenden gewichteten Punkten zugeordnet. Auf der Basis der erreichten *Gesamtpunkte* werden pflegebedürftige Personen nach § 15 Abs. 3 SGB XI in einen der nachfolgenden *Pflegegrade eingeordnet*.

Tab. 16.3: Ermittlung des Pflegegrades (eigene Zusammenstellung).

NBA-Punkte	Def. Pflegegrad
ab 12,5 bis unter 27 Gesamtpunkten in den **Pflegegrad 1**	geringe Beeinträchtigungen der Selbständigkeit oder der Fähigkeiten
ab 27 bis unter 47,5 Gesamtpunkten in den **Pflegegrad 2**	erhebliche Beeinträchtigungen der Selbständigkeit oder der Fähigkeiten
ab 47,5 bis unter 70 Gesamtpunkten in den **Pflegegrad 3**	schwere Beeinträchtigungen der Selbständigkeit oder der Fähigkeiten
ab 70 bis unter 90 Gesamtpunkten in den **Pflegegrad 4**	schwerste Beeinträchtigungen der Selbständigkeit oder der Fähigkeiten
ab 90 bis 100 Gesamtpunkten in den **Pflegegrad 5**	schwerste Beeinträchtigungen der Selbständigkeit oder der Fähigkeiten mit besonderen Anforderungen an die pflegerische Versorgung

Pflegebedürftige mit besonderen Bedarfskonstellationen, die einen spezifischen, *außergewöhnlich hohen Hilfebedarf* mit besonderen Anforderungen an die pflegerische Versorgung aufweisen, können nach § 15 Abs. 4 SGB XI dem *Pflegegrad 5* zugeordnet werden, auch wenn ihre Gesamtpunkte unter 90 liegen.

Bei pflegebedürftigen *Kindern* wird der Pflegegrad durch einen Vergleich der Beeinträchtigungen ihrer Selbständigkeit und ihrer Fähigkeiten mit *altersentsprechend* entwickelten Kindern ermittelt (§ 15 Abs. 6 SGB XI). Allerdings werden pflegebedürftige Kinder im Alter bis zu 18 Monaten abweichend wie folgt eingestuft:

- ab 12,5 bis unter 27 Gesamtpunkten in den Pflegegrad 2,
- ab 27 bis unter 47,5 Gesamtpunkten in den Pflegegrad 3,
- ab 47,5 bis unter 70 Gesamtpunkten in den Pflegegrad 4,

- ab 70 bis 100 Gesamtpunkten in den Pflegegrad 5.

Bei der *Inanspruchnahme von »selbstbeschafften Pflegehilfen«*, d. h. Personen, die für die Pflege vom Pflegebedürftigen selbst organisiert werden, also Familienangehörige und sonstige Personen, die im häuslichen Umfeld die Pflege verrichten, werden nach § 37 SGB XI Pflegegelder gezahlt.

Dabei muss jedoch halb- oder vierteljährlich eine *Fachkraft* zur Vermeidung von Pflegefehlern in Anspruch genommen werden (§ 37 Abs. 3 SGB XI). Voraussetzung bei der Zahlung dieser Beträge ist, dass die Pflegeperson die Pflege nicht gewerbsmäßig ausführt und mindestens 14 Stunden wöchentlich aufgewendet werden.

Für die selbstbeschafften Pflegepersonen werden außerdem *Beiträge* zur *Rentenversicherung* gemäß § 44 SGB XI bezahlt, deren Höhe von der Pflegestufe und der jeweiligen Bezugsgröße abhängig ist. Diese Pflegepersonen sind zusätzlich in der *gesetzlichen Unfallversicherung* versichert und haben Anspruch auf *Unterhaltsgeld*, sofern sie in das Erwerbsleben zurückkehren und sich dazu beruflich fortbilden oder umschulen lassen wollen.

Anspruch auf Pflegesachleistungen und Pflegegelder für selbstbeschaffte Pflegepersonen haben auch Klienten einer Altenwohnung oder vergleichbaren Wohnung in Wohneinrichtungen für Menschen mit Behinderung, die Pflege benötigen. *Voraussetzung* ist neben der Pflegebedürftigkeit lediglich ein *eigener Haushalt*. Dieser liegt selbst dann vor, wenn es sich um eine Wohngemeinschaft handelt.

Nach § 43 SGB XI hat der Versicherte Anspruch auf die Zahlung der Aufwendungen für die vollstationäre Pflege, sofern die *häusliche oder teilstationäre Pflege nicht möglich* ist.

Für *Einrichtungen der Behindertenhilfe* wird ein Pauschalbetrag in Höhe von 10 % des vereinbarten Pflegesatzes, maximal 266.– Euro je Monat gezahlt.

Seit Januar 2015 gibt es »Zusätzliche Leistungen für Pflegebedürftigkeit in ambulant betreuten Wohngruppen. Dafür werden pauschal 214.– Euro monatlich gezahlt.

ES besteht die Möglichkeit, sich zur Pflege eines Angehörigen von der Arbeit freistellen zu lassen. Arbeitnehmende können bei einem plötzlich auftretenden Pflegefall in der Familie zehn Tage lang eine Auszeit vom Job nehmen können, sogar bezahlt. Zusätzlich gibt es weiter die »Pflegezeit«, eine bis zu sechsmonatige Freistellung vom Beruf, teilweise oder zu 100 %. Hierfür kann ein zinsloses Darlehen für den Ausgleich des Arbeitseinkommens gewährt werden. Diese Auszeit muss dem Arbeitgeber aber spätestens zehn Tage vor dem Beginn der Pflegezeit mitgeteilt werden.

Zusätzlich kann eine »Familienpflegezeit« beansprucht werden. Auch hier bestehen die Möglichkeit eines zinslosen Darlehens sowie ein Rechtsanspruch gegenüber ihrem Arbeitgeber. Während dieser Zeit gilt für die Pflegenden ein Kündigungsschutz. Der Arbeitnehmer muss jedoch während der Familienpflegezeit mindestens 15 Stunden pro Woche im Betrieb arbeiten und die Familienpflegezeit spätestens zwölf Wochen vorher ankündigen.

> **Wiederholungsfragen**
>
> - Welche Zweige der Sozialversicherung kennen Sie?
> - Wer erbringt Leistungen bei der Pflege und wer bei Krankheit?
> - Welche Rentenarten gibt es?
> - In welchen Fällen leistet die gesetzliche Unfallversicherung?
> - Was sind die Besonderheiten der Sozialversicherung für Menschen mit Behinderung?

17 Sozialhilfe

Die Leistungen der Sozialhilfe sollen nach § 1 SGB XII den Leistungsberechtigten die *Führung eines Lebens* zu ermöglichen, das der *Würde des Menschen* entspricht. Die Leistung soll sie so weit wie möglich befähigen, *unabhängig von ihr* zu leben; darauf haben auch die Leistungsberechtigten nach ihren Kräften hinzuarbeiten. Zur Erreichung dieser Ziele sollen die Leistungsberechtigten und die Träger der Sozialhilfe im Rahmen ihrer Rechte und Pflichten zusammenzuwirken.

Wie auch bisher gilt der *Nachranggrundsatz*, d. h. Sozialhilfe erhält nicht, wer sich vor allem durch Einsatz seiner Arbeitskraft, seines Einkommens und seines Vermögens selbst helfen kann oder wer die erforderliche Leistung von anderen, insbesondere von Angehörigen (z. B. Eltern, Kindern, Ehegatten) oder von Trägern anderer Sozialleistungen (z. B. Arbeitslosen-, Kranken oder Rentenversicherung) erhält (§ 2 SGB XII).

Der Umfang der Hilfeleistung richtet sich dabei grundsätzlich am jeweiligen *Einzelfall* aus. Nach § 9 SGB XII richten sich die Leistungen nach der Besonderheit des Einzelfalles, insbesondere nach der Art des Bedarfs, den örtlichen Verhältnissen, den eigenen Kräften und Mitteln der Person oder des Haushalts bei der Hilfe zum Lebensunterhalt. *Wünschen der Empfänger* soll entsprochen werden, soweit sie angemessen sind. Wünschen, den Bedarf insbesondere bei Pflegeleistungen stationär oder teilstationär zu decken, soll der Sozialhilfeträger nur nachkommen, wenn dies im Einzelfall erforderlich ist, weil anders der Bedarf nicht oder nicht ausreichend gedeckt werden kann und wenn bei der Einrichtung Vereinbarungen mit dem Sozialhilfeträger bestehen. Wünschen wird dann nicht entsprochen, wenn damit unverhältnismäßige Mehrkosten verbunden sind. Bei Sozialhilfeleistungen sollen die besonderen Verhältnisse in der Familie berücksichtigt werden (§ 16 SGB XII). Allerdings sollen die Kräfte der Familie zur Selbsthilfe angeregt und der Zusammenhalt der Familie gefestigt werden.

Diese Verpflichtung zur Berücksichtigung des Einzelfalls wird bereits durch das Sozialhilferecht wieder rückgängig gemacht, denn in § 28 SGB XII wird festgelegt, dass der gesamte Bedarf des notwendigen Lebensunterhalts ohne die Leistungen für Unterkunft, Heizung und der Sonderbedarfe nach §§ 30–34 SGB XIII nach *Regelsätzen* erbracht werden (▶ Teil V, Kap. 17.1).

Auf die Gewährung von Sozialhilfe besteht nach § 17 SGB XII und §§ 2, 9 SGB I ein *Rechtsanspruch*, sofern die gesetzlichen Voraussetzungen erfüllt sind. Nach § 17 Abs. 2 SGB XII hat der zuständige Sozialhilfeträger nach pflichtgemäßem Ermessen zu entscheiden. Sie muss gewährt werden, sobald der zuständige Sozialhilfeträger die Notwendigkeit erkennt (§ 18 SGB XII), allerdings mit Ausnahme der Leistungen der Grundsicherung im Alter und bei Erwerbsminderung. Ein förmlicher Sozialhilfeantrag ist daher nicht erforderlich. Wird die Notwendigkeit der Gewährung einem nicht zuständigen Träger der Sozialhilfe oder einer nicht zuständigen Gemeinde bekannt, so sind die Informationen dazu dem zuständigen Träger der Sozialhilfe unverzüglich mitzuteilen und vorhandene Unterlagen zu übersenden.

Bei der Sozialhilfe werden nunmehr folgende Leistungen unterschieden:

- Hilfe zum Lebensunterhalt (§§ 27–40 SGB XII),
- Grundsicherung im Alter und bei Erwerbsminderung (§§ 41–46 SGB XII),
- Hilfen zur Gesundheit (§§ 47–52 SGB XII),
- Eingliederungshilfe für behinderte Menschen (§§ 53–60 SGB XII),
- Hilfe zur Pflege (§§ 61–66 SGB XII),
- Hilfe zur Überwindung sozialer Schwierigkeiten (§§ 67–69 SGB XII),
- Hilfe in anderen Lebenslagen (§§ 70–74 SGB XII) sowie
- die jeweils gebotene Beratung und Unterstützung.

Nach § 11 SGB XII sollen die Empfänger der Sozialhilfe beraten und unterstützt werden. Die Beratung *umfasst* gemäß § 11 Abs. 2 SGB XII die persönliche Situation, den Bedarf sowie die eigenen Kräfte und Mittel sowie die mögliche Stärkung der Selbsthilfe zur aktiven Teilnahme am Leben in der Gemeinschaft und zur Überwindung der Notlage. Zur Beratung zählt auch eine gebotene Budgetberatung und soweit zumutbar die Unterstützung bzw. das Angebot einer Tätigkeit. Eine Tätigkeit darf nicht zugemutet werden, wenn die Hilfeempfänger

- wegen Erwerbsminderung, Krankheit, Behinderung oder Pflegebedürftigkeit hierzu *nicht in der Lage* sind oder

- das *Rentenalter erreicht* oder überschritten haben oder
- der Tätigkeit ein *sonstiger wichtiger Grund* entgegensteht.

Eine Tätigkeit darf nicht zugemutet werden, soweit dadurch die *Erziehung eines Kindes gefährdet* würde. Die Erziehung eines Kindes, das drei Jahre und älter ist, ist nach dem Wortlaut nicht gefährdet, wenn die Betreuung des Kindes in einer Tageseinrichtung oder in Tagespflege sichergestellt ist. Der Sozialhilfeträger soll darauf hinwirken, dass Alleinerziehenden vorrangig ein Platz zur Tagesbetreuung des Kindes angeboten wird. Zusätzlich sind die Pflichten der *Haushaltsführung* oder die *Pflege eines Angehörigen* zu berücksichtigen.

Im Zusammenhang mit der Hilfegewährung ist neu, dass nach § 12 SGB XII spätestens vier Wochen nach Beginn fortlaufender Leistungen in einer schriftlichen *Leistungsabsprache* die Situation der leistungsberechtigten Personen sowie gegebenenfalls Wege zur Überwindung der Notlage und zur aktiven Teilnahme in der Gemeinschaft gemeinsam festgelegt werden. Die Leistungsabsprache soll unterzeichnet werden. Soweit es erforderlich ist, soll ein Förderplan erstellt und in die Leistungsabsprache einbezogen werden.

17.1 Hilfe zum Lebensunterhalt

Die notwendige Hilfe zum Lebensunterhalt umfasst nach § 27 SGB XII insbesondere

- Ernährung,
- Unterkunft,
- Kleidung,
- Körperpflege,
- Hausrat,
- Heizung und

- persönliche Bedürfnisse des täglichen Lebens.

Zu den persönlichen Bedürfnissen des täglichen Lebens gehören in vertretbarem Umfang auch Beziehungen zur Umwelt und eine Teilnahme am kulturellen Leben. Gemäß § 27 Abs. 2 SGB XII umfasst der notwendige Lebensunterhalt bei Kindern und Jugendlichen auch den besonderen, insbesondere den durch ihre Entwicklung und ihr Heranwachsen bedingten Bedarf.

Die Hilfe zum Lebensunterhalt soll den *Grundbedarf des täglichen Lebens* abdecken. Bei der Bemessung dieses Bedarfs muss das Ziel eines menschenwürdigen Lebens nach § 1 SGB XII berücksichtigt werden. Es sollen aber nicht nur die Grundbedürfnisse der menschlichen Existenz abgedeckt werden, sondern darüber hinaus dem Empfänger von Sozialhilfe eine Teilnahme am allgemeinen Lebensstandard ermöglicht werden.[154]

Die Hilfe zum Lebensunterhalt wird nach § 28 SGB XII in Form von Regelsätzen[155] gewährt. Dort wird festgelegt, dass der gesamte Bedarf des notwendigen Lebensunterhalts ohne die Leistungen für Unterkunft und Heizung und der Sonderbedarfe nach §§ 30–34 SGB XII nach Regelsätzen erbracht wird. Nur wenn der Sozialhilfebedarf ganz oder teilweise anderweitig gedeckt ist oder unabweisbar seiner Höhe nach erheblich von einem durchschnittlichen Bedarf abweicht, soll nicht nach Regelsätzen geleistet werden. Nach § 28 Abs. 4 SGB XII darf der Regelsatz nur so hoch sein, dass bei der Haushaltsgemeinschaft von Ehepaaren mit drei Kindern die Regelsätze zusammen mit Durchschnittsbeträgen anderer Sozialhilfeleistungen (nach §§ 29, 31 SGB XII) unterhalb den erzielten monatlichen durchschnittlichen Nettoarbeitsentgelten unterer Lohn- und Gehaltsgruppen (einschließlich anteiliger einmaliger Zahlungen zuzüglich Kindergeld und Wohngeld) in einer entsprechenden Haushaltsgemeinschaft mit einer alleinverdienenden vollzeitbeschäftigten Person bleibt. Es soll das so genannte *Lohnabstandsgebot* gewahrt werden, um ein Verbleiben in der Sozialhilfe unattraktiv zu machen.

Nach § 30 SGB XII muss für bestimmte Personengruppen ein Mehrbedarf in bestimmter Höhe gewährt werden: für

- Personen, die das 67. Lebensjahr vollendet haben oder unter 67 Jahren und voll erwerbsgemindert sind und einen Schwerbehindertenausweis mit dem Merkzeichen G besitzen,
- werdende Mütter nach der 12. Schwangerschaftswoche ein Mehrbedarf von 17 % des Regelsatzes,
- Alleinerziehende mit einem oder mehreren minderjährigen Kindern
- ein Mehrbedarf für ein Kind unter sieben Jahren oder für zwei oder drei Kinder unter sechzehn Jahren
- behinderte Menschen, die das 15. Lebensjahr vollendet haben und denen Eingliederungshilfe geleistet wird, und für
- kranke, genesende, behinderte Menschen oder von einer Krankheit oder von einer Behinderung bedrohte Menschen, die einer kostenaufwändigen Ernährung bedürfen, ein Mehrbedarf in angemessener Höhe.

Die Summe des insgesamt anzuerkennenden Mehrbedarfs darf die Höhe des maßgebenden Regelsatzes nicht übersteigen.

Unterkunft und Heizung werden nach § 29 SGB XII gesondert in Höhe der tatsächlichen Aufwendungen erbracht, allerdings dürfen die Unterkunftskosten (die Miete) den angemessenen Umfang nicht übersteigen. Der unangemessene Bedarf muss nach § 29 Abs. 1 SGB XII zeitweise, aber nicht länger als sechs Monate geduldet werden, solange es nicht möglich oder zumutbar ist, durch einen Wohnungswechsel oder auf andere Weise die Aufwendungen zu senken. Vor dem Abschluss eines neuen Mietvertrages muss der Sozialhilfeempfänger dem dort zuständigen Träger der Sozialhilfe diesen vorlegen und genehmigen lassen. Die Miete wird direkt an den Vermieter gezahlt, wenn die zweckentsprechende Verwendung durch den Hilfe-

---

154 NZS-Stichwort, NZS 1994, 362
155 Höhe Arbeitslosenversicherung, ▶ Teil V Kap. 16.5

empfänger nicht sichergestellt ist. Gemäß § 29 Abs. 2 SGB XII kann der Sozialhilfeträger die Leistungen für die Mietwohnung durch eine monatliche Pauschale abgelten, wenn hinreichend angemessener freier Wohnraum verfügbar und in Einzelfällen die Pauschalierung zumutbar ist. Ebenso werden nach § 29 Abs. 3 SGB XII Leistungen für die Heizung auch in tatsächlicher Höhe erbracht, wenn sie angemessen sind. Die Leistungen können auch durch eine monatliche Pauschale abgegolten werden.

Im Rahmen der Hilfe zum Lebensunterhalt können gemäß § 32 SGB XII *Krankenversicherungsbeiträge* und nach § 33 SGB XII die *Beiträge zur Altersvorsorge* übernommen werden. Außerdem muss der Sozialhilfeträger die Sicherung der *Bestattungskosten* gewährleisten (§ 74 SGB XII).

Bei *Klienten* umfasst die Hilfe zum Lebensunterhalt gemäß § 35 SGB XII den in der Einrichtung (Heim etc.) erbrachten sowie zusätzlich den weiteren notwendigen Lebensunterhalt. Der *weitere notwendige Lebensunterhalt* umfasst

- insbesondere *Kleidung* und
- einen angemessenen *Barbetrag* zur persönlichen Verfügung

Die Höhe des Barbetrages beträgt mindestens 27 % des Eckregelsatzes, somit aktuell ca. 152,01 Euro monatlich. Vorgesehen ist eine Minderung des Barbetrages, wenn dessen »bestimmungsgemäße Verwendung« nicht möglich ist. Mit dem Barbetrag sollen kleinere Bedürfnisse des täglichen Lebens (Zeitschriften, kulturelle Veranstaltungen, Geschenke, Körperpflege) ermöglicht werden. Der *Grundbedarf* ist jedoch von der Einrichtung aus Mitteln der Pflegeversicherung oder sonstigen vergleichbaren Leistungen (u. a. Hilfe zur Pflege) zu finanzieren, so dass Getränke und hygienische Artikel vom Heim zu stellen sind. Der Barbetrag ist vom Heim oder der sonstigen Einrichtung zur *freien Verfügung* an den Klienten auszuzahlen. Sofern der Klient Rente erhält, wird der Barbetrag geringfügig erhöht.

Bei der Hilfe zum Lebensunterhalt sind zusätzlich einmalige Bedarfe möglich (§ 31 SGB XII). Diese werden für

- die Erstausstattungen der Wohnung einschließlich der Haushaltsgeräte,
- die Erstausstattungen für Bekleidung einschließlich der Bekleidung bei Schwangerschaft und Geburt sowie
- mehrtägige Klassenfahrten im Rahmen der schulrechtlichen Bestimmungen

zusätzlich zur Hilfe zum Lebensunterhalt erbracht.

Die *Hilfe in besonderen Lebenslagen ist weggefallen*, stattdessen werden Leistungen für die Grundsicherung im Alter und bei Erwerbsminderung (§§ 41 ff. SGB XII), Hilfen zur Gesundheit (§§ 47 ff. SGB XII), Eingliederungshilfe für behinderte Menschen (§§ 53 ff. SGB XII), Hilfe zur Pflege (§§ 61 ff. SGB XII), Hilfe zur Überwindung sozialer Schwierigkeiten (§§ 67 ff. SGB XII) und Hilfe in anderen Lebenslagen (§§ 70 ff. SGB XII) gewährt, was nachfolgend im Einzelnen dargestellt werden soll.

17.2 Grundsicherung im Alter und bei Erwerbsminderung

Seit 1.01.2005 werden die Regelungen im Grundsicherungsgesetz in das SGB XII übernommen. Ziel der Grundsicherung im Alter und bei Erwerbsminderung ist, das Existenzminimum unabhängig von Angehörigen zu sichern.

Nach § 41 SGB XII können Personen, die

- das 67. Lebensjahr vollendet haben oder
- das 18. Lebensjahr vollendet haben, unabhängig von der jeweiligen Arbeitsmarktlage voll erwerbsgemindert (nach § 43 Abs. 2 SGB VI) sind und bei denen unwahrscheinlich ist, dass die volle Erwerbsminderung behoben werden kann,

auf Antrag die Leistungen der Grundsicherung erhalten.

Es gilt allerdings wieder der *Nachranggrundsatz* dahingehend, dass Anspruch nur derjenige hat, der seinen Lebensunterhalt nicht aus seinem Einkommen und Vermögen beschaffen kann. Außerdem ist der Anspruch gemäß § 41 Abs. 3 SGB XII ausgeschlossen, wenn in den letzten zehn Jahren die *Bedürftigkeit vorsätzlich oder grob fahrlässig herbeigeführt* wurde. Damit sollen wohl diejenigen Fälle erfasst werden, in denen das Vermögen Kindern, Nichten, Neffen etc. geschenkt wurde und dadurch im Alter keine finanziellen Mittel mehr vorhanden sind. Da in derartigen Fällen keine Grundsicherung gewährt wird, muss der Schenker das Vermögen gemäß §§ 528, 529 BGB zurückfordern. Nach § 43 Abs. 2 SGB XII werden *Unterhaltsansprüche* des alten oder behinderten Menschen *gegenüber Kindern oder Eltern* nicht berücksichtigt, wenn deren jährliches Gesamteinkommen unterhalb von 100.000,00 Euro liegt.

Die Leistungen der Grundsicherung werden jeweils nur für 12 Monate bewilligt und entgegen der sonstigen Sozialhilfe *nur auf Antrag* (§ 44 SGB XII).

Im Rahmen der Grundsicherung erhält der Anspruchsberechtigte

- den maßgebenden Regelsatz vergleichbar der Hilfe zum Lebensunterhalt,
- die angemessenen tatsächlichen Aufwendungen für Unterkunft und Heizung,
- Mehrbedarfe analog § 30 SGB XII,
- einmalige Bedarfe analog § 31 SGB XII und
- die Übernahme von Kranken- und Pflegeversicherungsbeiträgen.

Dies gilt entsprechend bei Leistungen in einer stationären oder teilstationären Einrichtung.

17.3 Eingliederungshilfe

Der Gesetzgeber hat mit einer Neufassung des Sozialgesetzbuches IX den Zweck verfolgt, die weitere Diskriminierung von Menschen mit Behinderung zu verhindern, stattdessen auch dieser Personengruppe Rechte auf gesellschaftliche Maßnahmen bzw. Teilhabe geben. Die einfachgesetzliche Grundlage ist das Sozialgesetzbuch IX (SGB IX), dem Gesetz zur »Rehabilitation und Teilhabe behinderter Menschen«. Dieses enthält jetzt drei Teile:

- In Teil 1 ist das für alle Rehabilitationsträger geltende Rehabilitations- und Teilhaberecht zusammengefasst.
- In Teil 2 wird die aus dem SGB XII herausgelöste und reformierte Eingliederungshilfe als »Besondere Leistungen zur selbstbestimmten Lebensführung für Menschen mit Behinderungen« geregelt. Das SGB IX wird insoweit zu einem Leistungsgesetz aufgewertet.

- In Teil 3 wird das weiterentwickelte Schwerbehindertenrecht geregelt.

Die Eingliederungshilfe ist daher nicht mehr Bestandteil der Sozialhilfe im SGB XII.

Die Grundlage liegt im internationalen Recht, nämlich in der UN-Behindertenkonvention.[156] Dort wird u. a. in Art. 19 geregelt:

> »Die Vertragsstaaten [...] anerkennen das gleiche Recht aller Menschen mit Behinderungen, mit gleichen Wahlmöglichkeiten wie andere Menschen in der Gemeinschaft zu leben, und treffen wirksame und geeignete Maßnahmen, um Menschen mit Behinderungen den vollen Genuss dieses Rechts und ihre volle Einbeziehung in die Gemeinschaft und Teilhabe an der Gemeinschaft zu erleichtern [...].«

Menschen mit Behinderung müssen daher völlig gleichberechtigt am Leben in der Gemeinschaft teilhaben können.

Leistungen der Eingliederungshilfe erhalten Menschen mit Behinderung, die wesentlich in der gleichberechtigten Teilhabe an der Gesellschaft eingeschränkt sind (wesentliche Behinderung) oder die von einer solchen wesentlichen Behinderung bedroht sind. Wichtig ist, nicht nur Menschen in stationären Einrichtungen, sondern alle, welche die Voraussetzung der schweren Behinderung erfüllen. Über den § 35a SGB VII auch Kinder.

Bei der Prüfung, ob eine geistige Behinderung wesentlich ist, gilt: Es kommt für die Beurteilung nicht entscheidend auf den Umfang der Beeinträchtigung an, sondern darauf, wie sich die Beeinträchtigung auf die Teilhabe auswirkt. Um festzustellen, welchen individuellen Unterstützungsbedarf ein Mensch mit Behinderung hat, gibt es Bedarfsermittlungsinstrumente. Mit der Reform sind die Träger der Eingliederungshilfe dazu verpflichtet, den individuellen Bedarf mit Hilfe eines Instruments zu ermitteln, das sich an der Internationalen Klassifikation der Funktionsfähigkeit, Behinderung und Gesundheit (ICF) orientiert.

Die Leistungen der Eingliederungshilfe sind sehr vielfältig. Sie sind in Teil 2 des SGB IX zusammengefasst und in vier Leistungsgruppen aufgeteilt.

- Leistungen zur Sozialen Teilhabe
- Leistungen zur Teilhabe an Bildung
- Leistungen zur Teilhabe am Arbeitsleben
- Leistungen zur medizinischen Rehabilitation

Die Eingliederungshilfe enthält nun einen wichtigen Grundsatz:

- Ein wichtiger Grundsatz im Recht der Eingliederungshilfe ist das Wunsch- und Wahlrecht (§ 104 Abs. 2, 3 SGB IX). Die Vorstellungen jedes Menschen mit Behinderung zur Gestaltung des Lebens soll bei der Entscheidung über die Leistung berücksichtigt werden. Das Wunsch- und Wahlrecht besteht dann, wenn ein Anspruch auf Leistungen der Eingliederungshilfe dem Grunde nach besteht, jedoch mehrere geeignete Alternativen denkbar sind. Aber: Nach § 104 SGB IX müssen die Wünsche des Klienten angemessen sein.

Neu in der Eingliederungshilfe ist die »Trennung der Leistungen«. Mit der aktuellen Fassung sind die Leistungen der Eingliederungshilfe nun klar von den existenzsichernden Leistungen getrennt. Sie umfassen jetzt nur noch die Fachleistungen der Eingliederungshilfe (z. B. Assistenzleistung), nicht mehr existenzsichernde Anteile.

Für Menschen mit Behinderung, die in besonderen Wohnformen leben (vorher: stationäre Wohneinrichtung), führt die Tren-

---

156 genau: »Übereinkommen über die Rechte von Menschen mit Behinderungen« (Convention on the Rights of Persons with Disabilities – CRPD), Menschenrechtsübereinkommen der Vereinten Nationen, am 13.12.2006 von der Generalversammlung der Vereinten Nationen beschlossen, am 03.05.2008 in Kraft getreten und erst im Jahre 2009 von Deutschland ratifiziert

nung der Leistungen dazu, dass sie ihre existenzsichernden Leistungen (Grundsicherung/Hilfe zum Lebensunterhalt) direkt vom Sozialhilfeträger erhalten und selbst verwalten müssen. Barbetrag und Kleiderpauschale sind deshalb entfallen. Die Leistungen umfassen den Regelsatz, mit unter Umständen gezahlten Mehrbedarfe und der sogenannte »Bedarfe für Unterkunft und Heizung«, also gewissermaßen die Miete des Wohnheimzimmers. Menschen mit Behinderung, die in besonderen Wohnformen leben, erhalten die Regelbedarfsstufe 2. Die Bedarfe für Unterkunft und Heizung sind zudem auf einem Maximalbetrag von 125 % der durchschnittlichen angemessenen Warmmiete eines Einpersonenhaushalts am Ort der besonderen Wohnform begrenzt.

Die Leistungen der Eingliederungshilfe werden auf Antrag gewährt. Zuständig ist der »Träger der Eingliederungshilfe«. Leider sind je nach Bundesland andere Träger für die Eingliederungshilfe zuständig.

Voraussetzung der Gewährung von Eingliederungshilfe ist das sogenannte Gesamtplanverfahren, ein bundesweit einheitliches Verfahren zur Bedarfsermittlung in der Eingliederungshilfe. Der Träger der Eingliederungshilfe ist zur Durchführung verpflichtet und muss dabei besondere Regeln einhalten. Der leistungsberechtigte Mensch mit Behinderung ist in allen Verfahrensschritten zu beteiligen. Er darf zudem jederzeit eine Person seines Vertrauens hinzuziehen. Nach Abschluss der Bedarfsermittlung stellt der Träger der Eingliederungshilfe fest, welche Leistungen aufgrund der festgestellten Bedarfe erforderlich sind, und erstellt einen Gesamtplan. Schlusspunkt des Verfahrens ist der Erlass des Leistungsbescheids. Grundlage hierfür ist der Gesamtplan. Der Gesamtplan soll regelmäßig, spätestens alle zwei Jahre, überprüft und fortgeschrieben werden, um geänderten Bedarfen und Teilhabezielen Rechnung zu tragen. Wenn sich Teilhabeziele oder Bedarfe vor der turnusmäßigen Überprüfung und Fortschreibung des Gesamtplans ändern, sollte dies zügig beim Träger der Eingliederungshilfe angezeigt werden, damit die Bedarfe neu ermittelt und so bedarfsdeckende Leistungen erbracht werden können.

Bei der Frage, ob Eingliederungshilfe möglich ist, wird eine mögliche Kostenbeteiligung geprüft, bzw. ist die Eingliederungshilfe abhängig von Einkommen und Vermögen. Allerdings wird nicht mehr auf das Einkommen und Vermögen der jeweiligen Partner abgestellt. Damit kommt es nur noch auf das Einkommen und Vermögen des Menschen mit Behinderung an. Wenn die leistungsberechtigte Person allerdings minderjährig ist und mit seinen Eltern bzw. einem Elternteil in einem Haushalt lebt, wird auch auf das Einkommen und Vermögen der Eltern bzw. des Elternteils abgestellt. Menschen mit Behinderung bzw. die einstandspflichtigen Eltern eines Minderjährigen müssen sich jedoch nicht an jeder Leistung der Eingliederungshilfe finanziell beteiligen. Der Gesetzgeber hat bestimmte Leistungen festgelegt, die ohne Kostenbeteiligung gewährt werden. Die Heranziehung von Einkommen und Vermögen unterscheidet sich daher je nach der Art der Eingliederungshilfeleistung.

Leistungen der Eingliederungshilfe können u. a. sein:

- Hilfen zu einer angemessenen *Schulbildung*, insbesondere im Rahmen der allgemeinen Schulpflicht und zum Besuch weiterführender Schulen einschließlich der Vorbereitung hierzu,
- Hilfe zur schulischen *Ausbildung* für einen angemessenen *Beruf* einschließlich des Besuchs einer Hochschule,
- Hilfe zur *Ausbildung* für eine sonstige angemessene *Tätigkeit*,
- Hilfe in vergleichbaren sonstigen *Beschäftigungsstätten*,
- nachgehende Hilfe zur Sicherung der *Wirksamkeit* der ärztlichen und ärztlich

verordneten *Leistungen* und zur *Sicherung der Teilhabe der behinderten Menschen am Arbeitsleben.*

Neu ist, dass Leistungen der Eingliederungshilfe auch als persönliches Budget gewährt werden können.[157]

17.4 Hilfe zur Pflege

Bei der Hilfe zur Pflege soll, sofern möglich, die *häusliche Pflege gefördert* werden (§ 63 SGB XII). Bei schweren Pflegefällen müssen durch den Sozialhilfeträger Leistungen für die Unterbringung und Pflege in einem *Heim* oder einer *Anstalt* gewährt werden, soweit nicht die Pflegeversicherung (SGB XI) leisten muss.

Beispiel

Das Kind K. der Eheleute E. ist schwerstbehindert. Ab dem sechsten Lebensjahr sind die Eltern zur Pflege physisch und psychisch nicht mehr in der Lage. Deshalb erfolgt die vollstationäre Unterbringung des Kindes in einer Behinderteneinrichtung. Die Kosten dafür müssen im Wege der Sozialhilfe gezahlt werden, sofern die Eltern über kein Vermögen verfügen und soweit die Kosten nicht durch Leistungen der Pflegeversicherung oder andere gedeckt sind.

Hilfe zur Pflege erhält nach § 61 SGB XII, wer *wegen* einer körperlichen, geistigen oder seelischen *Krankheit oder Behinderung* für die gewöhnlichen und regelmäßig wiederkehrenden Verrichtungen im Ablauf des täglichen Lebens *auf Dauer*, voraussichtlich für mindestens sechs Monate, in erheblichem oder höherem Maße der *Hilfe benötigt*. Sie umfasst häusliche Pflege, Hilfsmittel, teilstationäre Pflege, Kurzzeitpflege und stationäre Pflege.

Der Inhalt ihrer Leistungen orientiert sich an den Regelungen der Pflegeversicherung. Sie kann auf Antrag auch als Teil eines trägerübergreifenden persönlichen Budgets erbracht werden. Die Krankheiten oder Behinderungen, die Voraussetzung sind, entsprechen denjenigen in der Pflegeversicherung.

Der Träger der Einrichtung muss dazu mit dem jeweiligen Sozialhilfeträger nach § 76 ff. SGB XII eine *Pflegesatzvereinbarung* abschließen. Zusätzlich gelten die Richtlinien der Pflegekassen zur Pflegebedürftigkeit, die Rahmenverträge und Bundesempfehlungen über die pflegerische Versorgung und die Vereinbarungen über die Qualitätssicherung.

17.5 Einsatz des Einkommens und Vermögens

Die Unterscheidung zwischen den Hilfearten, Hilfe zum Lebensunterhalt und sonstige Leistungen, hat unter anderem Bedeutung hinsichtlich des Einsatzes des Einkommens. Bei der *Hilfe zum Lebensunterhalt* müssen nach §§ 82 ff. SGB XII grundsätzlich *alle Einkünfte* und das *gesamte Vermögen* verwendet werden bzw. werden angerech-

---

157 Zusammen mit § 17 Abs. 2–4 SGB IX i. V. m. der BudgetVO und § 159 SGB IX

net. Bestimmte Vermögenswerte sind durch § 90 SGB XII ausgenommen. Insbesondere darf die *Sozialhilfe* nicht abhängig gemacht werden vom Einsatz oder von der Verwertung

- eines Vermögens, das *aus öffentlichen Mitteln zum Aufbau oder zur Sicherung einer Lebensgrundlage* oder zur Gründung eines Hausstandes erbracht wird,
- eines Kapitals einschließlich seiner Erträge, dass der zusätzlichen *Altersvorsorge* dient und dessen Ansammlung *staatlich gefördert* wurde,
- eines sonstigen Vermögens, solange es nachweislich zur baldigen Beschaffung oder Erhaltung eines *Hausgrundstücks* bestimmt ist, soweit dieses Wohnzwecken behinderter und/oder pflegebedürftiger Menschen dient oder dienen soll und dieser Zweck durch den Einsatz oder die Verwertung des Vermögens gefährdet würde,
- eines angemessenen *Hausrats*; dabei sind die bisherigen Lebensverhältnisse der nachfragenden Person zu berücksichtigen,
- von Gegenständen, die zur Aufnahme oder Fortsetzung der *Berufsausbildung oder* der *Erwerbstätigkeit* unentbehrlich sind,
- von *Familien- und Erbstücken*, deren Veräußerung für die nachfragende Person oder ihre Familie eine besondere Härte bedeuten würde,
- von Gegenständen, die zur *Befriedigung geistiger*, insbesondere wissenschaftlicher oder künstlerischer *Bedürfnisse* dienen und deren Besitz nicht Luxus ist,
- eines angemessenen *Hausgrundstücks*, das von der nachfragenden Person oder einer anderen Person allein oder zusammen mit Angehörigen ganz oder teilweise *bewohnt* wird und nach ihrem Tod von ihren Angehörigen bewohnt werden soll. Die Angemessenheit bestimmt sich nach der Zahl der Klienten, dem Wohnbedarf, der Grundstücksgröße, der Hausgröße, dem Zuschnitt und der Ausstattung des Wohngebäudes sowie dem Wert des Grundstücks einschließlich des Wohngebäudes,
- *kleinerer Barbeträge* oder *sonstiger Geldwerte*; dabei ist eine besondere Notlage der nachfragenden Person zu berücksichtigen.

17.6 Sozialhilfeträger

Träger der Sozialhilfe sind gemäß § 3 SGB XII die örtlichen Träger (*Landkreise und kreisfreie Städte*).

Die *örtliche Zuständigkeit* ergibt sich aus dem *tatsächlichen Aufenthalt* des Betroffenen. Dies bedeutet, dass derjenige Sozialhilfeträger örtlich für die Leistungen zuständig ist, in dessen Bereich sich die Leistungsberechtigten tatsächlich aufhalten. Für Leistungen der *Grundsicherung im Alter und bei Erwerbsminderung* ist derjenige Träger örtlich zuständig, in dessen Bereich der gewöhnliche Aufenthaltsort des Leistungsberechtigten liegt. Diese Zuständigkeit bleibt bis zur Beendigung der Leistung auch dann bestehen, wenn die Leistung außerhalb seines Bereichs erbracht wird. Bei *stationären Leistungen* ist der gewöhnliche Aufenthalt des Betroffenen zum Zeitpunkt der Aufnahme in die Einrichtung oder in den zwei Monaten vor der Aufnahme maßgebend. Wird ein Kind in einer Einrichtung geboren, tritt an die Stelle seines gewöhnlichen Aufenthalts der gewöhnliche Aufenthalt der Mutter. Für Personen, die Leistungen in Form *ambulanter betreuter Wohnmöglichkeiten* erhalten, bleibt der Träger örtlich zuständig, der vor Eintritt in diese Wohnform zuletzt örtlich zuständig war.

17.7 Kostenersatz

Der Sozialhilfeträger kann die unterhaltspflichtigen Angehörigen über §§ 93 ff. SGB XII zum Kostenbeitrag heranziehen. Voraussetzung ist jedoch, dass die Angehörigen, beispielsweise die Eltern eines Behinderten, nach bürgerlichem Recht unter Berücksichtigung ihres Einkommens und der weiteren Voraussetzungen überhaupt *zum Unterhalt verpflichtet* sind. Es gelten dabei besondere *Einkommens- und Vermögensfreibeträge* nach dem SGB XII. Bedeutet die Heranziehung eine *besondere Härte* oder steht der *Verwaltungsaufwand* in keinem Verhältnis zu den Zahlungen, kann ein Kostenersatz von den Unterhaltspflichtigen nicht gefordert werden (§ 94 Abs. 3 SGB XII).

Ein Kostenersatz des Hilfsbedürftigen selbst ist möglich, sofern er *schuldhaft* seine Hilfsbedürftigkeit herbeigeführt hat (§ 103 SGB XII). Der *Erbe* muss, gleichgültig, ob er Angehöriger oder sonstiger Erbe ist, gemäß § 102 SGB XII die Kosten der Sozialhilfe zurückerstatten. Dies gilt jedoch nur für Kosten innerhalb von zehn Jahren vor dem Erbfall und bei Beträgen, die das Dreifache des Grundbetrages nach § 85 Abs. 1 SGB XII übersteigen. Der Erbe haftet allerdings nur in *Höhe des Nachlasses*, folglich nicht mit dem eigenen Vermögen.

Wiederholungsfragen

- Welche beiden Arten von Sozialhilfe werden unterschieden?
- Wie werden die Leistungen jeweils gewährt?
- Wer sind die Träger der Sozialhilfe?
- Was bedeutet Kostenersatz?

18 Rehabilitation und Teilhabe behinderter Menschen

18.1 Grundlagen

Um die Selbstbestimmung und gleichberechtigte Teilhabe von behinderten Menschen oder von Behinderung bedrohter Menschen am Leben in der Gesellschaft zu fördern, Benachteiligungen für sie zu vermeiden oder ihnen entgegenzuwirken, wurde das SGB IX, das *Gesetz zur Rehabilitation und Teilhabe behinderter Menschen*, erlassen. Dabei wird nach § 1 SGB IX den besonderen Bedürfnissen behinderter und von Behinderung bedrohter Frauen und Kinder Rechnung getragen.

Grundlage ist unter anderem die UN-Behindertenrechtskonvention, dort vor allem Art. 19 UN-BRK. Leistungen können behinderte Menschen erhalten.

> **Definition**
>
> Menschen mit Behinderungen sind Menschen, die körperliche, seelische, geistige oder Sinnesbeeinträchtigungen haben, die sie in Wechselwirkung mit einstellungs- und umweltbedingten Barrieren an der gleichberechtigten Teilhabe an der Gesellschaft mit hoher Wahrscheinlichkeit länger als sechs Monate hindern können. Eine Beeinträchtigung nach Satz 1 liegt vor, wenn der Körper- und Gesundheitszustand von dem für das Lebensalter typischen Zustand abweicht. Menschen sind von Behinderung bedroht, wenn eine Beeinträchtigung nach Satz 1 zu erwarten ist. (§ 2, Abs. 1 SGB IX).

Nach § 3 SGB IX sollen die Rehabilitationsträger und die Integrationsämter bei der Aufklärung, Beratung, Auskunft und Ausführung von Leistungen auch im Rahmen der Zusammenarbeit mit den Arbeitgebern nach § 167 darauf hinwirken, dass der Eintritt einer Behinderung einschließlich einer chronischen Krankheit vermieden wird. Wie auch in anderen Sozialgesetzbüchern gilt nach § 3 SGB IX der »Vorrang von Prävention gegen Rehabilitation« Dabei geht es sowohl um Prävention im medizinischen Sinne als auch um die Prävention am Arbeitsplatz, unter anderem durch arbeitsplatzerhaltende Maßnahmen. Um als behinderter Mensch die wegen der Behinderung notwendigen Hilfen in Anspruch nehmen zu können, ist es grundsätzlich nicht erforderlich, dass ein bestimmter *Grad der Behinderung* festgestellt und durch einen Ausweis bescheinigt wird. Allerdings gibt es Ausnahmen. Manche Leistungen zum Ausgleich behinderungsbedingter Nachteile (z. B. öffentlicher Personennahverkehr) setzen voraus, dass der Grad der Behinderung festgestellt wurde.

> **Definition**
>
> *Schwerbehinderung* liegt vor, wenn der Grad der Behinderung (GdB) wenigstens 50 % beträgt.

Sie erhalten nach dem SGB IX besondere Hilfen, wie beispielsweise den *besonderen*

Kündigungsschutz (§§ 85 ff. SGB IX) und den *Zusatzurlaub* (§ 125 SGB IX). Der GdB wird nach den Auswirkungen der Beeinträchtigungen im täglichen Leben definiert. Zuständig für derartige Anträge ist das für den Wohnsitz zuständige Versorgungsamt.

18.2 Verfahren

Ein selbstbestimmtes Leben für Menschen mit Behinderungen beginnt mit einer guten Beratung. Deshalb legt das SGB IX dort einen besonderen Schwerpunkt. Für die Leistungen zur Teilhabe behinderter Menschen sind oft mehrere Rehabilitationsträger zuständig. Nachteile waren bisher die vielen Zuständigkeiten, damit viele Ansprechpartner und Bürokratie. Deshalb regelt das Rehabilitationsrecht in den §§ 10–12 SGB IX die *Verpflichtung zur Zusammenarbeit zwischen den Leistungsträgern* (z. B. Renten-, Kranken- und Unfallversicherung). Aufgabe ist es, dass Menschen mit Behinderung oder von Behinderungen bedrohte Menschen sowie ihre Angehörigen schnelle und unbürokratische Beratung und Unterstützung finden. Dazu wurde unter anderem die Möglichkeit der »unabhängigen ergänzenden Beratung als niedrigschwelliges Angebot« (§ 32 SGB IX) gesetzlich vorgesehen. Dies zusätzlich zur Beratungspflicht der jeweiligen Leistungsträger nach § 14 SGB I.

Derjenige Rehabilitationsträger (z. B. Rentenversicherer), bei dem ein Antrag auf Leistungen gestellt wird, muss nun schnellstmöglich einen *Bescheid*, in aller Regel bereits nach zwei Wochen, erlassen, was bedeutet, dass ein Leistungsträger spätestens zwei Wochen nach Antragseingang geklärt haben muss, ob er für die Leistung zuständig ist. Schon nach einer weiteren Woche wird über die *Leistung* dann auch entschieden, wenn der Antrag nicht unverzüglich an einen anderen Rehabilitationsträger weitergeleitet wurde. Dieser entscheidet innerhalb von drei Wochen, nachdem der Antrag bei ihm eingegangen ist. Sollte ein Gutachten zur Ermittlung des Rehabilitationsbedarfs nötig sein, muss das Gutachten nach zwei Wochen vorliegen und die Entscheidung bereits zwei Wochen später getroffen worden sein. Dies bedeutet, dass spätestens der zweite Rehabilitationsträger über den Antrag entscheiden muss.

Entscheidet der Rehabilitationsträger ohne zureichenden Grund nicht innerhalb der vorgeschriebenen *Fristen* über den Antrag, kann der behinderte Mensch nach § 15 SGB IX sich Leistungen selbst beschaffen. Der zuständige Rehabilitationsträger muss ihm dann notwendige Aufwendungen erstatten.

Für die Leistungen zur Teilhabe ist kein einheitlicher Träger zuständig. Vielmehr hat jeder Rehabilitationsträger neben seinen sonstigen Aufgaben seinen spezifischen Bereich der Rehabilitation und Teilhabe. Die *gesetzlichen Krankenkassen* erbringen für ihre Versicherten beispielsweise Leistungen zur medizinischen Rehabilitation, wenn andere Sozialversicherungsträger solche Leistungen nicht erbringen können. Aufgabe der *Rentenversicherung* ist es, ein vorzeitiges Ausscheiden der Versicherten aus dem Erwerbsleben zu vermeiden. Hierfür erbringt sie Leistungen zur medizinischen Rehabilitation und zur Teilhabe am Arbeitsleben. Die *Unfallversicherung* ist bei Arbeitsunfällen und Berufskrankheiten für Leistungen zur medizinischen Rehabilitation, zur Teilhabe am Arbeitsleben und zur Teilhabe am Leben in der Gemeinschaft verantwortlich. Die Bundesagentur für Arbeit mit ihren Arbeitsämtern übernimmt Leistungen zur Teilhabe am Arbeitsleben, soweit hierfür kein anderer Sozialversicherungsträger verantwortlich ist. Die *Sozialhilfe*, für die

die Sozialämter der Städte und Landkreise oder die überörtlichen Träger der Sozialhilfe zuständig sind, tritt für alle Leistungen zur medizinischen Rehabilitation, zur Teilhabe am Arbeitsleben und zur Teilhabe am Leben in der Gemeinschaft ein, soweit kein anderer Träger zuständig ist. Die *öffentliche Jugendhilfe* mit ihren örtlichen Jugendämtern erbringt Leistungen zur Teilhabe für seelisch behinderte Kinder und Jugendliche, soweit kein anderer Träger zuständig ist. Für schwerbehinderte Menschen kann darüber hinaus das Integrationsamt begleitende Hilfe im Arbeitsleben erbringen.

Bei der Notwendigkeit eines *Gutachtens* nennt der Rehabilitationsträger drei möglichst wohnortnahe Sachverständige. Der Antragsteller kann dann einen auswählen.

18.3 Leistungen

18.3.1 Allgemeines

Das SGB IX setzt im Sozialrecht das *Benachteiligungsverbot* des Artikels 3 Absatz 3 Satz 2 GG um, d. h., dass niemand wegen seiner Behinderung benachteiligt werden darf.

Für behinderte Menschen werden nach § 5 SGB IX erbracht:

- Leistungen zur medizinischen Rehabilitation,
- Leistungen zur Teilhabe am Arbeitsleben,
- unterhaltssichernde und andere ergänzende Leistungen,
- Leistungen zur Teilhabe an Bildung und
- Leistungen zur sozialen Teilhabe.

Kinder brauchen bei drohenden oder bereits eingetretenen Entwicklungsstörungen oder Behinderungen so früh wie möglich eine Rehabilitation. Diese Leistungen der Früherkennung und Frühförderung sind besonders wichtig. Je früher eine Beeinträchtigung erkannt wird, desto besser kann man hier vorbeugen und helfen. Das SGB IX stärkt zusammen mit dem SGB VIII die Frühförderung von Kindern bei der medizinischen Rehabilitation. Früherkennung und Frühförderung werden nun als *Komplexleistung* erbracht, als ein interdisziplinär abgestimmtes System ärztlicher, medizinischer, therapeutischer, psychologischer, heilpädagogischer und sozialpädagogischer Leistungen. In der Regel soll es bei der Rehabilitation möglichst keine Trennung vom sozialen Umfeld und zugleich möglichst eine integrative Betreuung geben. Heilpädagogische Leistungen für schwerbehinderte und schwerst mehrfachbehinderte Kinder werden, solange die Kinder noch nicht eingeschult sind, erbracht, ohne dass sie selbst oder ihre Eltern zu den Kosten herangezogen werden.

Leistungen zur sozialen Teilhabe sind nach dem SGB IX insbesondere

- heilpädagogische Leistungen für Kinder, die noch nicht eingeschult sind,
- Hilfen zum Erwerb praktischer Kenntnisse und Fähigkeiten,
- Hilfen zur Förderung der Verständigung mit der Umwelt,
- Hilfen bei der Beschaffung, Ausstattung und Erhaltung einer Wohnung, die den besonderen Bedürfnissen der behinderten Menschen entspricht,
- Hilfen zum selbstbestimmten Leben in betreuten Wohnmöglichkeiten,
- Hilfen zur Teilhabe am gemeinschaftlichen und kulturellen Leben.

Rehabilitationsträger für diese Leistungen sind die Träger der Sozialhilfe und der öffentlichen Jugendhilfe sowie für ihre Versicherten die Träger der gesetzlichen Unfallversicherung.

Behinderte Menschen haben nach dem SGB IX außerdem einen *Anspruch auf den barrierefreien Zugang* zu Ärzten, Sachverständigen und Therapeuten, zu Berufsförderungs- und Berufsbildungswerken und zu Verwaltungs- und Dienstgebäuden der Sozialleistungsträger. Gegenüber den Sozialleistungsträgern wird es *hörbehinderten Menschen* nun ermöglicht, die Gebärdensprache zu verwenden. Die Kosten für notwendige Gebärdendolmetscher und andere Kommunikationshilfen werden von dem jeweils zuständigen Leistungsträger übernommen.

Durch das SGB IX wurde auch eine Neuregelung des so genannten Unterhaltsrückgriffs getroffen. Bisher mussten sich die Eltern für eine vollstationäre Betreuung ihrer erwachsenen behinderten Kinder einer Einkommens- und Vermögensprüfung unterziehen, dies beispielsweise bei der Betreuung in stationären medizinischen Einrichtungen und in Pflegeeinrichtungen. Die Eltern müssen nun nur noch einen monatlichen Betrag in der Höhe von 26,00 Euro bezahlen. Darüber hinaus haben Eltern von Kindern im Alter zwischen 18 und 27 Jahren die Möglichkeit, sich mit einem Antrag auf eine besondere Härte zu berufen.

18.3.2 Vergünstigungen im öffentlichen Leben

Bei den Vergünstigungen im öffentlichen Leben sind die *Verminderung* der Rundfunkgebühr und der Kraftfahrzeugsteuer sowie die *unentgeltliche Beförderung* im *Personenverkehr*, die Erhöhung des *Freibetrages beim Wohngeld* und verschiedene *Steuervergünstigungen* bei Einkommenssteuer zu nennen. Die unentgeltliche Beförderung im öffentlichen Personenverkehr erfolgt nur dann, wenn der Schwerbehindertenausweis mit einer Wertmarke versehen ist und der Schwerbehinderte entweder das Merkzeichen

- *G* für erheblich beeinträchtigt in der Bewegungsfähigkeit,
- *aG* für außergewöhnlich gehbehindert,
- *H* für hilflos,
- *Gl für gehörlos*,
- *Bl* für blind oder
- *B* für ständige Begleitung

im Ausweis eingetragen hat. Nur bestimmte Personengruppen, wie Blinde oder Empfänger von Sozial- oder Arbeitslosenhilfe oder Empfänger von Kriegsopferversorgung, erhalten eine kostenlose Wertmarke. Die *Vergünstigung der unentgeltlichen Beförderung*, gleichgültig ob mit oder ohne Zahlung des genannten Jahresbetrages, erhält somit *nur der behinderte Mensch*,

- dessen Bewegungsfähigkeit im Straßenverkehr erheblich eingeschränkt ist,
- der blind oder
- gehörlos

ist (§ 146 SGB IX). In der Bewegungsfähigkeit eingeschränkt sind nicht nur behinderte Menschen, deren Gehfähigkeit vermindert ist, sondern auch Personen, die zu Anfällen neigen oder krankheitsbedingt keine ausreichende Orientierung haben.

18.4 Teilhabe am Arbeitsleben

18.4.1 Private Arbeitsverhältnisse

Die Arbeit ist auch für behinderte Menschen eine wichtige Voraussetzung für eine gleichberechtigte Teilhabe am Leben in der Gesellschaft. Ziel ist, die Erwerbsfähigkeit behinderter oder von Behinderung bedrohter Menschen entsprechend ihrer Leistungsfähigkeit zu erhalten, zu verbessern, herzustellen oder wiederherzustellen. Dabei soll ihre Teilhabe am Arbeitsleben möglichst auf Dauer gesichert werden. Generell gilt: Schwerbehinderte Menschen haben gegenüber dem Arbeitgeber Anspruch auf einen Arbeitsplatz, der ihrer Behinderung entsprechend ausgestattet ist. Dazu müssen die erforderlichen technischen Arbeitshilfen zur Verfügung gestellt werden sowie Maschinen, Geräte und Gebäude behindertengerecht sein.

Soweit die Finanzierung für den *Arbeitgeber* nicht unzumutbar ist, trägt dieser die Kosten. Er wird aber finanziell von den Integrationsämtern, den Arbeitsämtern oder anderen *Rehabilitationsträgern* unterstützt.

Wichtig für schwerbehinderte Menschen ist ihr Rechtsanspruch auf notwendige *Arbeitsassistenz*. Sie bedeutet, dass der behinderte Mensch eine direkte, persönliche Hilfe am Arbeitsplatz erhält. Ist die Arbeitsassistenz notwendig, um einen Arbeits- oder Ausbildungsplatz zu erhalten, werden die Kosten bis zu drei Jahren von den Rehabilitationsträgern übernommen. Die Integrationsämter tragen die Kosten, wenn die Arbeitsassistenz zur Erhaltung eines Arbeitsplatzes notwendig ist.

Außerdem haben schwerbehinderte Menschen einen Anspruch auf Teilzeitbeschäftigung, wenn die kürzere Arbeitszeit wegen der schweren Behinderung notwendig und für den Arbeitgeber zumutbar ist und ihr sonstige rechtliche Regelungen nicht entgegenstehen. *Zusätzlich* kann ein *Anspruch nach dem Teilzeit- und Befristungsgesetz* bestehen. Auch zur Aufnahme einer selbstständigen Tätigkeit werden Leistungen gewährt durch den *Gründungszuschuss*. Es soll dazu dienen, durch die Aufnahme einer selbstständigen Tätigkeit eine Arbeitslosigkeit zu beenden oder vermeiden. Der Gründungszuschuss ist eine Ermessensleistung.

Arbeitgeber mit mehr als 20 Arbeitsplätzen müssen auf 5 % der Arbeitsplätze schwerbehinderte Menschen beschäftigen. Dabei sind schwerbehinderte Frauen besonders zu berücksichtigen. *Bei Nichterfüllung* der Quote zahlen Arbeitgeber eine monatliche *Ausgleichsabgabe*, deren Höhe gestaffelt ist. Zum Ausgleich höherer Aufwendungen für die Beschäftigung schwerbehinderter Menschen können Arbeitgeber *Eingliederungszuschüsse* erhalten. Diese können zeitlich befristet bis zu 70 % des Lohnes einschließlich der Sozialversicherungsbeiträge betragen.

Die Kündigung eines Schwerbehinderten ist *nur zulässig*, wenn zuvor die Genehmigung des Integrationsamtes eingeholt wird (§ 85 SGB IX). Die *Kündigungsfrist* beträgt dann mindestens vier Wochen (§ 86 SGB IX). Das Integrationsamt muss über den Antrag nach § 88 SGB IX innerhalb eines Monats entscheiden. Der entsprechende Bescheid kann mit Widerspruch (§ 118 SGB IX) und Anfechtungsklage angefochten werden.

Schwerbehinderte sind *vorrangig einzustellen* (§ 81 SGB IX) und erhalten einen *Zusatzurlaub* von 5 Arbeitstagen je Urlaubsjahr (§ 125 SGB IX). Der Schwerbehinderte ist außerdem auf Wunsch von *Mehrarbeit* freizustellen.

18.4.2 Werkstätten für behinderte Menschen (WfbM)

Für Menschen, die wegen der Art oder Schwere ihrer Behinderung nicht, noch nicht oder noch nicht wieder auf dem allgemeinen Arbeitsmarkt beschäftigt werden können, gibt es die Werkstätten für behinderte Menschen. Insoweit hat das SGB IX einige Verbesserungen gebracht.

Aufgabe dieses Verfahrens ist die Feststellung, ob der Behinderte für die Werkstatt *geeignet* und ob eine *Eingliederung* in das Arbeitsleben möglich ist. Dieses *Eingangsverfahren* dauert im Normalfall drei Monate (§ 3 WVO), und der Fachausschuss gibt danach eine Stellungnahme ab. Kommt der Fachausschuss zu dem Ergebnis, dass der behinderte Mensch für die Werkstatt nicht geeignet ist, muss er eine Empfehlung für die anderweitige Unterbringung aussprechen (§ 3 Abs. 4 WVO).

Das Verfahren wird nach dem SGB IX nicht nur in Zweifelsfällen, sondern generell für eine Dauer von drei Monaten durchgeführt. Außerdem wird im Eingangsverfahren ein *Eingliederungsplan* aufgestellt, in dem die einzelnen Maßnahmen vorgelegt werden. Der nächste Schritt führt dann in den *Berufsbildungsbereich*, dem früheren Arbeitstrainingsbereich, für zwei Jahre. Die Namensänderung betont den Bildungsauftrag.

Voraussetzung für die Aufnahme in die Werkstatt ist, dass kein außerordentliches Pflegebedürfnis besteht, keine Gefährdung anderer oder der eigenen Person gegeben ist und nach der Durchführung der beruflichen Bildungsmaßnahmen im Berufsbildungsbereich wenigstens ein Mindestmaß an wirtschaftlich verwertbarer Arbeit geleistet werden kann (§ 136 SGB IX).

Dort soll ein möglichst breites Angebot an Arbeitsplätzen zur sinnvollen Beschäftigung der behinderten Menschen vorhanden sein. Die Arbeitsplätze sollen in ihrer Ausstattung denen auf dem allgemeinen Arbeitsmarkt entsprechen. Sofern möglich, sollen Arbeitsversuche in der freien Wirtschaft durchgeführt werden.

Die *Größe* der Werkstatt soll gemäß § 7 WVO mindestens 120 Plätze haben, um eine effektive Beschäftigung und ein breites Angebot zu ermöglichen. Bei der *baulichen Gestaltung* muss einerseits die Aufgabenstellung der Eingliederung Behinderter und andererseits dem notwendigen Arbeitsschutz Rechnung getragen werden.

Wichtige Voraussetzung einer Werkstatt für Behinderte ist die Ausstattung mit dem erforderlichen *Personal*, wobei der Gesetzgeber bestimmte Vorgaben festgelegt hat. Der Werkstattleiter muss einen Fachhochschulabschluss im kaufmännischen (z. B. Betriebswirt) oder technischen (z. B. Ingenieur) Bereich haben. Außerdem ist eine sonderpädagogische Zusatzausbildung notwendig. Zusätzlich ist eine erforderliche Anzahl von Fachkräften erforderlich. Diese sollen Facharbeiter, Gesellen oder Meister sein sowie über eine Zusatzausbildung, beispielsweise als Heilerziehungshelfer, verfügen (§ 9 Abs. 3 WVO). Die Fachkräfte müssen im Arbeitsbereich im Verhältnis 1:12 stehen.

Im Arbeitsbereich selbst wird an den bisher guten Erfahrungen festgehalten. Die Arbeiten in der Werkstatt werden von pädagogischen, sozialen, psychologischen, medizinischen, pflegerischen und therapeutischen Fachkräften kontinuierlich *begleitet*.

Die in den Werkstätten beschäftigten behinderten Menschen haben ein *Recht auf Mitsprache*. Zu ihrer Interessenvertretung wählen sie Werkstatträte. Die Einzelheiten, insbesondere zu den Aufgaben und Rechten der Werkstatträte, sind in einer Mitwirkungsverordnung geregelt. Das SGB IX sieht nun auch die Einrichtung von Eltern- und Betreuerbeiräten vor. Angehörige und Betreuer der behinderten Menschen beraten und unterstützen hier gemeinsam die Werkstatt und den Werkstattrat bei ihrer Arbeit.

Die Werkstätten für behinderte Menschen haben als zusätzliche Aufgabe den *Übergang auf den allgemeinen Arbeitsmarkt* gezielt zu fördern. Die Fachausschüsse der Werkstätten werden bei der Planung und Durchführung der hierzu erforderlichen Maßnahmen beteiligt und schlagen geeignete Mitarbeiter vor.

Wiederholungsfragen

- Was ist Schwerstbehinderung?
- Welche besonderen Rechte stehen Menschen mit Schwerstbehinderung im Arbeitsleben zu?
- Welche sonstigen Vergünstigungen erhalten sie?
- Welche Stufen sind bei der Aufnahme in eine WfbM vorgesehen?
- Wer ist nicht werkstattfähig?

19   Jugendhilferecht

Das Jugendhilferecht ist im Wesentlichen im *Kinder-* und *Jugendhilfegesetz* (SGB VIII) niedergelegt. Zweck der Jugendhilfe ist nach § 1 Abs. 3 SGB VIII, junge Menschen in ihrer Entwicklung zu fördern, Eltern zu beraten und zu unterstützen, Kinder und Jugendliche vor Gefahren für ihr Wohl zu schützen sowie einen Beitrag für positive Lebensbedingungen dieser Personengruppe zu leisten.

Im Rahmen der Jugendhilfe soll nach § 2 SGB VIII ein umfassendes Angebot der Jugendarbeit und von Tageseinrichtungen bzw. Tagespflege geschaffen werden. Die Träger der Jugendhilfe müssen außerdem Kinder und Jugendliche, die darum bitten oder deren Wohl gefährdet ist, in ihre Obhut nehmen (§ 42 SGB VIII).

Beispiel

Die vierzehnjährige C. wächst mit vier Geschwistern und ihrer alleinerziehenden Mutter auf. Die Mutter zwingt C., unter anderem mit Schlägen, vor und nach dem täglichen Schulbesuch nahezu die gesamte Hausarbeit zu verrichten und ihre Geschwister zu beaufsichtigen. Aus diesem Grund wendet sich C. an das Jugendamt und bittet um Hilfe. Das Jugendamt veranlasst die Unterbringung in einer Wohngruppe und lässt der Mutter das Sorgerecht entziehen.

Das Kind oder der Jugendliche ist dann bei einer geeigneten Person (Pflegeeltern) oder einer geeigneten Einrichtung unterzubringen. Der Sorgeberechtigte ist davon unverzüglich zu unterrichten. Sofern die Eltern oder der sonstige Sorgeberechtigte einer derartigen Maßnahme nicht zustimmen, das Wohl des jungen Menschen jedoch unter Berücksichtigung von § 1666 BGB gefährdet ist, muss ein *richterlicher Beschluss* hinsichtlich des Entzuges des Sorgerechts beim *Familiengericht* beantragt werden.

Weitere Aufgaben sind:

- die *Überwachung* der *Pflegeeltern* und der *Kinderheime*,
- *Mitwirkung* im Verfahren des *Betreuungs- und des Familiengerichts* und die
- Errichtung vollstreckbarer Urkunden über den Unterhalt in *Unterhaltsverfahren*.

Die öffentlichen Träger der Jugendhilfe sind die *Jugendämter* als örtliche Träger und die *Landesjugendämter* als überörtliche Träger (§ 69 SGB VIII). Zur Erfüllung ihrer Aufgaben sind die Jugendämter zur Zusammenarbeit mit den Trägern der *freien Jugendhilfe* (z. B. Caritas, Diakonie, Arbeiterwohlfahrt) gemäß § 4 SGB VIII verpflichtet. Die freie Jugendhilfe soll zur Erfüllung ihrer Aufgaben eine angemessene Förderung erhalten, wobei allerdings die Höhe der Förderung sich an den »verfügbaren Haushaltsmitteln« orientiert und nur im pflichtgemäßen Ermessen der Stadt bzw. des Landkreises oder des jeweiligen Bundeslandes steht (§ 74 Abs. 3 SGB VIII). Grundsätzlich soll die *Förderung* auch die Fortbildung der Mitarbeiter sowie die Errichtung und Unterhaltung von Freizeit- und Bildungsstätten für Jugendliche umfassen.

Als Träger der freien Jugendhilfe werden Organisationen anerkannt, die *gemeinnützige*

Ziele verfolgen und die die notwendigen *fachlichen* sowie *personellen Voraussetzungen* für eine sinnvolle und effektive Arbeit mit Kindern und Jugendlichen erfüllen (§ 75 SGB VIII). Als *Fachkräfte* dürfen in anerkannten Einrichtungen Personen eingesetzt werden, die über eine pädagogische und therapeutische Ausbildung (z. B. Heilerziehungspfleger) verfügen. Diese Voraussetzungen sind bei Verbänden der freien Wohlfahrtspflege, wie Caritas, Diakonie und Arbeiterwohlfahrt, erfüllt, so dass diese als Träger anerkannt sind.

Bei der Unterbringung von Kindern und Jugendlichen haben die *Eltern* nach § 91 Abs. 1 SGB VIII für die Kosten einen *angemessenen Beitrag* zu leisten, der sich insbesondere am jeweiligen Einkommen und Vermögen orientiert (vgl. § 6 LJHG-BW). Dies gilt auch für Kindergärten, Kinderhorte und Tagespflegestellen (§ 91 Abs. 2 SGB VIII). Bei geringem Einkommen der Eltern soll der öffentliche Träger der Jugendhilfe die Kosten selbst tragen. Die *Höhe* des Kostenbeitrages wird entsprechend den Vorschriften des Bundessozialhilfegesetzes über den Einsatz von Einkommen und Vermögen berechnet. Der Kostenbeitrag darf höchstens so hoch sein wie der Unterhaltsbetrag, den Eltern für ihre Kinder nach bürgerlichem Recht, beispielsweise im Rahmen einer Scheidung (aufgrund der Düsseldorfer Tabelle) zahlen müssten. Die Eltern müssen zumindest in Höhe der ersparten Aufwendungen, den Kosten der Verpflegung zu Hause und den Leistungen, die von Dritten kommen, z. B. Kindergeld, ihren Beitrag zur Unterbringung des Kindes leisten. Ansprüche des Kindes und der Jugendlichen können im Wege der *Überleitung* nach § 94 SGB VIII geltend gemacht werden.

Wiederholungsfragen

- Wer sind Träger der Jugendhilfe?
- Was sind deren Aufgaben?
- Wie werden die Eltern zu den Kosten herangezogen?

20 Heimrecht

Das *Heimrecht* dient aufgrund seiner sozialpolitischen Zielsetzung dem *Schutz* der *Heimbewohner* und der Bewerber um einen Heimplatz. Die Interessen und Bedürfnisse der Bewohner sollen geschützt werden. Besonderen Schutz soll dabei die *Würde des Menschen* erfahren.[158] Dieser Schutz soll unter anderem durch folgende Instrumentarien erfolgen:

- vorbeugende Maßnahmen (z. B. Beratung, Anzeige zum Betrieb),
- Mindestanforderungen (Personal, bauliche und sachliche Ausstattung),
- Verbesserung der Rechtsstellung des Bewohners (Heimvertrag, Verbote, Information),
- Mitwirkung der Heimbewohner (z. B. Heimbeirat),
- Heimüberwachung mit Zwangsmitteln (z. B. Auflagen, Geldbußen).

Das Heimrecht wird aufgrund des zu erwartenden starken Anstieges des Anteiles älterer Menschen an der Gesamtbevölkerung und der sonstigen pflegebedürftigen Personengruppen (schwerbehinderte Menschen, Pflegefälle aufgrund Krankheit) immer größere Bedeutung gewinnen.

Durch die Förderalismusreform im Jahr 2006 ist das Heimrecht, d. h. die Befugnis zum Erlass von Heimgesetzen, auf die Bundesländer übergegangen. Die Bundesländer haben eigene Heimgesetze beschlossen. Der Bundestag hat im Jahr 2009 ein Wohn- und Betreuungsvertragsgesetz (WBVG) beschlossen. Dieses regelt wie auch das alte Heimgesetz in Teilen die Vertragsgestaltung bei Heimverträgen und ähnlichem.

Das vorgenannte neue Gesetz gibt älteren, pflegebedürftigen und behinderten Menschen bestimmte Rechte, wenn sie Verträge über die Überlassung von Wohnraum mit Pflege- oder Betreuungsleistungen abschließen. Zu den wichtigsten Vorschriften des Wohn- und Betreuungsvertragsgesetzes gehören:

- Verbraucherinnen und Verbraucher haben Anspruch auf vorvertragliche Informationen in leicht verständlicher Sprache über Leistungen, Entgelte und das Ergebnis von Qualitätsprüfungen.
- Verträge werden grundsätzlich auf unbestimmte Zeit und schriftlich abgeschlossen. Eine Befristung ist nur zulässig, wenn sie den Interessen des Verbrauchers nicht widerspricht.
- Das vereinbarte Entgelt muss angemessen sein. Eine Entgelterhöhung ist nur unter bestimmten Voraussetzungen möglich und bedarf der Begründung.
- Bei Änderung des Pflege- oder Betreuungsbedarfs muss der Unternehmer eine entsprechende Anpassung des Vertrages anbieten. Ausnahmen bedürfen der gesonderten Vereinbarung.
- Eine Kündigung des Vertrages ist für den Unternehmer nur aus wichtigem Grund möglich. Für Verbraucher gelten besondere Kündigungsmöglichkeiten.

Das Wohn- und Betreuungsvertragsgesetz trat am 1.10.2009 in Kraft. Die letzte Änderung wurde im November 2019 verabschiedet.

---

158 Goberg (1992), S. 1

Das WBVG ist nach dessen § 1 Abs. 1 für Verträge anzuwenden, in welchem der »Unternehmer«, also in der Regel der Heimträger, sich zur Überlassung von Wohnraum und zur Erbringung von Pflege- oder Betreuungsleistungen verpflichtet, die der Bewältigung eines durch Alter, Pflegebedürftigkeit oder Behinderung bedingten Hilfebedarfs dienen, er also einen Heimplatz oder ähnliches zur Verfügung stellt. Dabei ist unerheblich, ob die Pflege- oder Betreuungsleistungen nach den vertraglichen Vereinbarungen vom Unternehmer zur Verfügung gestellt oder vorgehalten werden. Das Gesetz ist allerdings nicht anzuwenden, wenn der Vertrag neben der Überlassung von Wohnraum ausschließlich die Erbringung von allgemeinen Unterstützungsleistungen, wie die Vermittlung von Pflege- oder Betreuungsleistungen, Leistungen der hauswirtschaftlichen Versorgung oder Notrufdienste zum Gegenstand hat.

Das Gesetz gilt zusätzlich auch dann, wenn die vom Unternehmer zu erbringenden Leistungen Gegenstand verschiedener Verträge sind und

1. der Bestand des Vertrags über die Überlassung von Wohnraum von dem Bestand des Vertrags über die Erbringung von Pflege- oder Betreuungsleistungen abhängig ist,
2. der Verbraucher an dem Vertrag über die Überlassung von Wohnraum nach den vertraglichen Vereinbarungen nicht unabhängig von dem Vertrag über die Erbringung von Pflege- oder Betreuungsleistungen festhalten kann oder
3. der Unternehmer den Abschluss des Vertrags über die Überlassung von Wohnraum von dem Abschluss des Vertrags über die Erbringung von Pflege- oder Betreuungsleistungen tatsächlich abhängig macht.

Dies gilt auch, wenn die in den obigen Fällen vereinbarten Leistungen von verschiedenen Unternehmern geschuldet werden und diese rechtlich oder wirtschaftlich miteinander verbunden sind.

Der Gesetzgeber wollte mit dem Gesetz auch Umgehungsversuche der Heimträger etc. verhindern.

Nicht vom Wohn- und Betreuungsvertragsgesetz erfasst werden Krankenhäuser, Vorsorge- und Rehabilitationskliniken, Internate sowie Einrichtungen für Kur- und Erholungsaufenthalte und Jugendhilfeeinrichtungen nach § 41 SGB VIII.

Die bereits erlassenen Landesheimgesetze regeln die für den Betrieb eines Heimes notwendigen Mindestanforderungen. Beispielhaft soll dazu das Heimgesetz Baden-Württemberg (in der neuen Fassung ab dem 31.05.2014) herangezogen werden.

Die offizielle Bezeichnung ist »Gesetz für unterstützende Wohnformen, Teilhabe und Pflege« (Wohn-, Teilhabe- und Pflegegesetz - WTPG). Unter den neu geregelten Anwendungsbereich fallen neben den klassischen stationären Einrichtungen für Personen mit Unterstützungs- und Versorgungsbedarf sowie Menschen mit Behinderung grundsätzlich nun auch ambulant betreute Wohngemeinschaften. Ausgenommen sind davon völlig selbstverantwortete Wohngemeinschaften mit weniger als 12 Personen sowie wie bisher Krankenhäuser, Einrichtungen der Tages- und Nachtpflege, Kurzzeiteinrichtungen und Angebote der medizinischen und beruflichen Rehabilitation (§ 2 Abs. 4, 5, 7, 8 WTPG). Zusätzlich macht das Gesetz in § 2 Abs. 6 Ausnahmen von der Anwendung für betreutes Wohnen für volljährige Menschen mit Behinderungen oder psychischen Erkrankungen, wenn neben der Wohnraumüberlassung die Unterstützungsleistungen und Betreuungsleistungen frei wählbar sind, diese keine umfassende Versorgung darstellen und sie nicht mit der Wohnraumüberlassung vertraglich verbunden sind.

Bewohner und deren Angehörige bzw. Betreuer haben Anspruch auf Beratung durch die Heimaufsicht (§ 7 WTPG).

Wie auch nach Bundesrecht muss der Heimträger die Leistungen aufschlüsseln und auf Antrag Einsicht in die relevanten Unterlagen gewähren (§ 8 WTPG). Der Träger muss außerdem die Prüfberichte der Heimaufsicht gut sichtbar im Heim aushängen (§ 8 Abs. 2 WTPG).

Wie nach altem Recht haben die Bewohner ein recht auf Mitwirkung, dies insbesondere durch einen Bewohnerbeirat (§ 9 WTPG). Falls dies nicht möglich, soll ein Fürsprechergremium bestellt werden.

Im § 10 WTPG sind die Anforderungen an den Betrieb einer stationären Einrichtung genannt, diese sind unter anderem:

- Qualifizierte Leitungsfunktionen im erforderlichen Umfang
- Leistungen durch den Träger und die Leitung nach dem jeweils allgemein anerkannten Stand fachlicher Erkenntnisse,
- Schutz von Würde, Privatheit sowie die Interessen und Bedürfnisse volljähriger Menschen mit Pflege- und Unterstützungsbedarf oder mit Behinderungen als Bewohner,
- Wahrung der Selbständigkeit, Selbstbestimmung und der gleichberechtigten Teilhabe am Leben in und an der Gesellschaft sowie Förderung der Lebensqualität der Bewohner,
- Achtung der kulturellen Herkunft sowie der religiösen, weltanschaulichen und sexuellen Orientierung und Berücksichtigung geschlechtsspezifischer Belange,
- Sicherung der angemessenen Qualität der Betreuung und der Verpflegung der Bewohner in der stationären Einrichtung sowie Sicherstellung einer angemessenen ärztlichen und gesundheitlichen Betreuung beitragen,
- Gewährleistung einer humanen und aktivierenden Pflege unter Achtung der Menschenwürde und Durchführung der Pflege entsprechend dem allgemein anerkannten Stand medizinisch-pflegerischer Erkenntnisse,
- Förderung der Eingliederung in die Gesellschaft bei Menschen mit Behinderungen,
- Erbringung einer angemessenen Qualität des Wohnens und der hauswirtschaftlichen Versorgung,
- Sicherstellung der Pflegeplanung für pflegebedürftige Bewohner sowie Förderplänen für Menschen mit Behinderung und Dokumentation deren Umsetzung,
- Sicherstellung eines ausreichenden Schutzes der Bewohner vor Infektionen,
- Aufbewahrung von Arzneimittel bewohnerbezogen und ordnungsgemäß gewährleisten sowie jährliche Schulung der in der Pflege tätigen Personen über den sachgemäßen Umgang mit Arzneimitteln, genauso wie im Umgang mit Medizinprodukten,
- Sicherstellung der Beachtung der Regelungen der aufgrund dieses Gesetzes erlassenen oder weiter geltenden Rechtsverordnungen.

Nach § 16 WTPG ist die Annahme von Geschenken und sonstigen Leistungen untersagt. Dies gilt für den Träger als auch die Mitarbeiter, somit Heilerziehungspflegern.

Dazu gelten (vorläufig) die bisherigen Rechtsverordnungen weiter. Die Verordnung zur Verbesserung der Wohnqualität in den Heimen Baden-Württembergs (LHeimBauVO). Diese Verordnung regelt unter anderem folgendes:

In § 1: Die Gestaltung der Bau- und Raumkonzepte muss sich vorrangig an den Zielen der Erhaltung von Würde, Selbstbestimmung und Lebensqualität orientieren. Dies schließt das Recht auf eine geschützte Privat- und Intimsphäre der Bewohner mit ein. Dabei sollen die Heime so gestaltet werden, dass sie den Bestrebungen zur Normalisierung der Lebensumstände in stationären Einrichtungen entsprechen (§ 1 Abs. 3 LHeimBauVO).

In § 3: Soweit Heime keine Wohnungen zur individuellen Nutzung bereitstellen, muss für alle Bewohner ein Einzelzimmer zur Verfügung stehen. Bei Zimmern in Wohngruppen muss die Zimmerfläche ohne Vorraum mindestens 14 m² oder einschließlich Vorraum mindestens 16 m² betragen.

In § 4: Sofern nicht Wohnungen die Wohneinheiten im Heimbereich bilden, muss die Bildung von Wohngruppen möglich sein. In Wohnungen sollen nicht mehr als acht und in Wohngruppen höchstens 15 Bewohner aufgenommen werden. Es muss ein Gemeinschaftsbereich geschaffen werden, wo die Wohnfläche mindestens 5 m² pro Bewohner betragen muss. Die Heime sollen über einen ausreichend großen, geschützten und von mobilen Bewohnern selbständig nutzbaren Außenbereich (Garten, Terrasse oder Gemeinschaftsbalkon) verfügen.

Zumindest soweit das Landesgesetz keine Regelungen vorsieht, gilt das Wohn- und Betreuungsvertragsgesetz (WBVG).

Die Erhöhung des Entgelts kann vom Heimträger gefordert werden, wenn sich die bisherige Berechnungsgrundlage verändert und sowohl die Erhöhung als auch das erhöhte Entgelt angemessen sind. Der Bewohner muss der Erhöhung zustimmen (§ 9 WBVG).

Der Heimvertrag ist auch entsprechend der alten Rechtslage unbefristet (§ 4 WBVG). Eine Befristung ist nur möglich, sofern der Bewohner nur eine vorübergehende Aufnahme wünscht. Der Bewohner kann den Heimvertrag spätestens am dritten Werktag eines Kalendermonats für den Ablauf desselben Monats schriftlich kündigen (§ 11 WBVG). Er kann aus »wichtigem Grund« fristlos kündigen, wenn ihm die Fortsetzung des Heimvertrags bis zum Ablauf der Kündigungsfrist nicht zuzumuten ist.

Der Heimträger hingegen kann den Heimvertrag nur aus wichtigem Grund kündigen. Ein wichtiger Grund liegt insbesondere vor, wenn

1. der Betrieb des Heims eingestellt, wesentlich eingeschränkt oder in seiner Art verändert wird und die Fortsetzung des Heimvertrags für den Träger eine unzumutbare Härte bedeuten würde,
2. der Gesundheitszustand des Bewohners sich so verändert hat, dass seine fachgerechte Betreuung in dem Heim nicht mehr möglich ist,
3. der Bewohner seine vertraglichen Pflichten schuldhaft so gröblich verletzt, dass dem Träger die Fortsetzung des Vertrags nicht mehr zugemutet werden kann, oder
4. der Bewohner
   a) für zwei aufeinander folgende Termine mit der Entrichtung des Entgelts oder eines Teils des Entgelts, der das Entgelt für einen Monat übersteigt, im Verzug ist oder
   b) in einem Zeitraum, der sich über mehr als zwei Termine erstreckt, mit der Entrichtung des Entgelts in Höhe eines Betrags in Verzug gekommen ist, der das Entgelt für zwei Monate erreicht.

Die Kündigung wegen Zahlungsverzuges wird unwirksam, sofern die Zahlung innerhalb zwei Monaten nach Eintritt der Rechtshängigkeit, also Klageerhebung, erfolgt. Die Kündigung durch den Träger muss in jedem Fall schriftlich erfolgen und begründet werden. Das Heimverhältnis endet allerdings automatisch mit dem Tod des Bewohners. Es kann jedoch schriftlich vereinbart werden, dass es bis zu zwei Wochen nach dem Sterbetag fortbesteht.

In *personeller Hinsicht* müssen sowohl der Heimleitung als auch das sonstige Personal, wie Pflegepersonal oder Heilerziehungspfleger, geeignet und ausreichend qualifiziert sein. Die Heimpersonalverordnung soll diesen Mindeststandard sichern. Deren Grundgedanke ist bereits in § 3 HeimG festgelegt.

Wie bereits dargestellt, sieht das Heimrecht als wesentliches Element die *Mitwirkung der Heimbewohner* in verschiedenen Bereichen vor. Der Heimbeirat kann unter anderem bei folgenden Angelegenheiten mitwirken:

- Aufstellung/Änderung der Musterverträge für Bewohner und der Heimordnung,

- Maßnahmen zur Verhütung von Unfällen,
- Änderung der Entgelte des Heims,
- Planung und Durchführung von Veranstaltungen,
- Alltags- und Freizeitgestaltung,
- Unterkunft, Betreuung und Verpflegung,
- Erweiterung, Einschränkung oder Einstellung des Heimbetriebes,
- Zusammenschluss mit einem anderen Heim,
- Änderung der Art und des Zweckes des Heims oder seiner Teile,
- umfassende bauliche Veränderungen oder Instandsetzungen,
- Mitwirkung bei Maßnahmen zur Förderung einer angemessenen Qualität der Betreuung und
- Mitwirkung nach § 7 Abs. 4 des Gesetzes an der LQV sowie an den Vergütungsvereinbarungen und nach § 7 Abs. 5 des Gesetzes an den Leistungs-, Vergütungs- und Prüfungsvereinbarungen.

Die Mitglieder des Heimbeirates sind *ehrenamtlich* tätig und dürfen weder *benachteiligt* noch *begünstigt* werden. Die Heimbeiräte sind hinsichtlich der Informationen, die ihnen in Ausübung ihres Amtes bekannt werden, zur *Verschwiegenheit* verpflichtet.

Die *Wahl* des Heimbeirates erfolgt in gleicher, geheimer und unmittelbarer Wahl. Alle Bewohner, die auf Dauer in der Einrichtung leben, sind *wahlberechtigt*. Nur diejenigen Bewohner, die bereits seit mindestens zwei Monaten im Heim leben, sind *wählbar* und können als Heimbeiräte kandidieren. Personen, die geschäftsunfähig sind, können trotzdem wählen, sofern sie ihren Willen noch erkennbar ausdrücken können.[159] Da die Mitwirkung interne Angelegenheiten betrifft, muss allen Personen ein Wahlrecht zugestanden werden.[160]

---

159 Goberg (1992), § 3 HeimMitwirkV, Anm. 2
160 BR-Drucksache, Nr. 350/1976

21 Arzneimittel- und Betäubungsmittelgesetz

21.1 Arzneimittelgesetz

Das Arzneimittelgesetz soll lediglich als Überblick in der notwendigen Kürze dargestellt werden, d. h. nur insoweit, wie es für die Tätigkeit der Heilerziehungspflegenden von Bedeutung ist.

Neben dem Arzneimittelgesetz sind hinsichtlich des Umgangs mit Arzneimittel noch andere Vorschriften von Bedeutung, nämlich

- die Arzneimittel-Richtlinien,
- das Betäubungsmittelgesetz (BtMG),
- die Betäubungsmittelverschreibungsverordnung (BtMVV),
- das 5. Buch des Sozialgesetzbuches (SGB V),
- die verschiedenen Änderungsgesetze, wie das Gesundheitsreformgesetz (GRG), das Gesundheitsstrukturgesetz (GSG), das Arzneimittelausgabenbegrenzungsgesetz (AABG) und das GKV-Modernisierungsgesetz,
- außerdem das Deutsche Arzneimittelbuch und das Europäisches Arzneimittelbuch sowie
- das Heilmittelwerbegesetz.

Das Arzneimittelgesetz dient als gesetzliche Grundlage für den Schutz der Gesundheit der Bevölkerung insbesondere durch die hohen Anforderungen an die Sorgfalt im Umgang mit Arzneimitteln durch die Pharmaindustrie, Apotheker und Ärzte. Dies betrifft vor allem die Belange Herstellung, Inverkehrbringung, Prüfung, Verschreibung, Aufklärung und Abgabe von Arzneimitteln. Verstöße gegen das AMG werden teils als Ordnungswidrigkeiten, teils als Straftaten geahndet (siehe §§ 95 ff.). Es ist daher zum Nebenstrafrecht zu rechnen.

Die Aufgaben des Arzneimittelgesetzes sind:

- die Anforderungen an Arzneimittel, deren Herstellung und Zulassung zu regeln,
- den Schutz der Bevölkerung vor Risiken, die mittels allgemeiner Lebenserfahrung allein nicht eingeschätzt werden können,
- der Schutz des Menschen bei der klinischen Prüfung (§ 40–42),
- die Regelung der Abgabe von Arzneimitteln,
- die Apothekenpflicht und das Inverkehrbringen (§ 43),
- die Verschreibungspflicht (§ 48),
- die Sicherung und Kontrolle der Qualität,
- die Beobachtung sowie Sammlung und Auswertung von Arzneimittelrisiken,
- die Haftung für Arzneimittelschäden und
- die Sicherstellung der Qualität, Wirksamkeit und Unbedenklichkeit

Das Gesetz unterscheidet apothekenpflichtige Arzneimittel (§ 43 AMG) sowie freiverkäufliche Arzneimittel (§ 44 AMG), wie Mineral- und Heilwässer, Pflaster u. ä. und Tees. Die Abgabe der verschreibungspflichtigen Arzneimittel (§ 48 AMG) ohne eine ordnungsgemäße Verschreibung stellt eine Straftat oder eine Ordnungswidrigkeit dar. Sie kann daher mit einem Bußgeld belegt werden, in schweren Fällen sogar mit einer Freiheitsstrafe. Ein Sonderfall sind Betäubungsmittel, wo die Anforderungen noch höher sind.

In der Praxis kann es schwierig sein das Arzneimittel vom Medizinprodukt zu trennen. Sofern der Arzneistoff der Hauptbestandteil ist, liegt ein reines Arzneimittel vor (Beispiel: Nikotinpflaster).

Prinzipiell sind alle Arzneimittel apothekenpflichtig. Einige Arzneimittel sind jedoch hiervon ausgenommen, wenn:

- sie nicht zur Behandlung von Krankheiten, Leiden, Körperschäden oder krankhaften Beschwerden deklariert sind,
- Vitamine in niedriger Dosierung,
- natürliche Heilwässer, Heilerde, Bademoore,
- Pflaster und Brandbinden,
- Desinfektionsmittel zum äußeren Gebrauch oder zur Anwendung in der Mundhöhle.

Homöopathische Arzneimittel unterliegen immer der Apothekenpflicht. Eine Selbstbedienung von apothekenpflichtigen Arzneimittel ist nicht gestattet.

Verschreibungspflichtig sind

- Verschreibungspflichtige Arzneimittel (AMG § 48), nämlich Arzneimittel, die auch bei bestimmungsgemäßem Gebrauch die Gesundheit des Menschen gefährden können, wenn sie nicht unter ärztlicher Kontrolle sind,
- Arzneimittel, die missbräuchlich angewendet werden können, wie Schmerzmittel, Schlafmittel und Psychopharmaka und
- Betäubungsmittel.

Bei Betäubungsmitteln gelten besonders strenge Anforderungen. Unter anderem ist dafür ein spezielles Betäubungsmittelrezept erforderlich.

Nach § 31 SGB V haben krankenversicherte Personen Anspruch auf Versorgung mit apothekenpflichtigen Arzneimitteln, soweit die Arzneimittel nicht nach § 34 oder durch Richtlinien ausgeschlossen sind. Dies auch auf die Versorgung mit Verbandmitteln, Harn- und Blutteststreifen.

In der Pflegepraxis ist die durch das Arzneimittel-Ausgabenbegrenzungsgesetz (AABG) eingeführte »Aut-idem-Regelung« von Bedeutung. Diese verpflichtet den Apotheker bei definierten Arzneimittelpreisen, für ein verschriebenes, teures Arzneimittel ein anderes, preiswertes Produkt herauszugeben, das »mit dem verordneten in Wirkstärke und Packungsgröße identisch sowie für den gleichen Indikationsbereich zugelassen ist und ferner die gleiche oder eine austauschbare Darreichungsform besitzt« (§ 129 Abs. 1 SGB V). Durch Ankreuzen kann der Arzt jedoch die Möglichkeit des Austausches verhindern. Der Austausch soll nicht erfolgen:

- bei chronischen Erkrankungen mit Dauermedikation,
- einer großen Anzahl von Arzneimitteln bei Multimorbidität,
- besondere Patientengruppen (Alkoholiker, alte Menschen, Kinder),
- Retard-Präparate (große intra- und interindividuelle Variabilität),
- Wirkstoffe mit geringer therapeutischer Breite (Antiepileptika, Antiparkinsonmittel, Herzglykoside, Immuntherapeutika, Theophyllin, Zytostatika) und
- alle besonderen Applikationsformen (Aerosole, lokal wirksame Arzneiformen).

Unter bestimmten Voraussetzungen ist in der Praxis der sogenannte »Off-Label-Use« zulässig. Dies ist die Verordnung zugelassenes Arzneimittel außerhalb des in der Zulassung beantragten genehmigten Gebrauchs.

21.2 Betäubungsmittel

Das Ziel des Betäubungsmittelgesetzes (BtMG) ist die Regelung der gesamten Rechtslage über den Verkehr mit Betäubungsmitteln. Es gibt zur gesetzlichen Regelung noch ergänzend besondere Vorschriften im Umgang mit Betäubungsmitteln, nämlich

- zur Aufbewahrung im Betäubungsmittelschrank,
- der Dokumentation des Zu- und Abganges der Betäubungsmittel und
- der Ausfertigung und Belieferung über das Betäubungsmittelrezept oder den BtM-Anforderungsschein nach der BtM-Verschreibungsverordnung.

Das Betäubungsmittelgesetz unterscheidet zwischen

- Nicht verkehrsfähige Betäubungsmittel (Anlage I),
- Verkehrsfähige, aber nicht verschreibungsfähige Betäubungsmittel (Anlage II) und
- Verkehrsfähige und verschreibungspflichtige Betäubungsmittel (Anlage III).

Wer mit Betäubungsmitteln Umgang hat, muss die Betäubungsmittel, die sich in seinem Besitz befinden, gesondert aufbewahren und gegen unbefugte Entnahme zu sichern. Das Bundesinstitut für Arzneimittel und Medizinprodukte kann Sicherungsmaßnahmen anordnen, soweit es nach Art oder Umfang des Betäubungsmittelverkehrs, dem Gefährdungsgrad oder der Menge der Betäubungsmittel erforderlich ist (§ 15 BtMG). Dies bedeutet, dass grundsätzlich ein Betäubungsmittelschrank vorhanden sein muss. Lediglich der Tagesbedarf darf am »Lagerplatz« zwischengelagert werden. Dieser Lagerplatz muss natürlich auch gegen den Zugriff Unbefugter gesichert sein.

Der Zugang- und der Abgang der Betäubungsmittel müssen gemäß § 17 BtMG genau dokumentiert werden. Diese Aufzeichnungen müssen drei Jahre aufbewahrt werden. Die Dokumentation erfolgt im BtM-Buch. Jede Veränderung im BtM-Bestand ist lückenlos und unverzüglich zu dokumentieren. Dazu zählen:

- Zugang von der Apotheke (inklusive Rezeptnummer),
- Verabreichung an Patienten und Verwurf.

Am Ende eines jeden Kalendermonats hat der verantwortliche Arzt die Eintragungen und Bestände zu kontrollieren und dies für jedes BtM mit Prüfdatum und Unterschrift abzuzeichnen.

Das Dokumentationsbuch muss enthalten:

- Eingang,
- Patientenname,
- verschreibender Arzt,
- Zeit der Abgabe (Entnahme),
- Rückkontrolle (Bestand zählen),
- Datum,
- Unterschrift.

Die Vernichtung von Betäubungsmittel ist von zwei geschäftsfähigen Personen durchzuführen und von beiden im BtM-Buch abzuzeichnen. Die Entsorgung muss so erfolgen, dass eine Wiedergewinnung unmöglich ist.

Teil VI Arbeitsrecht

22 Allgemeines

Die Pflegekräfte stehen einerseits im *Spannungsverhältnis* zwischen den Rechten der Klienten, die sie aufgrund gesetzlicher Vorschriften und aus moralischen Gründen zu respektieren haben, sowie den Interessen der Einrichtung, die teilweise mit den Rechten der Klienten kollidieren können. Das Arbeitsrecht andererseits zieht die Grenzen und regelt die Rechtsfolgen von Pflichtverletzungen im internen Bereich des Betriebes, was gleichfalls große Bedeutung hat.

Die Vorschriften des Arbeitsrechts sollen einen gerechten Ausgleich zwischen den Interessen der Arbeitnehmer und dem Arbeitgeber unter Beachtung der besonderen Schutzwürdigkeit des Beschäftigten schaffen. Das Arbeitsrecht ist das Rechtsgebiet, das die Tätigkeit des *unselbstständigen Arbeitnehmers*, d. h. des *abhängig Beschäftigen*, umfasst. Es betrifft folglich die Personen, die aufgrund eines Arbeitsvertrages in einem Betrieb tätig und an Weisungen des Unternehmers gebunden sind. Das Arbeitsrecht ist damit nicht auf den Selbstständigen, wie beispielsweise den Arzt oder Rechtsanwalt, anwendbar. Eine Sonderstellung erhalten auch Beamte, Richter und Soldaten. Für sie gilt das öffentliche Dienstrecht.

Rechtsquellen des Arbeitsrechts sind:

- Recht der Europäischen Union,
- Verfassung (Grundgesetz),
- Bürgerliches Gesetzbuch und
- Gesetze wie
  - Entgeltfortzahlungsgesetz,
  - Bundesurlaubsgesetz,
  - Arbeitsschutzgesetz,
  - Arbeitszeitgesetz,
  - Schwerbehindertengesetz,
  - Kündigungsschutzgesetz,
- betriebliche Vereinbarungen,
- Tarifverträge und
- Arbeitsverträge.

Das *Verfassungsrecht* hat zusammen mit dem *Recht der Europäischen Union* den höchsten Rang. Es gilt im Einzelnen:

Das Grundgesetz garantiert in Art. 12 GG die *Freiheit der Berufswahl*, wobei zu den Einzelheiten auf die Staatsbürgerkunde verwiesen werden kann. Durch den *Gleichheitsgrundsatz* in Art. 3 GG soll die ungleiche Behandlung von Mann und Frau am Arbeitsplatz sowie die Ungleichbehandlung einzelner Beschäftigter verhindert werden. Darüber hinaus existiert mit § 611a BGB ein einfachgesetzliches Diskriminierungsverbot.

Beispiel

Ein privater Heimträger gewährt unterschiedliche Vergütungen ohne erkennbare Gründe. Dies gilt auch für Erhöhungen des Gehalts. Sofern die Vergütungen ohne erkennbaren Grund unterschiedlich sind, verstößt dies gegen den Gleichheitsgrundsatz und das Diskriminierungsgebot aus § 611 a BGB.

Dieser verfassungsrechtliche Grundsatz wirkt somit direkt auf die Gestaltung des Arbeitsverhältnisses. Beide Vorschriften sind jedoch auch allgemeiner Natur. Das Grundgesetz regelt speziell für das Arbeitsrecht die *Koalitionsfreiheit*, d. h. das Recht, die Interessen in

Gewerkschaften zu vertreten (Art. 9 Abs. 3 GG).

Besondere Bedeutung kommt den zahlreichen Gesetzen als weitere Rechtsquellen des Arbeitsrechts zu. Das *Bürgerliche Gesetzbuch* regelt arbeitsrechtliche Probleme in den Vorschriften der §§ 611 ff. BGB im Bereich des Dienstvertragsrechts. Diese Vorschriften werden durch *Gesetze* wie das Entgeltfortzahlungsgesetz, das Arbeitszeitgesetz, das Arbeitsschutzgesetz, das Mutterschutzgesetz, das Kündigungsschutzgesetz, das Bundesurlaubsgesetz und das Tarifvertragsgesetz ergänzt sowie erweitert. Aufgrund eines Gesetzes können *Rechtsverordnungen* erlassen werden, die gleichfalls Regelungen im Arbeitsrecht betreffen, wie z. B. die Wahlordnung zum Betriebsverfassungsgesetz.

Eine Rechtsgrundlage besonderer Art ist der Tarifvertrag. Durch den Tarifvertrag werden Rechte und Pflichten der Arbeitnehmer einerseits und der Betriebe andererseits durch eine *Vereinbarung zwischen Gewerkschaften und den Unternehmern bzw. deren Vertretungen* geregelt. Die Regelungen des Tarifvertrages gelten dann unmittelbar für die jeweiligen Arbeitsverhältnisse und werden Bestandteil des Arbeitsvertrags, sofern entweder die Vertragsparteien tarifgebunden sind oder der Tarifvertrag für allgemeinverbindlich erklärt wird oder im Arbeitsvertrag darauf Bezug genommen wird.

Durch *Dienst-* und *Betriebsvereinbarungen* können Arbeitnehmervertreter und Betrieb weitere Regelungen zum Arbeitsverhältnis treffen, soweit die Vereinbarung nicht gegen geltendes Recht verstößt. Bestimmte Bereiche, wie Löhne und Arbeitsbedingungen, können nur im Tarifvertrag vereinbart werden. Grundlage des Arbeitsverhältnisses ist als weitere, jedoch schwächste Rechtsquelle, der *Arbeitsvertrag*, in dem Arbeitgeber und Angestellte speziell die Ausgestaltung ihrer rechtlichen Beziehung regeln. Er kann auf gesetzliche bzw. tarifvertragliche Regelungen Bezug nehmen. Sofern sein Inhalt nicht gegen höherrangiges Recht verstößt, ist der vertragliche Inhalt für beide Seiten bindend.

Zusammenfassend ist festzustellen, dass die Rechtsquellen die obige Rangordnung haben, wobei der Verfassung naturgemäß der höchste Rang und dem Arbeitsvertrag der niedrigste Rang zukommt. Dabei gilt, dass *höherrangiges Recht die unteren Rechtsquellen außer Kraft setzen kann*. Nur wenn das rangniedrigere Recht die Arbeitnehmer besserstellt, geht dieses nach dem *Günstigkeitsprinzip* vor.

Für alle Streitigkeiten, die im Zusammenhang mit dem Arbeitsrecht stehen, ist das *Arbeitsgericht* zuständig, in dessen Bezirk der Betrieb seinen Sitz hat.

23 Arbeitsvertrag

23.1 Abschluss und Inhalt

Grundlage jedes Arbeitsverhältnisses ist der Arbeitsvertrag. Zum Abschluss des Arbeitsvertrages ist grundsätzlich keine besondere Form erforderlich, so dass durch mündliche Absprachen ein Arbeitsverhältnis begründet werden kann.

Schriftliche Verträge sind allerdings überwiegend durch *Tarifverträge* vorgesehen. Sofern der Tarifvertrag die Schriftform vorschreibt, sind mündliche Verträge unwirksam. Dies gilt auch für mündliche Nebenabsprachen. Die Schriftform ist unabhängig davon aus *Beweisgründen* zu empfehlen, da mündliche Vereinbarungen zu einem späteren Zeitpunkt unter Umständen bestritten werden. Zum Schutz der Arbeitnehmer wurde durch das *Nachweisgesetz* vorgeschrieben, dass der Arbeitgeber innerhalb eines Monats nach dem vereinbarten Beginn des Arbeitsverhältnisses die wesentlichen Vertragsbedingungen dem Arbeitgeber schriftlich mitteilen muss. Durch das Nachweisgesetz wird der Arbeitgeber dazu verpflichtet, dem Arbeitnehmer schriftlich Folgendes mitzuteilen: Name der Vertragspartner, Beginn des Arbeitsverhältnisses, bei befristeten Arbeitsverhältnissen die Dauer, den Arbeitsort, die Bezeichnung und Beschreibung der Arbeitstätigkeit, die Zusammensetzung und Höhe der Vergütung (mit Eingruppierung), die Arbeitszeit, die Dauer des Urlaubs, die eventuell speziell vereinbarten Kündigungsfristen und ein Hinweis auf die eventuell geltenden Tarifverträge. Damit soll der Arbeitnehmer abgesichert werden. Die Mitteilung muss vom Arbeitgeber aus Beweisgründen unterzeichnet werden.

Dem Abschluss des Arbeitsvertrages geht in der Regel das Einstellungsgespräch voraus. Beim Einstellungsgespräch können sich Probleme dahingehend ergeben, dass der zukünftige Arbeitgeber *Fragen* stellt, die zu weit in den persönlichen Bereich eingreifen. Die Rechtsprechung hat in Einzelfällen entschieden, welche Fragen zulässig sind. Sie sind grundsätzlich dann *zulässig, wenn* der *Arbeitgeber* an der Beantwortung ein *berechtigtes, billigenswertes* und *schutzwürdiges Interesse* hat. Er darf folglich Fragen zu folgenden Bereichen stellen:

- dem beruflicher Werdegang,
- einer Berufskrankheit oder chronischen Erkrankung,
- dem bisherigen Verdienst und
- der Schwerbehinderteneigenschaft.

Die vorgenannten Fragen müssen von dem Arbeitnehmer *wahrheitsgemäß beantwortet* werden. Die Frage nach einer *Schwangerschaft* ist selbst dann nicht zulässig, sofern sich nur Frauen für den Arbeitsplatz bewerben oder in Betracht kommen. Diese Frage stellt nach der aktuellen Rechtsprechung des Bundesarbeitsgerichts eine Diskriminierung weiblicher Arbeitnehmer dar.[161] Der Arbeitgeber darf diese Frage nur dann stellen, sofern wegen der Art der Tätigkeit eine Beschäftigung von Schwan-

---

161 BAG, NJW 1993, 1154

geren nicht möglich ist[162] oder die Besonderheiten des Arbeitsplatzes eine Gefährdung für das ungeborene Kind bedeuten.[163] Die Frage ist zulässig, da nach § 4 Abs. 1 MuSchG bereits bei der entfernten Möglichkeit einer Infektionsgefahr ein Beschäftigungsverbot besteht.[164] Sofern falsche Antworten auf zulässige Fragen erfolgen, ist der Betrieb später dazu berechtigt, den Arbeitsvertrag wegen *arglistiger Täuschung* anzufechten.

Beispiel

Die Heilerziehungspflegerin H. bewirbt sich um eine neue Stelle und verneint die Frage danach, ob sie wegen Diebstahls, insbesondere von Betäubungsmitteln, vorbestraft sei. Sie verschweigt damit, dass ihr bisheriger Arbeitgeber deshalb gekündigt und Strafanzeige erstattet hat. Der neue Arbeitgeber kann, sobald er davon erfährt, den Arbeitsvertrag anfechten, da arglistige Täuschung vorliegt.

Zur Schwerbehinderung darf der zukünftige Arbeitgeber aber nur fragen, wenn diese konkrete Auswirkungen auf die geplante berufliche Tätigkeit hätte.

Wird ein schwerbehinderter Bewerber auf eine freie Stelle ohne Mitteilung der Ablehnungsgründe nicht eingestellt bzw. beschäftigt, muss der Arbeitgeber gemäß § 81 Abs. 2 Nr. 3 SGB IX Schadenersatz leisten, der allerdings auf maximal das dreifache des monatlichen Nettoeinkommens begrenzt ist. Dies folgt daraus, dass dem Bewerber eventuelle sachliche Gründe für eine Ablehnung nach § 81 Abs. 1 S. 9 SGB IX mitgeteilt werden müssen.[165]

---

[162] BAG, NJW 1989, 929; BAG, NJW 1993, 1154 (1155)
[163] BAG, NJW 1994, 148
[164] BVerwG, ArztR 1994, 278
[165] Vgl. dazu BAG, NZA 2005, 870; LAG Hessen, NZA-RR 2006, 312 (Besprechung in NJW-Spezial 7/2006)

Davon zu unterscheiden sind jedoch unzulässige Fragen, deren *falsche Beantwortung* auch *keine Folgen* hat. Der Arbeitgeber darf keine Fragen stellen zu

- der Gewerkschaftszugehörigkeit,
- den allgemeinen Krankheiten,
- der Religionszugehörigkeit,
- der Parteizugehörigkeit,
- den Heiratsabsichten und der
- Schwangerschaft (Ausnahmen vgl. oben).

Eine *Ausnahme* gilt *bei kirchlichen Einrichtungen*, bei denen die Religionszugehörigkeit mitgeteilt werden muss.

Ohne ausdrückliche Frage muss der Arbeitnehmer auf bestimmte Tatsachen hinweisen, wenn der Arbeitgeber aufgrund von *Treu und Glauben* diesen Hinweis erwarten darf, weil die verschwiegenen Umstände eine *Ausübung der Tätigkeit unmöglich machen oder für den Arbeitsplatz von entscheidender Bedeutung* sind. Dies gilt beispielsweise für eine chronische Erkrankung, wie eine Schädigung der Wirbelsäule bei Pflegekräften oder eine Schwerbehinderung. Beim Einstellungsgespräch sind Fragen nach Vorstrafen und Vermögensverhältnissen zulässig, sofern die Auskünfte für den Arbeitsplatz von Bedeutung sind. Die Frage nach den Vermögensverhältnissen ist nur bei leitenden Angestellten und Arbeitnehmern, für die besonderes Vertrauen erforderlich ist, zulässig.

Wird der Bewerber für einen Arbeitsplatz zum Vorstellungsgespräch eingeladen, ist der zukünftige Arbeitgeber in jedem Fall, selbst wenn keine Einstellung erfolgt, zur *Erstattung der Kosten*, beispielsweise der Reisekosten, verpflichtet.

Durch den Abschluss des Arbeitsvertrages sind beide Parteien, Arbeitgeber und Arbeitnehmer, zu wechselseitigen Leistungen verpflichtet, die *Inhalt des Vertrages* sind.

Die *Arbeitnehmer* sind zur vereinbarten *Tätigkeit* verpflichtet, die ordnungsgemäß ausgeführt werden muss.

Er hat zusätzlich die so genannte *Treuepflicht*, die ihn dazu verpflichtet, über betriebliche Angelegenheiten Stillschweigen zu bewahren, den Arbeitgeber nicht anzuzeigen, das Direktionsrecht des Arbeitgebers zu beachten sowie die ihm anvertrauten Gegenstände sorgsam zu behandeln. Dies bedeutet, dass die Arbeitnehmer die Interessen des Betriebes wahren müssen. Die *Pflicht zur Verschwiegenheit* in dienstlichen Angelegenheiten geht so weit, dass der Arbeitnehmer eine Verletzung seiner vertraglichen Nebenpflichten begeht, sofern er gegen seinen Arbeitgeber eine unberechtigte Strafanzeige[166] oder ähnliches erstattet. Eine Kündigung ist dagegen nicht schon deshalb zulässig, weil der Arbeitnehmer gegen seinen Arbeitgeber im Ermittlungsverfahren aussagt.[167]

Der *Arbeitgeber* ist vertraglich dazu verpflichtet, regelmäßig, spätestens nach Ablauf eines Monats, die vereinbarte *Vergütung* zusammen mit den Sozialleistungen zu zahlen.

Für beide Vertragsparteien ergeben sich darüber hinaus auch vertragliche Nebenpflichten. Die Arbeitnehmer sind im Rahmen ihrer Nebenpflichten zu *Überstunden* und *Bereitschaftsdienst* verpflichtet, sofern betriebliche Erfordernisse dies notwendig machen. Der Betrieb ist aufgrund der vertraglichen Nebenpflichten zur *Gleichbehandlung* und zu *Arbeitsschutzmaßnahmen* sowie zur *Schaffung zumutbarer Arbeitsbedingungen* verpflichtet (▶ Teil VI, Kap. 23.3).

Der Arbeitgeber führt in der Regel für jeden Beschäftigten eine Personalakte. In diese Akte werden sämtliche Vorgänge, wie persönliche und familiäre Verhältnisse, Gehaltsnachweise und Bewertungen des Arbeitnehmers, gesammelt. Sofern der Beschäftigte Pflichtverletzungen begeht, wird eine daraufhin erfolgte *Abmahnung* gleichfalls zur Personalakte genommen. Der Arbeitnehmer hat das Recht zur *Einsicht* in die Personalakte (§ 3 Abs. 5 TVöD; § 4 AVR). Vor nachteiligen Einträgen muss er zuvor angehört werden und hat das Recht, im Wege der Klage eine *Berichtigung* oder *Entfernung* von unrichtigen Einträgen zu fordern.

23.2 Dauer des Arbeitsverhältnisses

Arbeitsverträge sind nach dem Gesetz (§ 620 Abs. 1 BGB) grundsätzlich *unbefristet*. Als Ausnahme sind in Sonderfällen befristete Arbeitsverträge möglich.[168] Dies gilt dann, wenn für die Befristung ein *sachlicher Grund* besteht. Ein derartiger sachlicher Grund liegt bei

- Schwangerschaftsvertretungen,
- Tätigkeiten im Rahmen eines Projektes,
- Urlaubsvertretungen oder
- Vertretungen bei Erkrankungen

vor. Ein sachlicher Grund für die Befristung liegt somit immer dann vor, wenn ein Arbeitnehmer vertreten werden soll, der vorübergehend abwesend ist.[169] In jedem Fall muss die Befristung schriftlich erfolgen (§ 623 BGB).

Durch verschiedene gesetzliche Regelungen unter anderem das *Teilzeit- und Befristungsgesetz* sind befristete Arbeitsverträge ohne sachlichen Grund bis zu 24 Monaten

---

166 LAG Hesser, Urt. V. 10.04.2002, Az.: 15 Sa 411/01
167 BVerfG Az. 1 BvR 2049/00
168 BAG, NZA 1998, 419

169 BAG, NZA 1998, 419

mit der Möglichkeit einer bis zu dreimaligen Verlängerung zulässig, allerdings immer mit der Höchstdauer von 24 Monaten. Das Teilzeit- und Befristungsgesetz lässt weitere Befristungen mit *sachlichem Grund* zu (§ 14 TzBfG). Unter anderem im Anschluss an ein Ausbildungsverhältnis oder Studium oder nur vorübergehenden Bedarfes.

Bei der Beurteilung der Frage, ob ein sachlicher Grund für die Befristung vorgelegen hat, ist der *Zeitpunkt* des *Vertragsabschlusses entscheidend* und nicht der Ablauf der Frist. Eine wirksame Befristung kann nicht durch spätere Ereignisse unwirksam werden. Das Arbeitsverhältnis ist somit selbst dann wirksam befristet, wenn während des Verlaufes eine Schwangerschaft festgestellt wird.[170] Dies ist nur dann unzulässig, wenn der einzige Grund für die Ablehnung der Verlängerung die Schwangerschaft ist.[171]

Sofern der Betrieb den *Arbeitnehmer mehrfach hintereinander*, d. h. mehr als dreimal, mit befristeten Arbeitsverträgen beschäftigt, liegt ein Kettenarbeitsvertrag vor. Diese Form der Arbeitsverträge ist grundsätzlich *unzulässig*, da der Arbeitnehmer seinen Kündigungsschutz verliert. Der Arbeitnehmer hat daher das Recht, beim *Arbeitsgericht* die »Entfristung« und damit die Feststellung, dass das Arbeitsverhältnis unbefristet ist, zu beantragen. Dies muss jedoch innerhalb der Kündigungsschutzfrist von drei Wochen nach der Verlängerung erfolgen. In Ausnahmefällen sind auch mehrere Befristungen möglich. Nach der Rechtsprechung des Bundesarbeitsgerichts ist aber dann eine sehr strenge Prüfung möglich, ob die Befristung zulässig war, d. h. ein vernünftiger sachlicher Grund vorliegt.[172]

Beispiel

Fachkraft P. wurde zunächst für sechs Monate im Rahmen einer Urlaubsvertretung eingestellt. Nach dem Ablauf dieser Zeit wird ihr wegen der guten Arbeitsleistung ein neuer befristeter Vertrag für ein Jahr angeboten. Danach noch dreimal ein befristeter Vertrag. Sie klagt daraufhin beim Arbeitsgericht auf Feststellung, dass das Arbeitsverhältnis unbefristet ist.

Nach der Rechtsprechung des Bundesarbeitsgerichts liegt kein Kettenarbeitsvertrag vor, wenn zwischen den Arbeitsverträgen eine Zeit von mehr als zwei Monaten liegt. Bei Befristungen nach dem Beschäftigungsförderungsgesetz gilt insoweit ein Zeitraum von vier Monaten.

Im Arbeitsvertrag kann eine Probezeit vereinbart werden. Während dieser Probezeit ist für beide Parteien, Arbeitgeber und Arbeitnehmer, eine *Kündigung* ohne Angabe von Gründen und unter Einhaltung der Frist von zwei Wochen nach § 622 Abs. 3 BGB möglich. Die Probezeit beträgt im *Normalfall sechs Monate*, kann jedoch auch für einen kürzeren Zeitraum festgelegt werden. Bei *Auszubildenden* gilt eine kürzere Zeit von drei Monaten (§ 13 BBiG), allerdings in der *Altenpflege* nunmehr sechs Monate. Streitig ist, welche Probezeit in Ausbildungsverhältnissen zum Altenpfleger und Heilerziehungspfleger gilt. Die Vereinbarung einer Probezeit ist nur bei der *erstmaligen Einstellung* des Arbeitnehmers zulässig und kann nicht verlängert werden. Nach dem Ende der Probezeit entsteht ohne anderweitige Vereinbarung ein *unbefristetes Arbeitsverhältnis*. Sofern eine Befristung seitens des Arbeitgebers behauptet wird, ist er dafür beweispflichtig. Ist ein längerfristiges Probearbeitsverhältnis ausdrücklich vereinbart, kann der Arbeitgeber aufgrund seiner *Fürsorgepflicht* gezwungen sein mitzuteilen, dass eine *Verlängerung* nicht beabsichtigt ist.[173]

---

170 BAG AP 16, 17, 20 zu § 620 BGB befristeter ArbeitsV
171 BAG, AP 26 zu § 620 BGB befristeter Arbeitsvertrag; BAG, NJW 1964, 567
172 BAG, NJW 1988, 1870

173 LAG Bremen, BB 1963, 1136

23.3 Arbeitnehmerschutzrechte

Der Arbeitgeber hat gegenüber dem Arbeitnehmer eine Fürsorgepflicht. Aus der Fürsorgepflicht ergeben sich für den Arbeitgeber zahlreiche Pflichten, wie beispielsweise

- der Schutz vor vermeidbarer Gesundheitsgefährdung inklusive der Schutz vor aggressiven Klienten,
- die Vermeidung von Mobbinghandlungen,
- die Verhinderung einer Haftung durch Beachtung gesetzlicher Vorgaben,
- die Regelung der Zusammenarbeit zwischen den Berufsgruppen, insbesondere der Abgrenzung der Kompetenzen,
- eine Gleichbehandlung aller Arbeitnehmer (▶ Teil VI, Kap. 23.3.7)
- der Schutz der Nichtraucher.

Ein wesentlicher Teil der Fürsorgepflicht ist der Nichtraucherschutz. Dieser Schutz ist in gesetzlichen Vorschriften festgelegt. So regelt unter anderem § 5 ArbStättV:

(1) Der Arbeitgeber hat die erforderlichen Maßnahmen zu treffen, damit die nicht rauchenden Beschäftigten in Arbeitsstätten wirksam vor den Gesundheitsgefahren durch Tabakrauch geschützt sind.

(2) In Arbeitsstätten mit Publikumsverkehr hat der Arbeitgeber Schutzmaßnahmen nach Absatz 1 nur insoweit zu treffen, als die Natur des Betriebes und die Art der Beschäftigung es zulassen.

Der Arbeitgeber muss deshalb die nichtrauchenden Arbeitnehmer schützen. Dies wurde inzwischen mehrfach durch die Rechtsprechung bestätigt, unter anderem durch das Bundesarbeitsgericht.[174] Eine Einschränkung gilt nur dort, wo Publikumsverkehr besteht und es dadurch nicht möglich ist, den jeweiligen Mitarbeiter vor dem Tabakrauch zu schützen.

Der Nichtraucherschutz in § 5 ArbStättV wird durch § 14 ArbStättV ergänzt, wonach bei unzuträglich hoher Konzentration von Gasen, Dämpfen und Staub eine Absaugvorrichtung vorhanden sein muss. Außerdem muss der Arbeitgeber in Pausen-, Bereitschafts- und Liegeräumen die Nichtraucher vor Belästigungen durch Tabakrauch schützen (§ 32 ArbStättV). Spätestens seit Festlegung der Grenzwerte und Umsetzung der europäischen Richtlinien besteht eine eindeutige Schutzpflicht, d. h. ein Anspruch auf Schaffung eines rauchfreien Arbeitsplatzes. Ein »Nebeneffekt« des Nichtraucherschutzes ist, dass die Umsetzung der von der Rechtsprechung geforderten organisatorischen Maßnahmen zur Verhinderung der Selbstschädigung eines Patienten, unter anderem durch Feuer (Streichhölzer, Feuerzeuge etc.),[175] erleichtert wird. Das unbeaufsichtigte Rauchen in allen Bereichen des Heimes oder Krankenhauses ist deshalb aus Gründen der Sicherheit der Klienten ausgeschlossen.

Die Pflicht zum Schutz ergibt sich auch aus dem Arbeitsschutzgesetz, insbesondere dem § 5 ArbSchG:

(1) Der Arbeitgeber hat durch eine Beurteilung der für die Beschäftigten mit ihrer Arbeit verbundenen Gefährdung zu ermitteln, welche Maßnahmen des Arbeitsschutzes erforderlich sind.

Danach ist der Arbeitgeber dazu verpflichtet, die Gefährdung der Arbeitnehmer zu ermitteln und geeignete Schutzmaßnahmen zu

---

174 BVerwG, Urt. v. 13.09.1984, Az.: 2 C 33/82; BAG v. 17.02.1998, Az.: 9 AZR 84/97 (NJW 1999, 162)

175 BGH, NJW 1994, 794

ergreifen. Da der Tabakrauch mindestens 50 krebserregende Substanzen enthält, forderten zuerst unter anderem Abgeordnete des Europäischen Parlamentes ein Rauchverbot am Arbeitsplatz.[176] Eindeutige gesetzliche Regelungen existieren inzwischen in den vorgenannten Vorschriften. Zusätzlich ausdrücklich auch für *werdende Mütter*. Nach § 5 Abs. 1 Nr. 3 MuSchRiV dürfen schwangere Arbeitnehmerinnen nicht in Kontakt mit krebserzeugenden Stoffen kommen.

Durch eine Dienst- oder Betriebsvereinbarung kann ein Rauchverbot in bestimmten Bereichen des Betriebes vereinbart werden. Unabhängig vom Schutz der Nichtraucher kann der Arbeitgeber aus folgenden Gründen ein *Rauchverbot* einseitig im Rahmen seines Direktionsrechts festlegen:

- beim Umgang mit feuergefährlichen Produkten,
- in Bereichen der notwendigen erhöhten Aufmerksamkeit der Arbeitnehmer,
- zum Schutz der Klienten,
- für die gesunde Gestaltung des Arbeitsumfelds.

Der Betriebs- oder Personalrat bzw. die Mitarbeitervertretung müssen im Rahmen der Mitbestimmung in jedem Fall einbezogen werden.

Bei Arbeiten, die erhöhte Aufmerksamkeit erfordern, kann das Rauchen als Fahrlässigkeit gewertet werden. Daraus kann ein *Regressanspruch* gegenüber dem Arbeitnehmer erwachsen, wenn dieser durch Rauchen einen Unfall mitverursacht hat. Insoweit dürfte jedoch dieser Anspruch wegen der Grundsätze der gefahrgeneigten Tätigkeit nur bei Fällen *grober Fahrlässigkeit* durchsetzbar sein. Besteht das Rauchverbot allerdings aus sachlichen Gründen, kann der Arbeitgeber bei mehreren Verstößen nach entsprechenden Abmahnungen trotz langjähriger Betriebszugehörigkeit eine Kündigung aussprechen.[177]

Exkurs Mobbing:

Im Rahmen der Fürsorgepflicht ist gleichfalls das leider weit verbreitete Mobbing zu verhindern. Soweit dies dem Arbeitgeber bzw. dem jeweiligen Vorgesetzten bekannt wird, sind geeignete Maßnahmen, beispielsweise Abmahnungen des Störers, zu treffen. Die Verhinderung von Mobbing dient schließlich auch den Interessen der Einrichtung bzw. des Krankenhauses, da durch diese Aktivitäten der organisatorische Ablauf einschließlich der Qualität der Betreuung erheblich gestört wird.

Beim Mobbing wird der einzelne Arbeitnehmer Gegenstand von Schikanen, Demütigungen, Verachtung und Kränkung seitens anderer Arbeitnehmer, es wird insbesondere sein Persönlichkeitsrecht verletzt. Nach der wegweisenden Entscheidung des Landesarbeitsgerichts Thüringen[178] ist der Arbeitgeber verpflichtet, das allgemeine Persönlichkeitsrecht der bei ihm beschäftigten Arbeitnehmer nicht selbst durch Eingriffe in deren Persönlichkeits- oder Freiheitssphäre zu verletzen, diese vor Belästigungen durch Mitarbeiter oder Dritte, auf die er einen Einfluss hat, zu schützen, einen menschengerechten Arbeitsplatz zur Verfügung zu stellen und die Arbeitnehmerpersönlichkeit zu fördern. Zur Einhaltung dieser Pflichten kann der Arbeitgeber als Störer nicht nur dann in Anspruch genommen werden, wenn er selbst den Eingriff begeht oder steuert, sondern auch dann, wenn er es unterlässt, Maßnahmen zu ergreifen oder seinen Betrieb so zu organisieren, dass eine Verletzung des Persönlichkeitsrechts ausgeschlossen wird. Das Gericht betont, dass

---

176 Dicke Luft am Arbeitsplatz, Süddeutsche Zeitung v. 22.12.1997
177 LAG Düsseldorf, Az.: 16 Sa 346/97
178 LAG Thüringen, Urt. v. 10.04.2001, Az.: 5 Sa 403/00 (NZA – RR 2001, 577 = DB 2001, 1783)

das Persönlichkeitsrecht des Arbeitnehmers sowohl durch den Totalentzug der Beschäftigung als auch in einer nicht arbeitsvertragsgemäßen Beschäftigung liegt. Eine derartige Rechtsverletzung liegt danach vor, wenn diese Maßnahmen zielgerichtet als Mittel der Zermürbung eines Arbeitnehmers eingesetzt werden, um diesen selbst zur Aufgabe seines Arbeitsplatzes zu bringen. Das Landesarbeitsgericht definiert den Begriff »Mobbing« als

- »fortgesetzte, aufeinander aufbauende oder ineinander übergreifende,
- der Anfeindung, Schikane oder Diskriminierung dienende Verhaltensweisen,
- die nach Art und Ablauf im Regelfall einer übergeordneten, von der Rechtsordnung nicht gedeckten Zielsetzung förderlich sind und
- jedenfalls in ihrer Gesamtheit das allgemeine Persönlichkeitsrecht oder andere ebenso geschützte Rechte, wie die Ehre oder die Gesundheit des Betroffenen verletzen.«[179]

Zur Beurteilung sind sogenannte »falltypische Indiztatsachen«, d. h. eine mobbingtypische Motivation des Täters sowie ein mobbingtypischer Geschehensablauf und eine mobbingtypische Veränderung des Gesundheitszustands des Opfers von ausschlaggebender Bedeutung. Ein wechselseitiger Eskalationsprozess, der keine klare Täter-Opfer-Beziehung zulässt, schließt im Normalfall die Annahme von Mobbing aus.

In der Praxis hat das Mobbingopfer des Öfteren das Problem, die Mobbinghandlungen nicht nachweisen zu können. Dies, weil verbündete Kollegen fehlen oder das ganze Team an den Mobbinghandlungen beteiligt ist. Die dadurch entstehende Beweisnot des Betroffenen kann nach dem Urteil des Landesarbeitsgerichts durch eine Anwendung des Art. 6 Abs. 1 EMRK und damit den Grundsätzen eines fairen und auf Waffengleichheit achtenden Verfahrens sowie der entsprechenden Anwendung der §§ 286, 448, 141 Abs. 1 Satz 1 ZPO ausgeglichen werden. Dabei muss die im Zweifel erforderliche Anhörung einer Partei bei der gerichtlichen Überzeugungsbildung berücksichtigt werden, was bedeutet, dass das Mobbingopfer als Partei anzuhören ist und diese Aussage richterlich zu bewerten ist. Bei einer glaubhaften Aussage des Opfers muss das Gericht folglich die »unbewiesenen« Behauptungen zu dessen Gunsten bewerten, wie ein sonstiges Beweismittel (Zeugen, Urkunde).

Eine der wesentlichen Konsequenzen aus dem Urteil ist, dass der Arbeitgeber im Rahmen seiner Fürsorgepflicht dafür verantwortlich ist, dass die Arbeitnehmer vor Mobbinghandlungen geschützt werden. Falls er betroffene Arbeitnehmer nicht schützt, hat der Arbeitgeber unter Umständen Schadenersatz und Schmerzensgeld zu leisten.[180] Das Landesarbeitsgericht Baden-Württemberg hat zwar einen Schmerzensgeldanspruch verneint,[181] dies allerdings mit wenig überzeugenden Argumenten.

Zum Abschluss sei darauf hingewiesen, dass nicht jede Unverschämtheit oder jeder Streit bzw. sachliche Auseinandersetzung als Mobbing einzustufen ist.[182]

Zum Schutz der Arbeitnehmer existieren verschiedene *Schutzvorschriften*, die in speziellen Gesetzen niedergelegt sind. Grundlage des Schutzes des Mitarbeiters einer Einrichtung ist bereits die Fürsorgepflicht aus der Vorschrift des § 618 BGB. Danach ist die *Arbeitsstelle* so einzurichten, dass die Arbeitnehmer nicht gefährdet sind. Dieser Schutz umfasst die Gestaltung des Arbeitsplatzes und die Art

---

179 LAG Thüringen a. a. O.

180 LAG Rheinland-Pfalz, Urt. v. 16.08.2001, Az.: 6 Sa 415/01 (Schmerzensgeld 15.000,- DM)
181 LAG Baden-Württemberg, Urt. v. 05.03.2001. Az.: 15 Sa 160/00
182 LAG Schleswitg-Holstein, Urt. v. 01.04.2004, Az.: 3 Sa 542/03

der Ausführung der Arbeit. Dazu zählt auch der Schutz vor den Klienten, soweit dies möglich ist. Der Arbeitgeber hat im Rahmen seiner Möglichkeiten den Schutz der Heilerziehungspfleger vor *Übergriffen von Klienten oder dritten Personen* zu gewährleisten. Aus diesem Grund ist der Träger der Einrichtung zur Information über Gefährdungsmöglichkeiten und zur Verlegung der Klienten verpflichtet, um eine Gefährdung des Personals zu verhindern.

Neben dem Grundsatz in § 618 BGB existieren spezielle Schutzvorschriften. Dabei handelt es sich im Wesentlichen um folgende Gesetze bzw. Verordnungen:

- Mutterschutzgesetz,
- Jugendarbeitsschutzgesetz,
- Schwerbehindertengesetz,
- Arbeitszeitgesetz,
- Unfallverhütungsvorschriften,
- Gewerbeordnung,
- Arbeitsstättenverordnung,
- Arbeitsschutzgesetz,
- Allgemeines Gleichbehandlungsgesetz,
- Medizinproduktegesetz.

Die im Bereich der Heilerziehungspflege bedeutsamen Schutzvorschriften sollen nachfolgend im Einzelnen dargestellt werden.

23.3.1 Mutterschutzgesetz

Ziel des Mutterschutzgesetzes ist es, der Frau für die Zeit vor und nach der Entbindung einen besonderen *arbeitsrechtlichen Schutz* zu gewährleisten. Das Mutterschutzgesetz wird ergänzt durch die *Elternzeit nach dem BEEG* (Bundeselterngeld- und Elternzeitgesetz), welche die Erziehung des Kleinkindes gewährleistet und der Mutter den *Arbeitsplatz erhält*. Außerdem wird dadurch das höchste Gut der Gesellschaft, das Menschenleben (hier das ungeborene Leben), das besondere Sorgfalt notwendig hat, geschützt. Der Schutz der erwerbstätigen Mütter ruht auf drei Säulen, nämlich dem

- Gefahrschutz,
- Arbeitsplatzschutz und
- Entgeltschutz.

Um die Anwendung der Schutzvorschriften auszulösen, soll die Schwangere dem Arbeitgeber unmittelbar nach Kenntnis die *Schwangerschaft mitteilen* (§ 5 Abs. 1 Satz 1 MuSchG). Eine zwingende Mitteilungspflicht besteht deshalb nicht.[183] Teilweise wird auch davon ausgegangen, dass es sich nur um eine »nachdrückliche Empfehlung« handelt.[184] Es wird jedoch übereinstimmend in Schrifttum und Rechtsprechung die Ansicht vertreten, dass die *Treuepflicht* eine Mitteilungspflicht entgegen dem gesetzlichen Wortlaut gebietet.[185] Dies soll zutreffend nur gelten, sofern berechtigte Arbeitgeberinteressen, beispielsweise Beschäftigungsverbote, bestehen.[186] Bei einer Verletzung der Treuepflicht kommt seitens des Arbeitgebers eine Abmahnung oder die Geltendmachung von Schadenersatzansprüchen in Betracht. Der Arbeitgeber kann zum Nachweis der Schwangerschaft die Vorlage eines *ärztlichen Attestes* fordern, trägt jedoch nach § 5 Abs. 3 MuSchG dessen Kosten. Die Mitteilung der Schwangerschaft darf nicht an Dritte weitergegeben werden (§ 5 Abs. 1 Satz 4 MuSchG). Dies gilt selbstverständlich nicht für die Weitergabe der Mitteilung an den unmittelbaren Vorgesetzten, die Personalstelle oder den ärztlichen Dienst.

In § 2 MuSchG ist grundsätzlich die Gestaltung des Arbeitsplatzes für »werdende und stillende Mütter« geregelt. Am Arbeitsplatz müssen die erforderlichen *Vorkehrungen* und

---

183 Markus (1988), S. 94
184 Sollmann, PflR 1997, 66; Böhme a. a. O. F.2.4.1 (1998)
185 Markus (1988), S. 94; Böhme a. a. O. (1998); Schaub (1996), ArbR § 168, 2
186 Schaub (1996), a. a. O.

Maßnahmen sowohl zum Schutz der schwangeren Arbeitnehmerin als auch der stillenden Mutter getroffen werden (§ 2 Abs. 1 MuSchG). Die Verpflichtung zum Schutz bedeutet auch, dass *Sitzgelegenheiten* zum Ausruhen bereitgestellt werden müssen und selbstverständlich auch die Gelegenheit gegeben werden muss, sich auszuruhen. Es ist sogar in § 31 ArbStättV vorgesehen, dass *Liegeräume* für werdende und stillende Mütter zur Verfügung gestellt werden müssen, wenn dies aus gesundheitlichen Gründen notwendig ist. Der Arbeitgeber hat das Recht zur *Umsetzung der werdenden Mutter* an einen anderen Arbeitsplatz.[187] Nur schwerwiegende Gründe ermöglichen es der Arbeitnehmerin, die Versetzung abzulehnen.[188]

Werdende Mütter *dürfen* in den letzten *sechs Wochen vor der Entbindung und acht Wochen danach nicht beschäftigt* werden (§ 3 Abs. 2; § 6 Abs. 1 MuSchG). Bei einer Früh- oder Mehrlingsgeburt erhöht sich die letzte Frist auf zwölf Wochen. Eine Frühgeburt liegt bei einem Geburtsgewicht von weniger als 2.500 Gramm vor.[189] Bei einer Totgeburt besteht auch das Recht auf die Freistellung für acht Wochen. Beim *Beschäftigungsverbot* vor der Geburt gilt die *Einschränkung* dahingehend, dass eine Tätigkeit der Schwangeren innerhalb der Schutzfrist *vor der Geburt* erfolgen kann, sofern die werdende Mutter sich zur »Arbeitsleistung ausdrücklich bereit erklärt« (§ 3 Abs. 2 Satz 1 2. Halbsatz MuSchG). Diese Bereitschaft kann jederzeit widerrufen werden.

Ein Verzicht auf das Beschäftigungsverbot nach der Geburt ist jedoch nicht möglich.[190] Es ist zusätzlich unzulässig, die Schwangere vor dieser Zeit, d. h. zwischen Kenntnis der Schwangerschaft und den sechs Wochen vor

---

187 BAG, AP Nr. 2 zu § 11 MuSchG 1968; AP Nr. 6 zu § 11 MuSchG 1968
188 BAG, AP Nr. 2 zu § 11 MuSchG 1968
189 BAG, NJW 1997, 2472
190 Markus (1988), S. 95

der Entbindung, zu beschäftigen, sofern aufgrund eines *ärztlichen Attestes* durch die Arbeitstätigkeit eine *Gesundheitsgefährdung* für sie selbst oder den Embryo eintreten könnte (§ 3 Abs. 1 MuSchG). Das Gesetz nennt darüber hinaus in § 4 MuSchG *weitere Beschäftigungsverbote*, wie

- das regelmäßige Heben von Lasten über 5 kg und gelegentlich über 10 kg (§ 4 Abs. 2 Ziff. 1 MuSchG),
- Arbeiten mit erhöhten Unfallgefahren (§ 4 Abs. 2 Ziff. 8 MuSchG),
- nach Ablauf des fünften Schwangerschaftsmonats Verrichtungen, bei denen die werdende Mutter ständig stehen muss, sofern die Arbeitszeit täglich mehr als vier Stunden dauert (§ 4 Abs. 2 Ziff. 2 MuSchG),
- Arbeiten in Zwangshaltung (Strecken, Hocken etc.; § 4 Abs. 2 Ziff. 3 MuSchG) und
- Tätigkeiten, bei denen die Schwangere der besonderen Gefahr einer Berufskrankheit für sich oder das ungeborene Kind ausgesetzt ist (§ 4 Abs. 2 Ziff. 6 MuSchG).

Da die schwangere Arbeitnehmerin *vor Infektionen geschützt* werden muss, ist nur ein Umgang mit Krankheitserregern möglich, sofern nachgewiesen wird, dass die Arbeitnehmerin durch Immunisierung ausreichend geschützt ist. Entsprechend verhält es sich in der Behindertenhilfe bei Klienten, die mit Hepatitis-, Röteln- oder anderen Erregern infiziert sind. Auf diesen Wohngruppen bzw. Werkstätten dürfen keine schwangeren Mitarbeiterinnen arbeiten, die über keinen ausreichenden Impfschutz verfügen. In derartigen Fällen gebietet es die Fürsorgepflicht des Arbeitgebers, eine umgehende Versetzung zu veranlassen. Besonders in kirchlichen Einrichtungen ist die Einrichtung aufgrund von § 1 Abs. 4 AVR-Diakonie bzw. AVR-Caritas zu derartigen Schutzmaßnahmen verpflichtet. Für ein mutterschutzrechtliches Beschäftigungsverbot, mit dem der Gefahr einer Infektion mit Aids- oder Hepatitisviren vorgebeugt werden soll, genügt bereits eine sehr geringe Infektionswahrscheinlichkeit.[191]

Besteht ein *Beschäftigungsverbot*, muss nach § 11 MuSchG ein Mutterschutzlohn in Höhe der Durchschnittsverdienste der letzten dreizehn Wochen oder letzten drei Monate vor Beginn der Schwangerschaft gezahlt werden. Dieser Anspruch besteht aber nur bei einem Beschäftigungsverbot zum Schutz der Gesundheit von Mutter und Kind.[192] Ansonsten, d. h. bei einer Erkrankung mit der Folge der Arbeitsunfähigkeit, muss kein Mutterschutzlohn gezahlt werden, sondern es besteht lediglich ein Anspruch auf die (unter Umständen geringere) Entgeltfortzahlung.

Schließlich ist bei werdenden Müttern die *Nachtarbeit* zwischen 20.00 Uhr und 6.00 Uhr (§ 8 Abs. 1 MuSchG) sowie die Tätigkeit an *Sonn-* und *Feiertagen* (§ 8 Abs. 1 MuSchG) untersagt. Im Bereich der stationären Betreuung von Menschen mit Behinderung darf aber gemäß § 8 Abs. 4 MuSchG eine Beschäftigung an Sonn- und Feiertagen erfolgen, sofern einmal in der Woche eine Ruhezeit von 24 Stunden gewährt wird. Hinsichtlich der Nachtarbeit besteht das Verbot selbstverständlich nur nach positiver Kenntnis des Arbeitgebers oder einer seiner Vertreter (Pflegedienst-, Stations- oder Wohnbereichsleitung).[193]

Für den Fall einer Schwangerschaft besteht zusätzlich ein besonderer Kündigungsschutz. Dieser Schutz gilt *unabhängig davon*, ob die betroffene Arbeitnehmerin beim Erhalt der Kündigung *von der Schwangerschaft wusste*.[194] Selbst wenn sie, allerdings unverschuldet, die Frist von zwei Wochen nach § 9 Abs. 1 Satz 1 MuSchG versäumt und danach unverzüglich dem Arbeitgeber die Schwangerschaft mitteilt, gilt der Kündigungsschutz noch. Dies gilt auch, wenn sie die Mitteilung erst nach einem zwischenzeitlich angetretenen Urlaub macht.[195] Kündigt die Arbeitnehmerin selbst, d. h. erfolgt eine *Eigenkündigung*, kann sie diese nicht mit dem Hinweis darauf wegen Irrtums anfechten, dass sie von der Schwangerschaft keine Kenntnis hatte.[196]

Die Kündigung ist *bis zum Ablauf von vier Monaten nach der Geburt* des Kindes *unzulässig* (§ 9 MuSchG). Dies gilt jedoch nur dann, sofern die Schwangerschaft dem Arbeitgeber bekannt war oder ihm innerhalb von zwei Wochen nach der Kündigung mitgeteilt worden ist. Die Arbeitnehmerin dagegen kann das Arbeitsverhältnis ohne Frist während der Schwangerschaft bis zur Schutzfrist von vier Monaten kündigen (§ 10 Abs. 1 MuSchG).

Die Schwangere kann trotz der ansonsten bestehenden erheblichen Fürsorgepflicht nicht die Festlegung des tariflichen *Urlaubs* wegen der Schwangerschaft fordern.[197]

23.3.2 Schwerbehindertenrecht

Personen, die an einer *körperlichen, geistigen* oder *seelischen Behinderung* leiden und deren Erwerbsfähigkeit dadurch gemindert ist, genießen besonderen sozialen Schutz, der auch im Bereich des Arbeitsrechts gilt. Der Schutz erfolgt allerdings inzwischen nicht mehr durch das Schwerbehindertengesetz, sondern durch das *Gesetz zur Rehabilitation und Teilhabe behinderter Menschen* (SGB IX) (▶ Teil V, Kap. 18).

23.3.3 Arbeitszeitrecht

Die *regelmäßige Arbeitszeit* beträgt für Pflegekräfte aufgrund tarifvertraglicher Regelungen

---

191 G, NJW 1994, 41
192 BAG, NJW, 1996, 1617
193 Kienzle (1998), S. 42 m. w. N.
194 BAG, NJW 1997, 610

195 BAG a. a. O.
196 BAG, NJW 1992, 2173
197 BAG, NJW 1995, 1774. Näheres zum Mutterschutz ist im Fachbuch des Verfassers »Schutzrechte für Pflegekräfte« dargestellt

zur Zeit 39 Stunden in der Woche. Die *Pausen* sind dabei nicht enthalten (vgl. § 6 Abs. 1 TVöD).

Zur Arbeitszeit werden in vollem Umfang gerechnet:

- die konkrete Arbeitstätigkeit,
- die Arbeitsbereitschaft und
- der Bereitschaftsdienst, sofern eine unmittelbare Prägung durch den Arbeitszusammenhang gegeben ist.

Die Arbeitszeit kann nach dem neuen Arbeitszeitgesetz (ArbZG) zwar über das normale Maß hinaus bis zu 10 Stunden täglich oder 60 Stunden wöchentlich (*Höchstarbeitszeit*) verlängert werden, jedoch ist in diesem Fall ein Ausgleich an anderen Tagen zu schaffen, so dass die durchschnittliche Wochenarbeitszeit von 48 Stunden über einen Zeitraum von 24 Wochen nicht überschritten wird (§ 14 ArbZG). Der Arbeitgeber kann den *Ausgleich des Arbeitszeitkontos* innerhalb einer Zeit von 6 Monaten durchführen, muss aber im Durchschnitt die Grenze von 48 Stunden wöchentlich beachten. Sofern erforderlich kann der Betrieb, insbesondere im Pflegebereich und in Krankenhäusern, auch die *Arbeitsleistung an Sonn-* und *Feiertagen* anordnen (§ 10 ArbZG). Es müssen nach § 11 Abs. 1 ArbZG mindestens 15 Sonntage jährlich arbeitsfrei sein. Bei der Beschäftigung an einem Sonntag muss ein *Ersatzruhetag* innerhalb von zwei Wochen gewährt werden (§ 11 Abs. 3 ArbZG). Dies gilt ebenfalls für einen *Feiertag*, wobei hier jedoch der Ausgleichszeitraum acht Wochen beträgt. Die Sonn- und Feiertagsruhe sowie der Ersatzruhetag müssen den Beschäftigten im Zusammenhang, d. h. in unmittelbarer Verbindung mit der Ruhezeit, gewährt werden (§ 11 Abs. 4 ArbZG). Ein Arbeitsvertrag, in dem das Überschreiten der Höchstarbeitszeit vorgesehen ist, kann insoweit nichtig sein.[198] Dies lediglich dann nicht, wenn die Überschreitung nur geringfügig ist oder nur gelegentlich erfolgt.

Die Arbeitnehmer haben gemäß § 4 ArbZG Anspruch darauf, dass in angemessenem Umfang Pausen gewährt werden. Die Pausen betragen bei einer Arbeitszeit von sechs bis zu neun Stunden 30 Minuten (§ 4 Satz 1 ArbZG) und bei einer Tätigkeit über neun Stunden 45 Minuten. Länger als sechs Stunden darf der Arbeitnehmer nach § 4 Satz 3 ArbZG nicht ohne Pause arbeiten, so dass *spätestens nach sechs Stunden die erste Pause* zu gewähren ist. Die Praxis in einigen Krankenhäusern und Heimen, die Pause nach Schichtende, d. h. in der Regel nach sieben Stunden, zu gewähren, ist deshalb rechtswidrig. Die Pausen dürfen allerdings in Teilabschnitte von 15 Minuten aufgeteilt werden, sodass es möglich wäre, nach sechs Stunden eine erste Pause von 15 Minuten zu gewähren und später den »Rest«. Davon lässt aber § 7 Abs. 1 Nr. 2 ArbZG wiederum eine Ausnahme dahingehend zu, dass der Arbeitgeber berechtigt ist, in Schichtbetrieben *Kurzpausen* zu gewähren. Das Gesetz legt dazu keine Dauer fest. Es muss jedoch davon ausgegangen werden, dass eine Dauer unter 10 Minuten keinen arbeitsmedizinischen Nutzen hat und folglich die Kurzpause nicht geringer sein darf. Die Beschäftigten können auf der Grundlage des Arbeitszeitgesetzes fordern, dass die Pausen im Voraus, d. h. spätestens zu Beginn des Arbeitstages, festgelegt werden.[199] Sie können gleichfalls fordern, dass während der Pause keinerlei Arbeit, auch nicht Bereitschaftsdienst oder ähnliches, geleistet wird. Sie müssen die Möglichkeit haben, ihren Arbeitsplatz während der Pause zu verlassen. Der Betrieb soll für die Pausenzeiten geeignete Räume zur Verfügung stellen. Hinsichtlich der Festlegung der Pausen hat der Betriebs- bzw. Personalrat ein Mitbestimmungsrecht (§ 87 BetrVerfG).

---

198 BAG, NJW 1959, S. 1746

199 BT-Dr. 12/5888, S. 24

Neben den Pausen stehen den Arbeitnehmern noch bestimmte Ruhezeiten zu.

> **Definition**
>
> Als *Ruhezeit* ist derjenige Zeitraum zu verstehen, der zwischen zwei Arbeitsperioden als Freizeit zu gewähren ist.

Dies bedeutet, dass als Ruhezeit der Zeitraum zwischen Ende der Arbeit und Wiederbeginn bzw. zwischen zwei Bereitschaftsdiensten gilt. Nur auf diese Weise kann eine Erholung gewährleistet werden. Es sind vom Gesetzgeber für die Ruhezeit Mindestzeiten festgelegt. Die Ruhezeit muss mindestens *11 Stunden* betragen (§ 5 Abs. 1 ArbZG). Der *Bereitschaftsdienst* ist von der Ruhezeit abzuziehen. Dieser ist nunmehr wie die Arbeitszeit zu bewerten und mit einem Anteil von 15 % bis 55 % als Arbeitszeit anzurechnen. Auch die *Rufbereitschaft* zählt nun als Arbeitszeit und wird mit einem Anteil von 12,5 % als Arbeitszeit gerechnet. In Krankenhäusern, Heimen etc. ist es allerdings möglich, die Ruhezeit um eine Stunde auf 10 Stunden zu verkürzen. Diese *Verkürzung* muss aber innerhalb von vier Wochen durch eine Verlängerung der Ruhezeit auf 12 Stunden ausgeglichen werden (§ 5 Abs. 2 ArbZG). Durch die Fassung des Arbeitszeitgesetzes 2004 ist in der Pflege nicht mehr zulässig, die Ruhezeit bis zur Hälfte mit Bereitschaftsdienst oder Rufbereitschaft zu belegen.

Nach der neuen Rechtslage auf der Grundlage eines Urteils des Europäischen Gerichtshofs sind als Arbeitszeit zu werten:

- Arbeitstätigkeit,
- Bereitschaftsdienst und
- Rufbereitschaft.

Die Arbeitnehmer sind grundsätzlich zur Leistung von Überstunden verpflichtet, sofern eine *betriebliche Notwendigkeit* besteht.

> **Definition**
>
> Überstunden sind Arbeitsstunden, die über die regelmäßige Arbeitszeit eines Vollbeschäftigten hinausgehen (§ 7 Abs. 7 TVöD, § 9 c AVR-Diakonie).

Die Überstunden sind vom Betrieb zu *dokumentieren*. Für besondere Arbeitsleistungen sind *Zeitzuschläge* vorgesehen. Die Festlegung von Überstunden bei einzelnen Beschäftigten stellt die Ausübung des Direktionsrechts dar. Der Arbeitgeber muss dabei jedoch nach billigem Ermessen diese festlegen und den *Grundsatz der Gleichbehandlung* beachten. Er darf deshalb ohne sachlichen Grund nicht einzelne Arbeitnehmer von der Leistung von Überstunden ausschließen, wenn vergleichbare Mitarbeiter durch die Überstunden eine erhebliche Lohnsteigerung erzielen können.[200]

Bei der Nacht- und der Schichtarbeit muss die Arbeitszeit nach gesicherten arbeitswissenschaftlichen Kriterien festgelegt werden (§ 6 ArbZG). Für besondere Arbeitsleistungen sind *Zeitzuschläge* vorgesehen, wobei zu den Einzelheiten auf die Ausführungen zur Vergütung verwiesen wird (▶ Teil VI, Kap. 27).

Zu der weit verbreiteten Problematik der »Minusstunden« wird auf ▶ Teil III, Kap. 5 verwiesen.

23.3.4 Unfallverhütungsvorschriften

Die Unfallverhütungsvorschriften für bestimmte Berufsgruppen werden von den jeweiligen *Berufsgenossenschaften* festgelegt. Sie dienen dazu, den Arbeitnehmer vor vermeidbaren Gefährdungen infolge des Berufes zu schützen. Für den Bereich der Heilerziehungs-

---

200 LAG Köln 22.06.1994 – 2 SA 1087/93

pflege ist die Berufsgenossenschaft für Gesundheitsdienst und Wohlfahrtspflege zuständig. Die staatlichen und kommunalen Einrichtungen sind jedoch der Aufsicht eigener Unfallversicherungen unterstellt.

Der Regelungsbereich der Unfallverhütungsvorschriften ist sehr weit. Es finden sich darin Richtlinien zur Entsorgung von Abfällen, zur Durchführung von Vorsorgeuntersuchungen, zur Auswahl der Mitarbeiter, zu Besonderheiten der Reinigung und Desinfektion sowie zur Benutzung von Schutzkleidung, wie z. B. spezieller Handschuhe. Die Vorschriften regeln jedoch auch den Umgang mit den Klienten, insbesondere deren Schutz, und den Schutz der Pflegekräfte vor Gesundheitsschädigungen, beispielsweise beim Heben und Umlagern.

Jeder Betrieb mit mehr als 20 Beschäftigten muss einen *Sicherheitsbeauftragten* bestellen, wobei das Recht des Betriebs- bzw. Personalrates zur Mitbestimmung zu beachten ist. Vorhandene Mängel, die gegen Unfallverhütungsvorschriften verstoßen, sind entweder durch die Beschäftigten selbst zu beseitigen oder dem Vorgesetzten zu melden. Dem Sicherheitsbeauftragten kommt dabei eine besondere Bedeutung zu. Sofern Mängel nicht beseitigt werden, kann die Berufsgenossenschaft dies durch Auflagen und/oder Bußgelder erzwingen.

23.3.5 Gewerbeordnung

Die Gewerbeaufsichtsämter sind nach der Gewerbeordnung dazu verpflichtet und berechtigt, besondere Anlagen und Einrichtungen, wozu auch Heime zählen, zu überwachen und gegebenenfalls Genehmigungen zu erteilen (§ 24 GewO). Bei schwerwiegenden *Verstößen gegen Sicherheitsvorschriften* kann eine Stilllegung der Anlage, beispielsweise des Aufzuges, oder bei Unzuverlässigkeit des Betriebsinhabers die Gewerbeuntersagung erfolgen.

23.3.6 Arbeitsstättenverordnung

Die Arbeitsstättenverordnung regelt die *Ausstattung* des *Arbeitsplatzes*, der *Arbeitsräume*, der *Pausen-* und *Sanitärräume* sowie von *Bereitschaftsräumen*. Die Arbeitsstättenverordnung regelt beispielsweise die Lichtverhältnisse am Arbeitsplatz und den Schutz von Nichtrauchern. Diese Verordnung dient damit dem Schutz der Arbeitnehmer vor Beeinträchtigungen durch den Arbeitsplatz.

23.3.7 Arbeitsschutzgesetz

Ziel des Gesetzes ist die Verbesserung der Sicherheit und des Gesundheitsschutzes der Arbeitnehmer durch Maßnahmen des Arbeitsschutzes (§ 1 Abs. 1 ArbSchG).

Der Arbeitgeber trägt die *Verantwortung* für den Arbeitsschutz im Betrieb (§ 3 ArbSchG). Er hat diese Pflichten selbst zu erfüllen, kann sie aber auch auf verantwortliche Personen, die den Ablauf der Arbeit bestimmen, übertragen (§ 13 Abs. 2 ArbSchG). Der Arbeitgeber muss nach § 3 Abs. 2 ArbSchG eine geeignete Organisation für den Arbeitsschutz schaffen. Außerdem muss er gemäß § 4 ArbSchG

- die Arbeit so gestalten, dass eine *Gefährdung* für die Gesundheit möglichst vermieden bzw. eine verbleibende Gefährdung soweit möglich verringert wird,
- Gefahren an ihrer Quelle bekämpfen,
- bei den Schutzmaßnahmen den aktuellen *Stand der Technik sowie Hygiene und Arbeitsmedizin* berücksichtigen,
- Schutzmaßnahmen so *planen*, dass Technik, Arbeitsorganisation, Arbeitsbedingungen, soziale Beziehungen und Einfluss der Umwelt optimal verknüpft werden,
- *allgemeine* Schutzmaßnahmen vorrangig vor individuellen Schutzmaßnahmen treffen,
- *spezielle Gefahren* für besonders schutzwürdige Beschäftigte berücksichtigen,

- den Mitarbeitern geeignete *Anweisungen* geben und
- *geschlechtsspezifische Maßnahmen* nur dort treffen, wo dies unbedingt notwendig ist.

Hinsichtlich der persönlichen Schutzausrüstung gilt nach der PSA-Benutzungsverordnung, einer Verordnung zum Arbeitsschutzgesetz, Folgendes:

> **Definition**
>
> Unter *persönlicher Schutzausrüstung* ist jede Ausrüstung zu verstehen, die getragen wird, um den Arbeitnehmer vor Gefährdungen zu schützen (§ 1 PSA-BV).

Unter den Begriff fallen folglich in der Betreuung von behinderten Menschen Handschuhe, Schürzen, Berufskleidung im weitesten Sinn, Mundschutz etc. Die Regelungen dazu werden *durch* die *Unfallverhütungsvorschriften ergänzt*, wodurch ein lückenloser Schutz der Beschäftigten gewährleistet werden soll. Der Arbeitgeber muss diejenigen Schutzausrüstungen auswählen, die tatsächlich Schutz vor den konkreten Gefahren bieten, für die Bedingungen geeignet sind, die am Arbeitsplatz herrschen sowie den ergonomischen und gesundheitlichen Anforderungen genügen (§ 2 PSA-BV). Die Schutzausrüstung muss individuell für den jeweiligen Beschäftigten angepasst sein und ist grundsätzlich für den Gebrauch einer Person bestimmt.[201] Der Arbeitgeber ist selbstverständlich auch für die *Pflege der Ausrüstung* zuständig, was auch den hygienisch einwandfreien Zustand einschließt (§ 2 Abs. 4 PSA-BV). Die Verordnung geht wie das Arbeitsschutzgesetz davon aus, das die persönliche Schutzausrüstung nur für einzelne Beschäftigte und spezielle Gefahrensituationen bestimmt sein kann (§ 4 Nr. 5 ArbSchG). Bei einer Gefährdung mehrerer Arbeitnehmer müssen die gesundheitlichen Gefahren oder hygienischen Probleme durch andere Schutzmaßnahmen verhindert bzw. beseitigt werden.

Nach der LasthandhabV muss jeder Arbeitgeber seinen Betrieb so organisieren, dass die manuelle Handhabung von Lasten (Tragen, Heben) so weit wie möglich vermieden wird. Diese Verordnung gilt auch für den Gesundheitsdienst.[202] Ist das Bewegen von Lasten, beispielsweise eines Klienten, nicht zu vermeiden, müssen Maßnahmen getroffen werden, um die Gefahr für die Beschäftigten möglichst gering zu halten (§ 2 LasthandhabV). Müssen Lasten von Hand bewegt werden, hat der Arbeitgeber die körperliche Eignung der Beschäftigten besonders zu berücksichtigen.

Zur Abwehr bestehender Sicherheits- und Gesundheitsgefahren hat das neue Gesetz besondere Rechte für die Arbeitnehmer vorgesehen. Gemäß § 17 ArbSchG können die Beschäftigten aufgrund konkreter Gefahren beim Arbeitgeber *Beschwerde* erheben. Bleibt dies erfolglos, können sich die Arbeitnehmer an die zuständige Behörde wenden. Dabei müssen sie keine Nachteile, beispielsweise eine Kündigung, befürchten. Sowohl die Arbeitnehmer als auch der *Betriebs-* oder *Personalrat* oder die *Mitarbeitervertretung* sind über die Arbeitsschutzmaßnahmen zu unterrichten und anzuhören. Zu den Aufgaben des Betriebs- oder Personalrats bzw. der Mitarbeitervertretung zählt, die Einhaltung von Schutzvorschriften zu kontrollieren (§ 80 Abs. 1 Satz 1 BetrVerfG).

23.3.8 Überblick: Medizinprodukterecht-Durchführungsgesetz

Grundlage des Medizinprodukterecht-Durchführungsgesetz (MPDG) sind verschiedene

---

201 Wlotzke, NJW 1997, 1469, 1471

202 Wlotzke, a. a. O.

Richtlinien des Rates der Europäischen Union. Ziel ist deshalb die nationale Umsetzung von europäischem Recht zur Vereinheitlichung des Rechts im gesamten Gebiet der Europäischen Union. Zweck des Gesetzes ist die Schaffung einer höheren Sicherheit im Umgang mit medizinischen Produkten, für die Patienten sowie auch das medizinische Personal.

Medizinprodukte sind unter anderem:

- Implantate,
- medizinische Instrumente (z. B. Spritzen, Klemmen etc.),
- medizinische Geräte (Beatmungsgeräte, Inhalationsgeräte, Sauerstoffgeräte etc.),
- Hilfsmittel (Brillen, Hörgeräte, Prothesen etc.),
- Verbandstoffe,
- Erste-Hilfe-Ausrüstungen oder
- Chemikalien (Desinfektionsmittel, Reinigungsmittel etc.).

Wichtig für den Pflegebereich ist, dass nach §§ 9 ff MPDG Geräte nur noch mit dem so genannten *CE-Zeichen* in den Verkehr gebracht, d. h. verkauft sowie genutzt werden dürfen. Dies hat selbstverständlich zur Folge, dass Fachkräfte neue Geräte lediglich dann im Umgang mit den Klienten oder Patienten verwenden dürfen, wenn die Produktsicherheit mit einem deutlich sichtbaren CE-Zeichen auf dem Gerät bzw. dem Instrument oder Hilfsmittel nachgewiesen ist. Eine Verwendung nicht gekennzeichneter Medizinprodukte kann deshalb *verweigert* werden.

Weiter dürfen Medizinprodukte nur von denjenigen Mitarbeitern angewendet werden, welche aufgrund ihrer Ausbildung oder ihrer Kenntnisse und praktischen Erfahrungen die Gewähr für eine sachgerechte Handhabung bieten. Dies regelt insbesondere die Medizinprodukte-Betreiberverordnung. Danach muss jeder Mitarbeiter in die ordnungsgemäße Verwendung von Medizinprodukten *eingewiesen* werden (§ 5 MPBetreibV).

Eine Verwendung nicht gekennzeichneter Medizinprodukte könnte den Vorwurf der *Fahrlässigkeit* rechtfertigen und eine Haftung zur Folge haben. Schließlich ist zu beachten, dass geprüfte Medizinprodukte auch der Sicherheit des Pflegepersonals dienen.

23.3.9 Schutz sexuelle Belästigung

Vor allem Frauen sind *Belästigungen sexueller Art* am Arbeitsplatz ausgesetzt. Nach dem Beschäftigtenschutzgesetz sollen nun Regelungen im Allgemeinen Gleichbehandlungsgesetz (AGG). Eine sexuelle Belästigung liegt nach dessen § 3 Abs. 4 vor:

(4) Eine sexuelle Belästigung ist eine Benachteiligung in Bezug auf § 2 Abs. 1 Nr. 1 bis 4, wenn ein unerwünschtes, sexuell bestimmtes Verhalten, wozu auch unerwünschte sexuelle Handlungen und Aufforderungen zu diesen, sexuell bestimmte körperliche Berührungen, Bemerkungen sexuellen Inhalts sowie unerwünschtes Zeigen und sichtbares Anbringen von pornographischen Darstellungen gehören, bezweckt oder bewirkt, dass die Würde der betreffenden Person verletzt wird, insbesondere wenn ein von Einschüchterungen, Anfeindungen, Erniedrigungen, Entwürdigungen oder Beleidigungen gekennzeichnetes Umfeld geschaffen wird.

Die Definition der sexuellen Belästigung ist dabei bewusst weit gefasst. Unter sie fallen somit alle Handlungen mit sexuellem Bezug, welche für die Betroffenen unerwünscht sind.

Der Arbeitgeber ist zwar bereits im Rahmen seiner *Fürsorgepflicht* dazu verpflichtet, sexuelle Belästigungen zu verhindern und Schutzmaßnahmen zu treffen. Der Begriff der sexuellen Belästigung war jedoch lange Zeit kaum bestimmt. Teilweise war zusätzlich der Vorgesetzte selbst »Täter«, was den Schutz der Betroffenen erheblich erschwerte und in der Praxis des Öfteren keinerlei Schutz geboten hat.

Mit § 3 Abs. 4 AGG ist die gesetzliche Basis für Maßnahmen gegenüber den Belästigern geschaffen, gleichgültig, ob es sich um andere Arbeitnehmer oder Vertreter des Arbeitgebers (Vorgesetzte) handelt. Der Arbeitgeber ist durch § 12 AGG zu geeigneten Maßnahmen verpflichtet. Denkbar und möglich sind:

- Abmahnung,
- Umsetzung,
- Versetzung oder
- Kündigung.

Dies bedeutet in schwerwiegenden Fällen, dass gegenüber dem Belästiger die außerordentliche, also fristlose Kündigung ausgesprochen werden muss. Liegt zusätzlich eine strafbare Handlung, beispielsweise eine sexuelle Nötigung oder Vergewaltigung, vor, kann der oder die Betroffene *Strafanzeige* erstatten. Liegt, was in der Mehrzahl der Fällen zu bejahen sein dürfte, eine Verletzung des Persönlichkeitsrechts der oder des betroffenen Beschäftigten vor, kann er oder sie *Schadenersatz* bzw. *Schmerzensgeld* fordern.

Die Rechte des *Betriebsrates* und des *Personalrates* sowie die entsprechenden Vorschriften der Personalvertretungsgesetze der Länder) müssen berücksichtigt werden.

Die Betroffenen haben gemäß § 13 AGG ein Beschwerderecht sowie nach § 14 AGG ein Leistungsverweigerungsrecht und nach § 15 AGG das Recht auf Schadensersatz und Schmerzensgeld, wenn sie sich sexuellen Belästigungen vonseiten anderer Beschäftigter, von Vorgesetzten, vom Arbeitgeber oder von Dritten am Arbeitsplatz ausgesetzt fühlen. Problematisch kann in der Praxis die Frage der *Beweislast* sein. Zum Schutz der überwiegend betroffenen Frauen bleibt zu hoffen, dass die Rechtsprechung eine Glaubhaftmachung ausreichen lässt. In erfreulicher Weise haben manche Einrichtungsträger, beispielsweise der Landeswohlfahrtsverband Hessen (inzwischen »Vitos«®, den Schutz des Beschäftigtenschutzgesetzes sogar noch durch eine zusätzliche Dienstvereinbarung[203] umgesetzt. Als *Sanktionen* sind dort in § 5 DienstV vorgesehen:

- Persönliches Gespräch mit Hinweis auf das Belästigungsverbot,
- mündliche Belehrung bzw. Ermahnung,
- Aktenvermerk in der Personalakte,
- Abmahnung mit Ankündigung arbeitsrechtlicher Folgen,
- Versetzung oder Umsetzung,
- ordentliche oder außerordentliche Kündigung oder
- Strafanzeige durch die Dienststellenleitung.

Die Vorgesetzten sind dazu verpflichtet, die entsprechenden Vorwürfe unter Wahrung der notwendigen Verschwiegenheit und Vertraulichkeit zu überprüfen und die Kommission, die bei jeder Dienststelle gebildet werden muss, zu unterrichten. Der Beschuldigte ist ebenfalls zu unterrichten.

Sowohl in der vorgenannten Dienstvereinbarung als auch im Gesetz selbst ist vorgesehen, dass ein Belästiger nur dann in eine *Position als Vorgesetzter oder in eine sonstige höherwertige Tätigkeit* versetzt werden darf, wenn keine Wiederholungsgefahr besteht.

23.3.10 Allgemeines Gleichbehandlungsgesetz

Das allgemeine Gleichbehandlungsgesetz (AGG), früher »Antidiskriminierungsgesetz« genannt, gilt neben verschiedenen anderen Rechtsbereichen nach § 6 AGG auch für Arbeitnehmende, Auszubildende, Bewerber für einen Arbeitsplatz, Heimarbeiter sowie arbeitnehmerähnliche Personen.

Gemäß § 7 AGG dürfen Beschäftigte nicht wegen eines in § 1 AGG genannten Grundes

---

[203] Dienstvereinbarung Nr. 15 v. 13.12.1995

benachteiligt werden. Derartige Diskriminierungsgründe sind nach § 1 AGG beispielsweise:

- die Rasse oder die ethnische Herkunft,
- das Geschlecht,
- die Religion oder Weltanschauung,
- die Behinderung,
- das Alter und
- die sexuelle Identität.

Die nach dem Gesetz verbotenen Verhaltensweisen sind die

- unmittelbare Benachteiligung (§ 3 Abs. 1 AGG),
- die mittelbare Benachteiligung (§ 3 Abs. 2 AGG),
- die Belästigung (§ 3 Abs. 3 AGG) inkl. der sexuellen Belästigung (§ 3 Abs. 4 AGG) sowie
- die Anweisung zu Benachteiligungen (§ 3 Abs. 5 AGG).

Ein Verstoß gegen das Benachteiligungsverbot besteht nicht, sofern der Arbeitgeber auf Grund beruflicher Anforderungen Arbeitnehmer bzw. Bewerber unterschiedlich behandelt (§ 8 AGG) sowie auf Grund einer speziellen Rechtfertigung für Ungleichbehandlung wegen des Alters (§ 10 AGG). Nach § 8 AGG ist eine unterschiedliche Behandlung dann zulässig, wenn diese wegen einer wesentlichen und entscheidenden beruflichen Anforderung erfolgt. Derartige berufliche Anforderungen können wegen der Art der auszuübenden Tätigkeit oder der Bedingungen ihrer Ausübung gegeben sein.

Beispiel

Frau B. bewirbt sich auf eine freie Stelle in einem Pflegeheim. Zu der Tätigkeit der Frau B würde im Falle einer Einstellung auch die Versorgung der Schwerpflegefälle gehören. B. ist aufgrund einer erheblichen Schädigung der Wirbelsäule mit einem GdB von 50 % schwerbehindert. Obwohl sie gegenüber den Mitbewerbern die besten Zeugnisse hat und über Zusatzqualifikationen verfügt, wählt der Heimleiter eine andere Bewerberin aus. B. überlegt, ob sie sich auf eine Diskriminierung wegen ihrer Behinderung berufen soll. Eine Klage dürfte aber keine Aussicht auf Erfolg haben, da der Heimleiter sie aus sachlichen Gründen nicht eingestellt hat: ihr wäre aufgrund der Wirbelsäulenschädigung ein Umbetten etc. nicht möglich gewesen.

Eine unterschiedliche Behandlung wegen des Alters ist nach § 10 AGG zulässig, wenn sie objektiv und angemessen und durch ein legitimes Ziel gerechtfertigt ist. Hierunter fallen z. B. Maßnahmen für die berufliche Eingliederung von Jugendlichen und älteren Beschäftigten, die Festlegung eines Höchstalters für die Einstellung »auf Grund der spezifischen Ausbildungsanforderungen eines bestimmten Arbeitsplatzes oder auf Grund der Notwendigkeit einer angemessenen Beschäftigungszeit vor dem Eintritt in den Ruhestand« (§ 10 AGG Satz 3) etc.

Das Gleichbehandlungsgesetz regelt bei Verstößen gegen das Benachteiligungsverbot folgende Rechtsfolgen:

- Nichtigkeit (§ 7 Abs. 2 AGG),
- Beschwerderecht (§ 13 AGG) und Maßregelungsverbot (§ 16 AGG),
- Leistungsverweigerungsrecht bei Belästigung (§ 14 AGG),
- Entschädigung und Schadenersatz (§ 15 AGG).

In der Praxis die größte Bedeutung hat die Sanktion gemäß § 15 AGG. Danach ist bei einem Verstoß gegen das Benachteiligungsverbot der Arbeitgeber dazu verpflichtet, den entstandenen Schaden zu ersetzen. Es besteht sogar ein Anspruch auf Schmerzensgeld.

24   Umfang der Tätigkeit und Direktionsrecht

Die Arbeitnehmer sind grundsätzlich dazu verpflichtet, die *Arbeitsleistung persönlich* und *ordnungsgemäß* zu erbringen. Die Tätigkeit ist am vereinbarten Ort durchzuführen, jedoch kann eine Versetzung nach den Grundsätzen von Treu und Glauben erfolgen. Der Umfang der Tätigkeit ergibt sich zusammen mit den Nebenpflichten aus dem *Arbeitsvertrag*.

Dem Arbeitgeber steht hinsichtlich der Art der Ausführung der Tätigkeit das Direktionsrecht zu. Er bestimmt die Art der Ausführung der Tätigkeit, die *Zeit* und den *Ort* der Arbeitsleistung. Arbeitnehmer sind grundsätzlich verpflichtet, die Anweisungen des Arbeitgebers bzw. Vorgesetzten zu befolgen. Der Arbeitgeber kann im Rahmen seines Direktionsrechts, unter Umständen mit Beteiligung des Betriebsrates, insbesondere Regelungen treffen zu:

- Dienstkleidung,
- Meldungen bei Krankheit und Sicherheitsmängeln,
- Arbeitszeitkontrolle,
- Regelungen zum Arbeitsschutz,
- Vertretungs- und Bereitschaftsregelungen,
- Rauch- und Alkoholverbot und
- Fortbildungsmaßnahmen.[204]

In bestimmten Fällen gilt das Direktionsrecht nicht oder ist eingeschränkt. Diese Grenzen werden nachfolgend besprochen.

Eine *Versetzung* des Arbeitnehmers an einen anderen Ort ist nur zulässig, sofern dieses im Arbeitsvertrag vorgesehen ist oder die Versetzung innerhalb einer Stadt, z. B. in eine andere Filiale, erfolgt und mit keinen besonderen Beschwernissen verbunden ist. Eine Versetzung ist grundsätzlich nur dann möglich, wenn es dem Arbeitnehmer zuzumuten ist, den bisherigen Arbeitsplatz zu verlassen. Wird jedoch der Betrieb an einen anderen Ort verlegt, ist das Weigerungsrecht der Arbeitnehmer stark eingeschränkt. Sofern nicht schwerwiegende Gründe entgegenstehen, ist der Ortswechsel zumutbar. Die Anordnung des Betriebes ist arbeitsgerichtlich nachprüfbar. Die Mehrkosten sind in jedem Fall zu erstatten.

Das Direktionsrecht darf nicht zu einem *Verstoß gegen Gesetze* führen. Anordnungen des Arbeitgebers, die eindeutig gegen gesetzliche Vorschriften verstoßen, beispielsweise Strafgesetze, datenschutzrechtliche Vorschriften oder Arbeitsschutzgesetze, müssen nicht befolgt werden.

Beispiel

Der Heilerziehungspfleger H. soll eine Klientin ohne richterlichen Beschluss regelmäßig fixieren. Da dies eine Freiheitsberaubung gemäß § 239 StGB darstellt, kann er die Ausführung verweigern, da ihm ein Verstoß gegen gesetzliche Vorschriften nicht zuzumuten ist.

Beispiel

Die Pflegedienstleitung ordnet an, dass die Auszubildende A. in zwei Fällen bei Klienten allein i.m.-Injektionen durchführen soll. Dies kann wegen der Gefahr einer

---

204 ArbG Bonn, NJW 1991, 2168

Schädigung der Klient und damit einer fahrlässigen Körperverletzung verweigert werden.

Die Anweisung des Arbeitgebers darf außerdem nicht zu einer *Verletzung des Tarifvertrages* führen. Regelungen im Tarifvertrag sind grundsätzlich zu beachten und können nicht durch einzelne Anordnungen beseitigt werden, sofern im Heim oder Krankenhaus ein derartiger Tarifvertrag gilt. Dies gilt gleichfalls für die *Rechte des Betriebsrates, Personalrates* oder der *Mitarbeitervertretung*. Sofern der Gesetzgeber in bestimmten Bereichen die Mitbestimmung vorgesehen hat, muss vor der Erteilung einer Weisung die Mitarbeitervertretung eingeschaltet werden.

Das Recht zur Erteilung von Anordnungen ist auch durch die Regelungen im *Arbeitsvertrag* begrenzt. Der Arbeitnehmer ist nur verpflichtet, die Tätigkeiten auszuführen, die zum arbeitsvertraglichen Aufgabenbereich zählen. Dies bedeutet, dass Nebenarbeiten nur auszuführen sind, sofern deren Übernahme der Verkehrssitte entspricht. Derartige zulässigerweise übertragbare Arbeiten sind beispielsweise das Herbeiholen der Medikamente sowie das Aufräumen und Säubern des Arbeitsplatzes. Nur in Ausnahmefällen, insbesondere in Notfällen, dürfen andere Arbeiten übertragen werden. Selbst wenn die geforderte Tätigkeit in den Aufgabenbereich fällt, können unzumutbare Tätigkeiten hingegen verweigert werden, insbesondere solche mit »schikanösem Charakter«.

Bei *Anordnungen, deren Zulässigkeit zweifelhaft ist*, sollte vor einer Weigerung zuerst beim Betriebs- oder Personalrat oder bei der Mitarbeitervertretung um Beratung oder, falls sinnvoll, der Vorgesetzte um Erläuterung gebeten werden. Eindeutig unzulässige Anordnungen können zwar verweigert werden, jedoch sollte eine schriftliche Stellungnahme erfolgen. Hilfreich ist dabei die Bestätigung der unzulässigen (z. B. gesetzeswidrigen) Anordnung durch einen anderen Mitarbeiter als Zeugen. Vor einer Arbeitsverweigerung ohne vorherige Beratung kann nur gewarnt werden, da diese unter Umständen arbeitsrechtliche Konsequenzen bis zur Kündigung haben kann.

25 Tarifverträge

Der Tarifvertrag wird zwischen den Vertretern der Arbeitnehmern, d. h. den *Gewerkschaften*, einerseits und den Arbeitgebern bzw. deren *Verbänden* andererseits ausgehandelt. Es handelt sich um einen *schriftlichen Vertrag*, der dann unmittelbar für die Arbeitsverhältnisse zwischen Mitgliedern der Gewerkschaft und Mitgliedern der Arbeitgeberverbände gilt (§ 4 Abs. 1 TVG). Die Anwendung der tarifvertraglichen Vereinbarungen erfolgt in der Praxis für gewerkschaftlich organisierte und nicht organisierte Arbeitnehmer gleich. Im Bereich des öffentlichen Dienstes erfolgt die Aufnahme in den Arbeitsvertrag durch Formulierungen wie »in Anlehnung an TVöD« oder »es gelten die Bestimmungen des TVöD«, so dass dieser Tarifvertrag Bestandteil des Arbeitsvertrages wird.

In Tarifverträgen erfolgen Regelungen zu verschiedenen Bereichen wie der Höhe der *Löhne* bzw. *Gehälter*, der Dauer des *Urlaubes*, der *Arbeitszeit* einschließlich der Überstunden sowie der Ausgestaltung des *Arbeitsplatzes* und der *Mitbestimmung*. Es wird dabei unterschieden zwischen:

- Mantel- oder Rahmentarifverträgen und
- Tarifverträgen für Lohn/Gehalt.

Für die Heilerziehungspflege ist der *Tarifvertrag öffentlicher Dienst* (TVöD) am bedeutendsten.

Im Bereich der Heilerziehungspflege dürfte bei kirchlichen Einrichtungen in der Regel der AVR Diakonie bzw. AVR Caritas gelten. Aufgrund der besonderen Rolle, die den Kirchen in der Deutschland zukommt, insbesondere wegen des in Art. 140 GG i. V. m. Art. 137 Abs. 3 WRV festgelegten Rechts der Religionsgesellschaften, ihre Angelegenheiten selbstständig zu ordnen und zu verwalten, gelten für kirchliche Einrichtungen *besondere arbeitsrechtliche Regelungen*. In diesem Bereich werden von speziellen Kommissionen so genannte *Arbeitsvertragsrichtlinien* (AVR) vereinbart. Da dem Deutschen Roten Kreuz gleichfalls eine Sonderrolle zukommt, gelten dort die AVR/DRK als eigene Regelungen. Da in Bayern das Deutsche Rote Kreuz eine Körperschaft des öffentlichen Rechts ist, gilt dort der Tarifvertrag für den öffentlichen Dienst (TVöD). In den kirchlichen Einrichtungen sind die Rechte der *Arbeitnehmer* gegenüber den staatlichen bzw. kommunalen Einrichtungen wegen des besonderen christlichen Auftrages *eingeschränkt*. Dies gilt selbst für den Bereich der Mitbestimmung und den Kündigungsschutz.

26 Betriebliche Mitbestimmung

26.1 Grundlagen

Der *Betriebsrat*, der *Personalrat* und die *Mitarbeitervertretung* sollen den Arbeitnehmern die Mitbestimmung in den Angelegenheiten ermöglichen, die Interessen der Arbeitnehmer berühren. Diese betriebliche Beteiligung umfasst den sozialen, personellen und wirtschaftlichen Bereich. Der Umfang der Mitbestimmung ist im *Betriebsverfassungsgesetz* (BetrVerfG) bzw. in den *Personalvertretungsgesetzen* (PersVG) sowie der *Mitarbeitervertretungsordnung* (MAVO) geregelt.

Die drei Formen der betrieblichen Beteiligung können wie folgt unterschieden werden:

- Personalrat: für Mitarbeiter des öffentlichen Dienstes,
- Betriebsrat: sonstige Betriebe ohne kirchliche Einrichtungen und
- Mitarbeitervertretung: nur kirchliche Einrichtungen.

In Betrieben mit mindestens fünf Arbeitnehmern müssen Betriebsräte gewählt werden. *Wahlberechtigt* sind dabei alle Beschäftigten nach Vollendung des 18. Lebensjahres und *wählbar* sind diejenigen Arbeitnehmer, die zumindest *sechs Monate* beschäftigt sind (§ 1 BetrVerfG). *Leitende Angestellte*, somit die Beschäftigten, die zur Einstellung und Entlassung von Arbeitnehmern befugt sind sowie eigenverantwortliche Arbeiten wahrnehmen, fallen *nicht* unter die Regelungen des Betriebsverfassungsgesetztes (§ 5 Abs. 3 BetrVerfG). Sie sind daher weder wahlberechtigt noch wählbar.

Für diejenigen *Betriebsteile*, die *räumlich weit* vom Hauptbetrieb entfernt sind oder durch Aufgabenbereiche bzw. Organisation *selbstständig* sind, müssen *eigene Betriebsräte* gewählt werden, sofern dort mindestens fünf Arbeitnehmer, davon drei wählbar, ständig im Betrieb beschäftigt sind (§ 4 BetrVerfG; § 2 MAVO).

26.2 Rechte der Arbeitnehmervertretungen

Als Interessenvertretung der Arbeitnehmer hat der Betriebs- bzw. Personalrat das Recht, seine Tätigkeit *ungehindert auszuüben*. Der Arbeitgeber hat zur Durchführung der Arbeit der Mitarbeitervertretung die *sachlichen Mittel* wie

- Räume,
- Telefon,
- Schreibgeräte und
- Gesetzesmaterialien

zur Verfügung zu stellen (§ 40 BetrVerfG). Die *Kosten* für die Tätigkeit sind in diesem Zusammenhang in angemessenem Umfang zu tragen. Das jeweilige Betriebs- oder Personalratsmitglied ist gegebenenfalls ohne Lohn- bzw. Gehaltsabzug von der *Arbeit* zur Wahrnehmung seiner Aufgaben *freizustellen*. Dies gilt unter anderem für Sitzungen und Sprechstunden.

Die Mitwirkung des Betriebs- und Personalrates gliedert sich in *drei Bereiche:*

- soziale,
- personelle und
- wirtschaftliche Angelegenheiten,

wobei der Schwerpunkt auf dem sozialen Bereich liegt.

Die *soziale Mitwirkung* umfasst nach §§ 87 ff. BetrVerfG

- Arbeitszeit und Arbeitsbedingungen,
- Urlaubsplanung,
- Arbeitsschutz,
- Ordnung des Betriebes und Verhalten der Arbeitnehmer,
- Einführung von technischen Einrichtungen,
- Form und Ausgestaltung von Sozialeinrichtungen sowie
- Gestaltung der Entlohnung.

Zur *Ordnung des Betriebes* zählen dabei alle Maßnahmen, die die äußere Ordnung des Betriebes betreffen, wie Geheimhaltungsverpflichtungen und die Einführung von Arbeitszeitkontrollen, z. B. Stechkarten. Dazu zählen auch so genannte Betriebsbußen und Ordnungsstrafen. Die Regelung der *Arbeitszeit* umfasst deren Beginn und Ende, Pausen sowie Verteilung der Arbeitszeit in der Woche (§ 87 BetrVerfG, § 32 MAVO). Zu den mitbestimmungspflichtigen *Arbeitsbedingungen* zählen Änderung der Arbeitsplätze, der Arbeitsabläufe sowie der Arbeitsumgebung.

In Personalangelegenheiten betrifft die Mitbestimmung nach §§ 92 ff. BetrVerfG:

- Ausschreibung von Stellen,
- Einstellung der Arbeitnehmer,
- Fortbildung und
- Kündigung.

Der Betriebs- oder Personalrat ist vor jeder *Kündigung* anzuhören, wobei der Arbeitgeber ihm die Kündigungsgründe mitzuteilen hat. Erfolgt diese Anhörung nicht, ist die Kündigung aus diesem Grund unwirksam (§ 102 Abs. 1 BetrVerfG). Das Mitbestimmungsorgan hat die Bedenken gegen die Kündigung schriftlich innerhalb einer Woche mitzuteilen (§ 102 Abs. 2 BetrVerfG). Sofern der Betriebsrat innerhalb dieser Frist keine Bedenken mitteilt, gilt seine Zustimmung als erteilt.

Der Betriebs- bzw. Personalrat ist zuletzt auch in *wirtschaftlichen Angelegenheiten* zu unterrichten, wobei in Betrieben mit mehr als 100 ständig Beschäftigten sogar ein *Wirtschaftsausschuss* zu bilden ist.

Das Betriebsverfassungsgesetz findet wegen der verfassungsrechtlich garantierten Selbstständigkeit bei Einrichtungen der Kirchen keine Anwendung (§ 118 Abs. 2 BetrVerfG). Für Einrichtungen der Religionsgemeinschaften gelten deshalb nur deren *Mitarbeitervertretungsordnungen* (MAVO). Die Rechte der Arbeitnehmer sind außerdem in so genannten *Tendenzbetrieben* eingeschränkt. Dazu zählen Betriebe, die unmittelbar oder überwiegend karitativen Zwecken dienen (§ 118 Abs. 1 BetrVerfG). Zu den Tendenzbetrieben zählen unter anderem Einrichtungen der freien Wohlfahrtspflege. Die Beteiligung des Betriebsrates ist dort ausgeschlossen, wo die karitative Zielrichtung unmittelbar berührt wird. Das Mitbestimmungsrecht ist außerdem bei der Einstellung oder Entlassung von Arbeitnehmern eingeschränkt, wenn besondere Grundsätze des Trägers zu beachten sind. Ansonsten genießt die Mitarbeitervertretung ähnliche Rechte wie in sonstigen Betrieben.

26.3 Betriebsvereinbarungen

Innerhalb des Betriebes ist der Abschluss von Betriebs- oder *Dienstvereinbarungen über nicht tarifvertraglich geregelte Bereiche* möglich (§ 77 BetrVerfG). Dazu zählen der Freizeitausgleich, die Nutzung von betriebseigenen Freizeiteinrichtungen und Arbeitszeitregelungen.

27 Vergütung und Entgeltfortzahlung

27.1 Grundlagen

Der Arbeitgeber ist im Rahmen der Erfüllung seiner vertraglichen Pflichten zur Zahlung der vereinbarten Vergütung (§ 611 Abs. 1 BGB), zumindest zur *angemessenen (üblichen) Vergütung* verpflichtet (§ 612 BGB). Die Zahlung hat jeweils nach Ablauf eines Zeitabschnittes, bei monatlichem Gehalt nach Ablauf des jeweiligen Monats, zu erfolgen (§ 614 BGB). Der Arbeitnehmer kann selbst dann die Zahlung des Lohnes oder Gehaltes fordern, wenn der Betrieb trotz wirksamem Arbeitsvertrag eine Arbeitsleistung nicht zulässt, sich somit in Annahmeverzug befindet (§ 615 BGB).

Die Vergütung der Mitarbeitenden im *Bereich der Betreuung* von behinderten Menschen erfolgt des Öfteren nach *TVöD* oder in dessen entsprechender Anwendung. Diejenigen, welche im kirchlichen Bereich beschäftigt sind, erhalten die Zahlung in Anwendung der jeweiligen *AVR*. Die Vergütung ist die Summe verschiedener tarifvertraglich vereinbarter Bestandteile.

Der Tarifvertrag für den öffentlichen Dienst regelt die Höhe der Vergütung zukünftig wie folgt:

Es gilt eine einheitliche Entgelttabelle für alle Arbeiter, Angestellte und sonstigen Beschäftigten. Es gelten 15 Entgeltgruppen (1–15) sowie 2 Grundstufen (1–2) und 4 Entwicklungsstufen (3–6). Der Aufstieg in die nächsthöhere Stufe erfolgt dabei in der Regel nach der Dauer der Berufserfahrung beim gleichen Arbeitgeber.

27.2 Entgeltfortzahlung

Eine besondere Form der Vergütung ist die Entgeltfortzahlung. Der Arbeitnehmer kann für die Dauer von bis zu sechs Wochen die Entgeltfortzahlung beanspruchen (§ 1 EntgFG). Dies gilt jedoch nicht bei *befristeten Arbeitsverhältnissen* bis zu einer Dauer von vier Wochen. Bei *Teilzeitarbeitsverhältnissen* ist der Anspruch zwischenzeitlich durch das Bundesarbeitsgericht aus Gründen der Gleichbehandlung gleichfalls anerkannt.[205] Voraussetzung des Entgeltfortzahlungsanspruches ist eine *unverschuldete Arbeitsunfähigkeit*. Die Arbeitsunfähigkeit ist beispielsweise verschuldet bei[206]

---

205 BAG, NJW 1992, 1125
206 Markus (1988), S. 61

- grob fahrlässigem Verhalten im Straßenverkehr (Fahren ohne Gurt, Trunkenheit),
- schwerer Verletzung von Unfallverhütungsvorschriften,
- aktiver Teilnahme an einer Schlägerei oder
- unkontrollierter Einnahme von Medikamenten.

Wird ein Arbeitnehmer im Angestelltenverhältnis innerhalb eines Zeitraumes von einem Jahr wegen derselben Erkrankung, d. h. einer *Fortsetzungskrankheit*, nochmals arbeitsunfähig krank, besteht insgesamt nur eine Entgeltfortzahlungsdauer von sechs Wochen. Dies bedeutet, dass der Arbeitnehmer zur Entstehung eines neuen Anspruches auf Entgeltfortzahlung wegen derselben Krankheit vor der neuen Arbeitsunfähigkeit mindestens sechs Monate gearbeitet haben muss, damit er wieder Entgeltfortzahlung beanspruchen kann (§ 3 Abs. 1 Nr. 1 EntgFG). Dasselbe gilt, wenn seit Beginn der ersten Arbeitsunfähigkeit infolge derselben Krankheit eine Frist von zwölf Monaten abgelaufen ist, unabhängig von einer Arbeitstätigkeit (§ 3 Abs. 1 Nr. 2 EntgFG).

Der Entgeltfortzahlungsanspruch besteht auch im Falle einer *Sterilisation* und eines *legal* durchgeführten *Schwangerschaftsabbruches*. Die Zahlung kann jedoch nicht während des Bezuges von Mutterschaftsgeld beansprucht werden.

Der Arbeitnehmer ist dazu verpflichtet, die Arbeitsunfähigkeit *unverzüglich* dem Arbeitgeber *anzuzeigen*. Dies bedeutet, dass die Mitteilung ohne schuldhaftes Zögern einschließlich der *voraussichtlichen Dauer* mitgeteilt werden muss. Es ist dabei spätestens nach dem dritten Kalendertag, d. h. am vierten Kalendertag, eine *ärztliche Bescheinigung* vorzulegen (§ 5 EFZG). Solange die Bescheinigung nicht vorgelegt wird, kann der Arbeitgeber die Entgeltfortzahlung verweigern, bei Verletzung der vorgenannten Pflichten schriftlich abmahnen und unter Umständen die Kündigung aussprechen. Eine einmalige Nichtvorlage rechtfertigt allerdings nicht die Kündigung.[207] Der Arbeitgeber hat nach dieser Vorschrift das Recht, die Arbeitsunfähigkeitsbescheinigung bereits am ersten Tag zu verlangen. Es muss aber der *Gleichbehandlungsgrundsatz* beachtet werden. Dies bedeutet, dass in gleich gelagerten Fällen gleich zu verfahren ist.[208] Der *Arbeitsunfähigkeitsbescheinigung* kommt ein hoher *Beweiswert* zu. Zweifelt der Arbeitgeber an der Arbeitsunfähigkeit, muss er ernste Zweifel darlegen und glaubhaft machen. Diese Zweifel bestehen unter anderem, wenn Fehler bei der Erstellung der Arbeitsunfähigkeitsbescheinigung bewiesen werden können.[209]

Die Höhe der Entgeltfortzahlung richtet sich nach dem *durchschnittlichen Arbeitsverdienst* der zurückliegenden Zeit mit Zulagen und sonstigen Vergütungsbestandteilen (§ 4 EntgFG).

---

[207] BAG, Urt. v. 16.08.1991, Az. 2 AZR 604/90
[208] Giller, NJW 1994, 1690
[209] BAG, Urt. v. 15.07.1992, Az.: 5 AZR 312/91

28 Urlaub

Dem Arbeitnehmer steht jährlich eine bestimmte Anzahl von *bezahlten Urlaubstagen* zu. Dieser im Bundesurlaubsgesetz (BUrlG) festgelegte Anspruch von *mindestens 24 Werktagen* (bei 6 Wochenarbeitstagen) wird durch manche Tarifverträge noch erhöht. Regelungen des TVöD besteht ein Mindestanspruch von 26 Arbeitstagen (bis zum vollendeten 30. Lebensjahr). Allerdings hat das Bundesarbeitsgericht im Jahr 2012 entschieden[210], dass die Vorschriften über die Urlaubsdauer im Tarifvertrag für den öffentlichen Dienst (TVöD) altersdiskriminierend sind und nicht mehr angewendet werden dürfen. Deshalb müsste nun allen Beschäftigten 30 Urlaubstage gewährt werden, nicht nur denjenigen die älter als 40 Jahre sind.

In jedem Fall geht die günstigere Regelung im Tarifvertrag der Regelung im Bundesurlaubsgesetz vor. Der Urlaubsanspruch *entsteht* erst nach einer Beschäftigung von sechs Monaten. Tritt der Arbeitnehmer im Verlauf eines Jahres in den Betrieb ein oder scheidet im Verlauf des Jahres aus, ist der *anteilige Urlaub* zu gewähren.

Beispiel

Der Heilerziehungspfleger M. beginnt die Tätigkeit zum 1. Juli des Jahres auf der Basis des TVöD. Er hat deshalb Anspruch auf die Hälfte der Urlaubszeit, somit mindestens 15 Arbeitstage.

Bei der Festlegung des Urlaubszeitpunktes sind die *Wünsche des Beschäftigten*, aber auch die dringenden *betrieblichen Belange* zu berücksichtigen. Zu berücksichtigen hat der Arbeitgeber selbstverständlich auch Urlaubswünsche anderer Arbeitnehmer, die unter *sozialen Gesichtspunkten* zuerst zu berücksichtigen sind. Dabei handelt sich beispielsweise um schulpflichtige Kinder. Dies bedeutet in der Praxis, dass der Arbeitgeber eine *innerbetriebliche Abstimmung* der Urlaubswünsche fordern kann, sodass nicht die Mehrzahl der Mitarbeiter in demselben Zeitraum Urlaub beansprucht. Bedenklich ist die Festlegung des Urlaubs seitens des Betriebes auf die Zeit zwischen Weihnachten und Neujahr.

Ein eigenmächtiger Urlaubsantritt der Beschäftigten kann zur *Kündigung* führen. Eine Kündigung ist auch dann möglich, sofern der Arbeitnehmer sich »krankmeldet«, tatsächlich aber einen Urlaub verbringt.[211]

Da der Urlaub der Erholung dienen soll, ist die dem Zweck widersprechende *Erwerbstätigkeit* in dieser Zeit *nicht zulässig* (§ 8 BUrlG), und der Arbeitgeber ist dazu berechtigt, die Zahlung des Urlaubsentgeltes zu verweigern bzw. es wieder zurückzufordern. Der Urlaubsanspruch ist in diesem Fall verwirkt. Zusätzlich kann eine *Abmahnung* oder in Extremfällen eine *Kündigung* erfolgen.

Das Gesetz unterscheidet drei Arten von Vergütungen für den Urlaub:

- das Urlaubsentgelt,
- das Urlaubsgeld und

---

210 BAG, Urt. v. 20.03.2012, Az.: 9 AZR 529/10)

211 BAG, Az.: 2 AZR 343/92

- die Urlaubsabgeltung (Urlaubsabfindung).

Die Höhe des *Urlaubsentgeltes*, d. h. des weitergezahlten Gehaltes bzw. Lohnes, wird aus dem durchschnittlichen Arbeitsverdienst der letzten 13 Wochen berechnet, sofern eine wöchentliche Zahlung erfolgt (§ 11 Abs. 1 BUrlG). Bei der Abrechnung nach Monaten ist vom Durchschnittsverdienst der letzten drei Monate auszugehen. Zu berücksichtigen ist dabei die gesamte Vergütung ohne die Vergütung für Überstunden.

In der Regel wird, insbesondere aufgrund tarifvertraglicher Regelungen, ein zusätzliches *Urlaubsgeld* bezahlt. Die Zahlung kann als Pauschale oder als prozentualer Aufschlag erfolgen. Sofern der Urlaub von dem Arbeitnehmer nicht in Anspruch genommen wird, kann ein finanzieller Ausgleich, d. h. die *Urlaubsabgeltung*, erfolgen. Diese Abgeltung erfolgt jedoch nur nach der Beendigung eines Arbeitsverhältnisses oder nach Ablauf des nachfolgenden Urlaubsjahres bei Erkrankung des Arbeitnehmers. Im Verlauf des Urlaubsjahres ist eine Abgeltung zum Schutz der Arbeitnehmer unzulässig. Nicht in Anspruch genommener Urlaub kann *grundsätzlich auf das folgende Urlaubsjahr übertragen* werden, sofern dringende betriebliche oder in der Person des Arbeitnehmers liegende Gründe dies rechtfertigen (§ 7 Abs. 3 Satz 2 BUrlG).

Beispiel

Der Altenpfleger A. kann aufgrund längerer Personalknappheit durch eine Schwangerschaft und mehrerer Erkrankungen verschiedener Kollegen seinen Urlaub nicht im laufenden Jahr nehmen. Deshalb kann er ihn auf das neue Jahr in Absprache mit der Heimleitung übertragen.

Der Arbeitnehmer muss, sofern die Voraussetzungen für Übertragung vorliegen, den »alten« Urlaub innerhalb der ersten drei Monate des folgenden Jahres nehmen, sofern keine anderweitige Vereinbarung zu Stande kommt. Er muss aber die Übertragung nicht besonders geltend machen.[212] Im Tarifvertrag ist eine günstigere Regelung getroffen. Danach kann aus besonderen Gründen (Krankheit etc.) der Urlaub bis zum 31. Mai des Folgejahres genommen werden.

Für besondere Anlässe können Arbeitnehmer eine Arbeitsbefreiung beanspruchen. Dies gilt nur in besonderen Fällen, wenn die außerbetriebliche Tätigkeit nur während der Arbeitszeit zu erledigen ist. Der Arbeitnehmer hat dabei Anspruch auf die Zahlung der vereinbarten Vergütung, wenn es sich um eine *Verhinderung zur Erfüllung der Arbeitsleistung* handelt, die der Arbeitnehmer nicht verschuldet hat (§ 616 BGB). Derartige *Gründe*, die den Betrieb zur Arbeitsbefreiung verpflichten, sind:

- Wahrnehmung gerichtlicher Termine,
- Ausübung politischer, religiöser oder staatsbürgerlicher Pflichten,
- unaufschiebbare Arztbesuche,
- besondere familiäre Ereignisse wie Geburt, Tod, Begräbnisse oder Hochzeit,
- Erkrankung naher Familienangehöriger, insbesondere von Kindern,
- gewerkschaftliche Tätigkeit oder
- Stellensuche.

In Tarifverträgen (z. B. § 29 TVöD, 11 AVR) können zusätzliche Befreiungsgründe vereinbart sein.

---

212 BAG, NZA 1988, 245; NZW 1989, 426

29 Beendigung des Arbeitsverhältnisses

Es ist möglich, laufende Arbeitsverhältnisse auf verschiedene Arten zu beenden. In Betracht kommen dabei:

- die ordentliche Kündigung,
- die außerordentliche Kündigung,
- der Aufhebungsvertrag,
- die Zahlung einer Rente und
- die Befristung bzw. der Eintritt des vereinbarten Beendigungszeitpunktes,

wobei der Kündigung des Arbeitnehmers durch den Arbeitgeber aufgrund der sozialen Schutzwürdigkeit der Arbeitnehmers Schranken gesetzt sind. In jedem Fall muss die Kündigung nach § 623 BGB *schriftlich* erfolgen.

29.1 Ordentliche Kündigung

> **Definition**
>
> Eine *ordentliche Kündigung* liegt dann vor, wenn die gesetzliche, tarifvertragliche oder die im Arbeitsvertrag unter Umständen besonders vereinbarte Kündigungsfrist eingehalten wird.

Es gelten nach § 622 BGB folgende Kündigungsfristen:

(1) Das Arbeitsverhältnis ... kann mit einer Frist von vier Wochen zum Fünfzehnten oder zum Ende eines Kalendermonats gekündigt werden.
(2) Für eine Kündigung durch den Arbeitgeber beträgt die Kündigungsfrist, wenn das Arbeitsverhältnis in dem Betrieb oder Unternehmen
 1. zwei Jahre bestanden hat, einen Monat zum Ende eines Kalendermonats,
 2. fünf Jahre ..., zwei Monate zum Ende eines Kalendermonats,
 3. acht Jahre ..., drei Monate zum Ende eines Kalendermonats,
 4. zehn Jahre ..., vier Monate zum Ende eines Kalendermonats,
 5. zwölf Jahre ..., fünf Monate zum Ende eines Kalendermonats,
 6. fünfzehn Jahre ..., sechs Monate zum Ende eines Kalendermonats,
 7. zwanzig Jahre ..., sieben Monate zum Ende eines Kalendermonats.

Der Arbeitnehmer ist grundsätzlich mit einer Frist von *vier Wochen* zum Ende des Monats oder zum 15. eines Monats kündbar (§ 622 Abs. 1 *BGB*). Die Kündigungsfristen verlängern sich nach § 622 Abs. 2 BGB dann, wenn das Arbeitsverhältnis längere Zeit besteht, dies bis zu einer Kündigungsfrist von sieben Monaten bei einer Beschäftigungsdauer von zwanzig Jahren. Unabhängig davon ist im

TVöD und in den AVR die Kündigung mit einer Frist von einem Monat zum Ende des Monats (§ 34 Abs. 1 TVöD, § 30 AVR) bei einer Beschäftigungsdauer bis zu einem Jahr vorgesehen. Diese Frist erhöht sich ebenfalls bei längerer Beschäftigungsdauer bis zu sechs Monaten zum Schluss des Kalendervierteljahres im Falle einer Beschäftigung von 12 Jahren.

Aufgrund der jeweiligen Regelungen über die Mitbestimmung ist der *Betriebs- bzw. Personalrat* vor einer Kündigung anzuhören. Wird die Kündigung ohne seine Anhörung ausgesprochen, ist sie unwirksam (§ 102 Abs. 1 BetrVerfG; 33 MAVO).

Bei größeren Betrieben, d. h. denjenigen mit mehr als 10 ständig beschäftigten Arbeitnehmern[213], gilt das Kündigungsschutzgesetz (▶ Teil VI, Kap. 29.4). Danach muss die ordentliche Kündigung durch *besondere Gründe* gerechtfertigt sein. Derartige Gründe sind nach § 1 Abs. 2 KSchG:

- personenbedingte Kündigungsgründe,
- verhaltensbedingte Kündigungsgründe oder
- betriebsbedingte Kündigungsgründe.

Die Kündigung ist *sozial gerechtfertigt*, d. h. zulässig, wenn sie durch einen der obigen Gründe begründet werden kann.

Personenbedingte Kündigung:
Die personenbedingte Kündigung ist dann möglich, wenn die Kündigungsgründe in der Person des Arbeitnehmers liegen. Dazu zählen *mangelnde körperliche oder geistige Eignung* sowie unter bestimmten Voraussetzungen auch *Erkrankungen*. Grundsätzlich ist die Krankheit des Arbeitnehmers kein Kündigungsgrund.[214] Die Kündigung ist jedoch trotz der Arbeitnehmerschutzrechte möglich, sofern eine sorgfältige *Interessenabwägung* zwischen den Interessen des Betriebes und des Arbeitnehmers erfolgt und nach dieser Abwägung eine Fortsetzung des Arbeitsverhältnisses für den Arbeitgeber nicht mehr zumutbar ist. Bei der *krankheitsbedingten Kündigung* können *drei Fallgruppen* unterschieden werden. Die Kündigung wegen

- häufiger kurzzeitiger Erkrankungen,
- Langzeiterkrankung oder
- Leistungsminderung infolge der Erkrankung.

Zur Feststellung, wann eine Kündigung wegen Krankheit gerechtfertigt ist, hat die Rechtsprechung ein Prüfungsschema entwickelt. Es müssen zuerst *objektive Tatsachen* vorliegen, die dafürsprechen, dass wie in der Vergangenheit auch in der Zukunft krankheitsbedingte Fehlzeiten oder Leistungsminderungen zu erwarten sein werden. Wichtiger Anhaltspunkt sind dabei frühere Erkrankungen und deren jeweilige Dauer. Es kann daraufhin, d. h. bei mehreren früheren Erkrankungen bzw. längerer früherer Krankheitsdauer vermutet werden, dass zukünftig ähnliche Krankheiten vorliegen. Eine *Krankheitsquote* von mehr als 14 % im Zeitraum von drei Jahren ist daher ein wichtiges Indiz für weitere längere Erkrankungen und rechtfertigt damit in der Regel die Kündigung[215]. Der Beschäftigte kann jedoch den Beweis dafür erbringen, dass zukünftig längere Erkrankungen nicht mehr zu erwarten sind. Bei Arbeitsunfällen als Ursache der krankheitsbedingten Fehlzeiten fehlt jegliche Wiederholungsgefahr, sodass in der Regel selbst bei einer längeren Krankheitsdauer keine Kündigung zulässig ist. *Zusätzlich* zu den erheblichen Vorerkrankungen muss entweder

- eine Störung des Betriebsablaufs oder
- eine unzumutbar hohe wirtschaftliche Belastung

---

213 Für Arbeitsverhältnisse nach dem 31.12.2003: über 10 Arbeitnehmende (§ 23 KschG)
214 Schaub (1996), S. 1033

215 BAG AP 4 zu § 1 KSchG 1969 Krankheit; AP 10 a. a. O.

durch die hohe Krankheitsrate ausgelöst worden sein[216]. Die wirtschaftliche Belastung kann dabei in der notwendigen Einstellung von Aushilfskräften oder in außergewöhnlich hohe Entgeltfortzahlungskosten bestehen.[217] Erst wenn diese Voraussetzungen vorliegen, muss das Arbeitsgericht in einem eventuellen *Kündigungsschutzprozess* im Wege der *Interessenabwägung* prüfen, ob die Belastungen vom Arbeitgeber hinzunehmen sind oder er dazu berechtigt ist, die Kündigung auszusprechen.

Durch das neue Gesetz zur Rehabilitation und Teilhabe behinderter Menschen (SGB IX) wird der Arbeitgeber im Falle einer längeren Krankheit zu besonderen Maßnahmen verpflichtet. Nach § 84 Abs. 2 SGB IX muss ein Betriebliches Eingliederungsmanagement erfolgen. Ist ein Beschäftigter innerhalb eines Jahres mehr als sechs Wochen ununterbrochen oder wiederholt arbeitsunfähig, muss der Arbeitgeber ein Verfahren durchzuführen, das im Gesetz als BEM bezeichnet wird. Der Arbeitgeber hat zu klären, »wie die Arbeitsunfähigkeit möglichst überwunden werden und mit welchen Leistungen oder Hilfen erneuter Arbeitsunfähigkeit vorgebeugt und der Arbeitsplatz erhalten werden kann« (§ 84 Abs. 2 SGB IX).

Fraglich ist derzeit noch, welche rechtliche Bedeutung das Eingliederungsmanagement für die Kündigung wegen Krankheit hat. Die Rechtsprechung geht derzeit wohl davon aus, dass ein fehlendes betriebliches Eingliederungsmanagement nicht zur Unwirksamkeit einer Kündigung führt. Teilweise wird aber vertreten, dass durch die Verpflichtung zum Eingliederungsmanagement noch stärker betont wird, dass die Kündigung immer nur das letzte Mittel sein darf.[218] Der Arbeitgeber muss substantiiert darlegen, dass trotz fachkundiger Überprüfung und Beratung des Falles durch die in § 84 Abs. 2 SGB IX genannten Experten die Kündigung unvermeidbar ist. Gelingt dem Arbeitgeber dies nicht, scheitert die Wirksamkeit der Kündigung. Der Arbeitgeber kann sich nicht darauf berufen, dass er davon keine Kenntnis hatte.[219] Zu dem vom Arbeitgeber zu fordernden Sachvortrag gehört auch, darzulegen, ob und gegebenenfalls inwieweit, die betrieblichen Gegebenheiten (mit)ursächlich für die Arbeitsunfähigkeit sind, dass der Arbeitsplatz den arbeitsschutzrechtlichen Mindestanforderungen genügt und warum durch Leistungen externer Stellen (Rehabilitationsträger, Integrationsamt) keine Abhilfe geschaffen werden konnte.

Unabhängig von der Durchführung eines betrieblichen Eingliederungsmanagements ist die Kündigung wegen Krankheit unzulässig, sofern der Arbeitnehmer an einem anderen Arbeitsplatz in demselben Betrieb oder in einem anderen Betrieb des Unternehmens weiterbeschäftigt werden kann (§ 1 Abs. 2 Ziff. 1–2 KSchG).

Eine besondere Form der personenbedingten Kündigung ist der *Alkoholismus* des Arbeitnehmers. Da dieser sowohl nach medizinischen Erkenntnissen als auch nach der Rechtsprechung des Bundesarbeitsgerichts[220] an einer Krankheit, der Alkoholabhängigkeit, leidet, kann grundsätzlich deshalb nicht gekündigt werden. Der Betrieb kann jedoch auf eine Rehabilitation hinwirken. Verweigert der Arbeitnehmer diese, ist er folglich nicht therapiebereit und es kann eine Kündigung wegen der sich daraus ergebenden negativen Prognose gerechtfertigt sein[221]. Entsprechendes gilt bei einer erfolglosen Rehabilitation, d. h. bei weiterem Alkoholmissbrauch nach der Rehabilitation.

---

216 BAG in NJW 1989, 3299 m. w. N.
217 BAG a. a. O.
218 LAG Berlin, Urt. v. 27.10.2005, Az.: 10 Sa 783/05
219 BAG, Urt. v. 04.10.2005, Az.: 9 AZR 632/04
220 BAG in NZA 1987, S. 811 = NJW 1987, S. 2956
221 BAG, Urt. v. 13.12.1990 – EzA § 1 KschG Krankheit Nr. 33

Liegt *keine Alkoholabhängigkeit* vor, kann der Arbeitgeber zum Mittel der verhaltensbedingten Kündigung greifen.[222] Dies insbesondere dann, wenn der Alkoholmissbrauch, insbesondere derjenige innerhalb der Arbeitszeit oder kurz vorher, einerseits zu Beeinträchtigungen führt und andererseits nicht auf eine Abhängigkeit, damit nicht auf eine Krankheit zurückzuführen ist.[223] Zuvor muss allerdings wieder eine *Abmahnung* erfolgt sein.

Verhaltensbedingte Kündigung:
Die verhaltensbedingte Kündigung kommt bei der *Verletzung arbeitsvertraglicher Pflichten*, bei Umständen aus dem *Verhältnis zu den Arbeitskollegen oder dem außerdienstlichen Verhalten* in Betracht. Vor einer verhaltensbedingten Kündigung muss grundsätzlich eine *Abmahnung* erfolgen. Die Kündigung muss immer das letzte Mittel sein. Die Abmahnung hat sowohl eine *Dokumentationsfunktion* als auch eine *Warnfunktion*.[224] Durch die Abmahnung soll dem Arbeitnehmer verdeutlicht werden, dass er seinen Arbeitsplatz gefährdet. Nur in Ausnahmefällen muss keine Abmahnung erfolgen; dies dann, wenn der Beschäftigte eindeutig nicht gewillt ist, sich vertragstreu zu verhalten, die Abmahnung voraussichtlich ohne Erfolg bleibt.[225]

Erhält ein Arbeitnehmer wegen eines Fehlverhaltens ein mit »Abmahnung« überschriebenes Schreiben, so verzichtet der Arbeitgeber damit aber nicht auf sein Kündigungsrecht. Ein derartiger Verzicht ist nur anzunehmen, wenn der Arbeitgeber unzweifelhaft und deutlich zum Ausdruck bringt, dass er das Fehlverhalten mit dem Schreiben als ausreichend sanktioniert ansieht. Er kann folglich zusätzlich zur Abmahnung in bestimmten Fällen kündigen.[226]

Beispiel

Der Heilerziehungspfleger K. war seit 2019 im Krankenhaus (Psychiatrie) P. beschäftigt. Durch eine Betriebsvereinbarung war der Genuss von Alkohol während der Arbeitszeit untersagt. Trotzdem musste im Jahr 2022 eine Verwarnung in einem Gespräch mit der Pflegedienstleitung ausgesprochen werden. Im Jahr 2023 erfolgte eine Abmahnung wegen erneut festgestellter Alkoholisierung. Sechs Monate später war dasselbe Fehlverhalten zu beobachten. Deshalb wurde das Arbeitsverhältnis fristgemäß gekündigt. Da K. nicht alkoholabhängig ist und die vorangegangenen Gespräche und die Abmahnung keine Wirkung gezeigt haben, war die Kündigung als verhaltensbedingte Kündigung rechtmäßig.

Kündigungsgründe für eine verhaltensbedingte Kündigung können sein:

- Misshandlung von Klienten,
- Diebstahl am Arbeitsplatz[227],
- Anzeige des Arbeitgebers,
- Arbeitsverweigerung,
- Beleidigungen von Kollegen oder Vorgesetzten,
- Annahme von Schmiergeldern oder Geschenken,
- Krankfeiern,
- mehrfache Unpünktlichkeit,
- Manipulation einer ärztlichen Bescheinigung[228],
- wiederholte Nichtvorlage von Arbeitsunfähigkeitsbescheinigungen,

---

222 NAG in NJW 1983, S. 700; BAG, NJW 1995, 1852
223 BAG in NJW 1983, S. 700 und NJW 1995, S. 1852
224 BAG in NJW 1991, S. 1906 und BAG in NZA 1995, S. 65
225 BAG in NJW 1995, S. 1853

226 BAG, Urt. v. 06.03.2003, Az. 2 AZR 128/02
227 BAG, Az.: 2 AZR 36/03
228 LAG Hessen, Az.: 9 Sa 658/02

- sexuelle Belästigung[229],
- bei kirchlichen Einrichtungen die Verletzung von Loyalitätspflichten oder
- Manipulationen bei der Arbeitszeiterfassung[230]

Das »*Krankfeiern*« kommt als Kündigungsgrund in Betracht, unter Umständen sogar ohne vorherige Abmahnung als außerordentliche Kündigung, wenn der Arbeitnehmer schichtweise einer Nebenbeschäftigung bei einem anderen Arbeitnehmer nachgeht.[231]

Bei kirchlichen Einrichtungen kann die *Verletzung der Loyalitätspflichten* ein Kündigungsgrund sein. Den Kirchen ist verfassungsrechtlich in Art. 140 GG i. V. m. Art. 137 Abs. n3 WRV die Möglichkeit eingeräumt, ihre inneren Angelegenheiten frei zu regeln. Auf dieser Grundlage geht die Rechtsprechung davon aus, dass es bei Verletzung der so genannten Loyalitätspflichten, wie beispielsweise

- Austritt aus der Kirche[232],
- Durchführung eines Schwangerschaftsabbruchs und
- Ehescheidung bzw. erneute Heirat oder Lebensgemeinschaft mit einem/r Geschiedenen[233]

das Recht zur Kündigung des Arbeitnehmers in derartigen Fällen gibt, wobei unter Umständen sogar eine außerordentliche Kündigung möglich ist. Dies wird unter anderem damit begründet, dass der Mitarbeiter einer kirchlichen Institution auch zur Glaubwürdigkeit christlicher Grundsätze beitragen muss.

Die Bedeutung der *sexuellen Belästigung* wurde vom Gesetzgeber im Allgemeinen Gleichbehandlungsgesetz (AGG) berücksichtigt (▶ Teil VI, Kap. 23.3.9)

Die Kündigung des Arbeitsverhältnisses ist folglich ausdrücklich bei schwereren Fällen vorgesehen.

Eine betriebsbedingte Kündigung ist möglich, sofern dringende betriebliche Erfordernisse sie rechtfertigen. In den öffentlichen Dienst entspricht dem Begriff des Betriebes die jeweilige Dienststelle. Eine betriebsbedingte Kündigung ist beispielsweise möglich bei Rationalisierungsmaßnahmen oder gar Schließung des Betriebes.

29.2 Außerordentliche Kündigung

Diese Kündigung erfolgt *ohne Einhaltung einer Frist* und ist allerdings nur bei einem *wichtigen Grund* möglich (§ 626 Abs. 1 BGB). Sie ist möglich, wenn eine Fortsetzung des Arbeitsverhältnisses aufgrund *schwer wiegender Vertragsverletzungen* bis zum normalen Kündigungszeitpunkt nicht mehr zumutbar ist. Die Kündigung muss jedoch innerhalb einer *Frist* von *zwei Wochen* seit dem jeweiligen Ereignis erfolgen (§ 626 Abs. 2 BGB). Danach ist sie verfristet und daher nicht mehr möglich.

Die Parteien des Arbeitsvertrages sind nicht wegen jeder Verletzung des Arbeitsvertrages zur außerordentlichen Kündigung berechtigt. Die fristlose Kündigung muss wegen der sofortigen Beendigung des Arbeitsverhältnis-

---

229 BVerwG, NJW 1997, 958 (Beamte)
230 LAG Rheinland-Pfalz, Az.: 9 Sa 493/02
231 Hess. LAG, ArztR 1998, 145
232 BAG, NJW 1985, 2781 (str.)

233 LAG Hannover, NJW 1983, S. 2603

ses den Ausnahmefall darstellen. Derjenige, der die Kündigung ausspricht, ist dazu verpflichtet, den Kündigungsgrund zu nennen, damit der Gegner zur Überprüfung in der Lage ist (§ 626 Abs. 2 BGB).

Gründe für die außerordentliche Kündigung können sein:

- Anzeige gegen den Arbeitgeber,
- beharrliche Arbeitsverweigerung,[234]
- grobe Beleidigungen, ausländerfeindliche Äußerungen,
- Annahme von Geschenken oder Schmiergeldern,
- Spesenbetrug und andere Straftaten, wie beispielsweise Diebstahl am Arbeitsplatz[235],
- private Telefongespräche (nach Abmahnung),
- Verstoß gegen die Verschwiegenheitspflicht,
- Androhung von Krankheiten,
- Tätlichkeiten gegen Kollegen[236],
- eigenmächtiger Urlaubsantritt[237],
- Manipulation ärztliche Bescheinigung[238],
- Cannabiskonsum innerhalb der Einrichtung trotz Drogenverbots,[239]
- sexuelle Belästigung[240] oder
- Misshandlung von Klienten oder Patienten.

Aus dieser Aufzählung ist ersichtlich, dass *nur besonders schwere Verletzungen des Arbeitsvertrages* zur Begründung einer Kündigung ausreichend sind. Bei Straftaten, bei Körperverletzungsdelikten oder Tötungsversuchen gegen Kollegen ist eine fristlose Kündigung auch möglich, wenn der Arbeitnehmer bei Ausführung der Straftat *schuldunfähig* war.[241]

29.3 Aufhebungsvertrag

Zur Beendigung eines Arbeitsverhältnisses ist auch der Abschluss eines Aufhebungsvertrages möglich. Dabei wird der Arbeitsvertrag im gegenseitigen Einvernehmen unabhängig von Kündigungsfristen aufgelöst.

Der Aufhebungsvertrag kommt in Betracht, wenn der Arbeitnehmer baldmöglichst eine neue Stelle antreten möchte oder der Arbeitgeber das Arbeitsverhältnis vorzeitig kündigen will. Im letzteren Fall werden in der Praxis von dem Arbeitgeber *Abfindungen* angeboten. Da es sich um eine einvernehmliche Aufhebung handelt, sind behördliche Genehmigungen wie bei Schwangeren (§ 9 MuSchG) oder bei schwerbehinderten Menschen (§ 14 SchwbG) nicht erforderlich.

Der Abschluss des Aufhebungsvertrages muss *schriftlich* erfolgen (§ 623 BGB). Er kann zu *öffentlich-rechtlichen Nachteilen* wie die Sperrfrist beim Bezug von Arbeitslosengeld führen. Dies gilt auch für den Bezug von Mutterschaftsgeld nach § 13 MuSchG.

---

234 LAG Rheinland-Pfalz, Az.: 16 U 113/03
235 BAG, Az.: 2 AZR 36/03
236 Z. B. LAG Köln, Urt. v. 17.04.2002, Az.: 6 Sa 1334/01 (Messerangriff); ArbG Ffm, Az.: 4 Ca 8574/00 (Morddrohungen)
237 LAG Rheinland-Pfalz, Urt. v. 10.04.2002; Az.: 4 SA 1097/01
238 LAG Hessen, Az.: 9 Sa 658/02
239 BAG, Urteil v. 18.10.2000, Az.: 2 AZR 131/00
240 § 4 BeschSchG; LAG Rheinland-Pfalz, Az.: 9 Sa 853/01 (Sex-SMS an Azubi)
241 LAG Köln, Urt. v. 17.04.2002, Az.: 6 Sa 1334/01

29.4 Befristung

Grundsätzlich ist jedes Arbeitsverhältnis unbefristet. Ein Arbeitsvertrag kann jedoch in besonderen Fällen in der Weise geschlossen werden, dass das Arbeitsverhältnis nach Ablauf einer bestimmten Zeit von selbst, d. h. ohne Kündigung, endet. Es handelt sich dann um einen *befristeten Arbeitsvertrag*.

Die Befristung muss ausdrücklich vereinbart werden, ansonsten wird das Arbeitsverhältnis auf unbestimmte Zeit geschlossen. Die Voraussetzungen einer Befristung des Arbeitsvertrages sind seit dem 01.01.2001 im *Teilzeit- und Befristungsgesetz (TzBfG)* geregelt. Nach § 3 Abs.1 TzBfG werden zwei Arten von befristeten Arbeitsverträgen unterschieden:

- der kalendermäßig befristete Arbeitsvertrag (Zeitbefristung) und
- der zweckbefristete Arbeitsvertrag (Zweckbefristung).

Bei der Zeitbefristung ist die Dauer des Arbeitsverhältnisses kalendermäßig bestimmt, beispielsweise »bis zum 31.12.2006« oder »für 12 Monate«. Bei der Zweckbefristung bestimmt sich die Dauer des Arbeitsverhältnisses nach Art, Zweck oder Beschaffenheit der Arbeitsleistung. Anstatt der Zweckbefristung kann auch eine auflösende Bedingung vereinbart werden.

Nach § 14 Abs. 1 TzBfG ist die Befristung nur zulässig, wenn sie durch einen sachlichen Grund gerechtfertigt ist. Dort sind als Gründe für die Befristung genannt. Danach kann befristet werden, wenn

- der betriebliche Bedarf an der Arbeitsleistung nur vorübergehend besteht,
- die Befristung im Anschluss an eine Ausbildung oder ein Studium erfolgt, um den Übergang des Arbeitnehmers in eine Anschlussbeschäftigung zu erleichtern,
- der Arbeitnehmer zur Vertretung eines anderen Arbeitnehmers beschäftigt wird,
- die Eigenart der Arbeitsleistung die Befristung rechtfertigt,
- die Befristung zur Erprobung erfolgt,
- in der Person des Arbeitnehmers liegende Gründe die Befristung rechtfertigen,
- der Arbeitnehmer aus Haushaltsmitteln vergütet wird, die haushaltsrechtlich für eine befristete Beschäftigung bestimmt sind, und er entsprechend beschäftigt wird, oder
- die Befristung auf einem gerichtlichen Vergleich beruht.

Die Befristung ist nur zulässig, sofern sie schriftlich erfolgt (§ 14 Abs. 4 TzBfG).

Es besteht zusätzlich die Möglichkeit der Befristung *ohne sachlichen Grund*, allerdings nur bis *höchstens zwei Jahre* (§ 14 Abs. 2 TzBfG). Sie darf innerhalb dieser zwei Jahre nur höchstens dreimal verlängert werden.

Die Befristung ist unzulässig, wenn der Arbeitnehmer schon einmal bei demselben Arbeitgeber beschäftigt war (§ 14 Abs. 2 Satz 2 TzBfG). Auf die Art und Dauer der vorherigen Beschäftigung kommt es dabei nicht an.

Nach § 30 Abs. 2 TVöD sind kalendermäßig befristete Arbeitsverträge mit sachlichem Grund höchstens für die Dauer von fünf Jahren zulässig. Ein befristeter Arbeitsvertrag ohne sachlichen Grund soll in der Regel zwölf Monate nicht unterschreiten und muss mindestens sechs Monate betragen. Vor Ablauf des Arbeitsvertrages hat der Arbeitgeber zu prüfen, ob eine unbefristete oder befristete Weiterbeschäftigung möglich ist (§ 30 Abs. 3 TVöD). Bei befristeten Arbeitsverträgen ohne sachlichen Grund gelten die ersten sechs Wochen und bei befristeten Arbeitsverträgen mit sachlichem Grund die ersten sechs Monate als Probezeit. Innerhalb der Probezeit kann der Arbeitsvertrag mit einer Frist von zwei Wochen zum Monatsschluss gekündigt werden (§ 30 Abs. 4 TVöD).

29.5 Kündigungsschutz

Die Rechtmäßigkeit einer ordentlichen oder außerordentlichen Kündigung kann gerichtlich mit einer Kündigungsschutzklage überprüft werden. Die Klage muss innerhalb einer *Frist* von drei Wochen beim Arbeitsgericht schriftlich eingereicht oder dort zu Protokoll bei der Geschäftsstelle erklärt werden (§ 4 KSchG). Für Arbeitsverhältnisse, die bereits sechs Monate dauern und bei denen im Betrieb mehr als fünf Arbeitnehmer beschäftigt sind, ist die Kündigung daraufhin nachprüfbar, ob sie *sozial gerechtfertigt* war (§ 1 KSchG).

Ein besonderer Kündigungsschutz kommt nach § 15 KSchG Betriebsräten, Personalräten, Schwangeren, Schwerbehinderten und im öffentlichen Dienst sowie im kirchlichen Dienst Mitarbeitern nach Vollendung des 40. Lebensjahres und einer Beschäftigungszeit von 15 Jahren zu.

Der Betriebsrat ist vor der Kündigung anzuhören und es besteht ein *Weiterbeschäftigungsanspruch*, wenn er der Kündigung widerspricht. Dies gilt nach § 102 Abs. 5 BetrVerfG dann, wenn der Arbeitnehmer Klage beim Arbeitsgericht erhebt und vom Arbeitgeber eine Weiterbeschäftigung bis zum Ende des Arbeitsgerichtsverfahrens fordert. Der Arbeitgeber kann beim Arbeitsgericht einen Auflösungsantrag stellen. Bei fehlender Anhörung des Betriebsrates ist die Kündigung unwirksam.

29.6 Berufs- oder Erwerbsunfähigkeit

Tritt bei einem Arbeitnehmer die Berufs- oder Erwerbsunfähigkeit ein, so *endet das Arbeitsverhältnis* zum Ablauf des Monats, in dem der entsprechende Bescheid des Rentenversicherungsträgers zugestellt wird (§ 33 Abs. 2 TVöD, 35 AVR). Der Beschäftigte hat den Arbeitgeber unverzüglich davon zu unterrichten.

Dasselbe gilt bei Vollendung des 67. Lebensjahres, der Voraussetzung für die Gewährung der Altersrente (§ 33 Abs. 1 a) TVöD).

29.7 Arbeits- und Dienstzeugnis

Zum Ende des Arbeitsverhältnisses hat der Arbeitnehmer Anspruch auf die Ausstellung eines Arbeitszeugnisses.[242] Es werden dabei zwei Arten unterschieden:

- ein einfaches Zeugnis und
- ein qualifiziertes Zeugnis.

Es besteht ein *Wahlrecht* des Arbeitnehmers zwischen beiden Zeugnissen, aber das Wahlrecht ist nach Ausstellung erloschen. Für beide gilt die *Schriftform* mit der Unterschrift des Vorgesetzten bzw. des Arbeitgebers.

---

242 Einzelheiten in Kienzle (1998), Kap. 1.2.6

Das *einfache Zeugnis* enthält lediglich die Personalien, die Art der Tätigkeit, die Dauer des Arbeitsverhältnisses und das Aufgabengebiet.

Das *qualifizierte Zeugnis* enthält die obigen Angaben und zusätzlich die Beurteilung der Arbeitstätigkeit, wobei folgende Grundsätze gelten:

- Gesamtbild der Arbeitstätigkeit,
- objektive, wohlwollende Formulierung,
- Wahrheitspflicht.

In der Praxis wurde für die Beurteilung eine Formulierungsskala entwickelt, wobei verschlüsselte Aussagen zum Arbeitsverhältnis gemacht werden. Beispiele für derartige Wertungen sind:

- »Für die Belange der Belegschaft bewies er immer Einfühlungsvermögen« = Er suchte sexuelle Kontakte im Kollegenkreis,
- »Er verfügt über Fachwissen und hat ein gesundes Selbstvertrauen« = Überspielt mit Arroganz sein mangelndes Fachwissen
- »Er trat engagiert für die Interessen der Kollegen ein« = Er war Mitglied des Betriebsrats,
- »Er machte sich mit großem Eifer an die ihm übertragenen Aufgaben« = Trotz Fleiß hatte er keinen Erfolg,
- »Er koordinierte die Arbeit seiner Mitarbeiter und gab klare Anweisungen« = Er beschränkte sich auf Anweisen und Delegieren,
- »Wegen seiner Pünktlichkeit war er stets ein gutes Beispiel« = Aber nicht wegen seiner Leistung,
- »Er führte konsequent« = Autoritärer Führungsstil.

In besonderen Fällen (z. B. Stellensuche) kann der Arbeitnehmer ein *Zwischenzeugnis* fordern (§ 35 Abs. 2 TVöD). Der Zeugnisanspruch gilt auch bei *Probearbeitsverhältnissen*. Der grundsätzliche Anspruch auf Ausstellung eines Dienstzeugnisses ergibt sich tariflich aus § 35 TVöD (§ 37 AVR-Diakonie). Bei absehbarer Beendigung des Arbeitsverhältnisses muss im Geltungsbereich des Tarifvertrages des öffentlichen Dienstes ein vorläufiges Zeugnis ausgestellt werden (§ 33 Abs. 3 TVöD). Das endgültige Zeugnis muss unverzüglich zum Ende des Arbeitsverhältnisses ausgestellt werden (§ 33 Abs. 4 TVöD).

Das Zeugnis muss auf einwandfreiem Papier mit Briefkopf erstellt werden und die Originalunterschrift tragen.[243]

Sofern der Arbeitnehmer mit dem Inhalt des Zeugnisses nicht einverstanden ist oder der Arbeitgeber dieses nicht fristgemäß ausstellt, kann Klage vor dem Arbeitsgericht erfolgen.

29.8 Verjährungs- und Ausschlussfristen

Im Arbeitsrecht und sonstigen Bürgerlichen Recht sind *Fristen für die Geltendmachung von Ansprüchen* vorgesehen, um zu vermeiden, dass eine Vertragspartei auch nach Ende des Arbeitsverhältnisses oder Ereignisses mit Forderungen konfrontiert wird.

Bei den Fristen sind zuerst die Verjährungsfristen zu nennen. Die regelmäßige Verjährungsfrist beträgt inzwischen 3 Jahre (§ 195 BGB), auch beim Anspruch auf die Zahlung des rückständigen Lohnes bzw. Gehaltes.

---

243 LAG Bremen, NZA 1989, 848

Im Arbeitsrecht werden in der Regel Ausschlussfristen vertraglich oder tarifvertraglich vereinbart. Nach § 37 TVöD verfallen Ansprü-che jeglicher Art, die mit dem Arbeitsverhältnis zusammenhängen, nach dem Ablauf von 6 Monaten. Die Fälligkeit und damit der Beginn der Ausschlussfrist erfolgt mit der Kenntnis.[244] Bei schwierigen Sachverhalten kann der Arbeitgeber abwarten, die Frist wird folglich verlängert.[245] Eine entsprechende Regelung enthält die Vorschrift des § 45 AVR.

Wiederholungsfragen

- Was sind die rechtlichen Grundlagen des Arbeitsrechts?
- Welche Ansprüche hat der Beschäftigte?
- Wann können Überstunden angeordnet werden?
- Was bedeutet die Entgeltfortzahlung in der Praxis?
- Wie ist der Urlaubsanspruch geregelt?
- Welche Möglichkeiten der Beendigung des Arbeitsverhältnisses gibt es?
- Wie kann Kündigungsschutz erreicht werden?

---

244 BAG, Ap Nr. 33, 55 zu § 4 TVG Ausschlussfristen
245 BAG, AP Nr. 71 zu § 4 TVG Ausschlussfristen

Teil VII   Anhang

Literatur

Anstalt Stetten (Hrsg.), Sexualität und Partnerschaft im Zusammenleben geistig behinderter Menschen, Sexualpädagogische Konzeption der Anstalt Stetten (1992)

Arbeitshilfe, Pflegerische Aspekte und rechtliche Anforderungen beim Umgang mit verwirrten und psychisch kranken Menschen im Heim, Ministerium für Arbeit, Gesundheit, Familie und Frauen, Baden-Württemberg (1991)

Berlit, Fachstellungnahme zu den Gesetzesentwürfen zur Zusammenlegung von Arbeitslosenhilfe und Sozialhilfe, info also, Heft 5/2003

Birk/Brühl/Conradis u. a., Lehr- und Praxiskommentar Bundessozialgesetz, 4. Auflage, Nomos-Verlag Baden-Baden (1994)

Brenner, Rechtskunde für das Krankenpflegepersonal, Gustav-Fischer-Verlag Stuttgart (1992)

Damrau/Zimmermann, Betreuungsgesetz, Verlag W. Kohlhammer Stuttgart (1995)

Dank, Denkanstöße zur Sexualität schwerstbehinderter Menschen, In: Geistige Behinderung, Heft 2/1993

Dodegge, Anwendung unterbringungsähnlicher Maßnahmen, Monatsschrift für Deutsches Recht, 1992, S. 437

Eckert, Wenn Kinder Schaden anrichten. Deutscher Taschenbuchverlag München (dtv-Rechtsberater) (1990)

Finzen, Asmus, Qualität (der Arbeit) in der Psychiatrie, Kerbe, 1994, Heft 3, S. 4 ff.

Geiß, Arzthaftpflichtrecht, C. H. Beck-Verlag München (1989)

Diller, Krankfeiern seit l.6.1994 schwieriger? Das neue Entgeltfortzahlungsgesetz, Neue Juristische Wochenschrift, 1994, S. 1690 ff.

Goberg, Heimgesetz, Vincentz Verlag Hannover (1992)

Gropp, Zur rechtlichen Verantwortlichkeit des Klinikpersonals bei Suizidhandlungen hospitalisierter Psychiatriepatienten, Medizinrecht, 1994, S. 127 ff.

Helle, Medizinrecht, 1989, 133

Jürgens/Kröger/Marschner/Winterstein, Das neue Betreuungsrecht, C. H. Beck-Verlag München (1994)

Hellmann, Das neue Betreuungsgesetz - Bedingungen für die Umsetzungen in der Praxis, Geistige Behinderung 1991, S. 311 ff.

Hofmann, Neu und hilflos? Einführung neuer Mitarbeiterinnen auf geriatrischen Pflegestationen, Altenpflege 1992, S. 252 ff.

Juchli, Krankenpflege, Georg Thieme Verlag (1987)

Kellnhauser/Schewior-Popp/Sitzmann u. a. (Hrsg.), Thiemes Pflege, 10. Auflage, Georg Thieme Verlag Stuttgart (2004)

Kienzle / Kotschenreuther / Farnkopf, Aggression in der Pflege, 9. Auflage, Verlag W. Kohlhammer Stuttgart (2020)

Kienzle, Recht für Pflegeberufe, 2. Auflage, Verlag W. Kohlhammer Stuttgart (2024)

Kienzle, Schutzrechte für Pflegekräfte, Verlag W. Kohlhammer Stuttgart (1998)

Kirchhof, Betreuungsgesetz, Forum Altenhilfe, Evangelische Heimstiftung Stuttgart (1992)

Küng, Deutsches Sonntagsblatt vom 10.03.1995

Linnhoff, Das Betreuungsgesetz als Chance, Altenpflege, 1992, S. 391 ff.

Markus, Rechtskunde, Band I, Dümmler-Verlag Bonn (1988)

Münchener-Kommentar zum BGB, Familienrecht (1992)

Palandt, Bürgerliches Gesetzbuch, 80. Auflage, C. H. Beck-Verlag München (2021)

Rieger, Deutsche Medizinische Wochenschrift, 1977, S. 585

Rothkegel, Bedarfsdeckung durch Sozialhilfe – ein Auslaufmodell?, ZFSH/SGB Sozialrecht in Deutschland und Europa, Heft 11, 2003

Ruthmann, Aggression und Gewalt im Altenheim – Verständnishilfen und Lösungswege für die Praxis, Basel 1993

Schach, Der Amtsvormund, 1989, S. 123

Schaub, Arbeitsrechtshandbuch, C. H. Beck-Verlag München (2013)

Schell, Arbeits- und Arbeitsschutzrecht für die Angehörigen der Gesundheitsberufe von A bis Z, Brigitte-Kunz-Verlag Hagen (1993)

Schell, Handbuch des Betreuungs- und Unterbringungsrechts für die Angehörigen der Gesundheitsberufe, Brigitte-Kunz-Verlag Hagen (1992)

Schell, Injektionsproblematik aus rechtlicher Sicht, Brigitte-Kunz-Verlag Hagen (1991)

Schmidt-Bleibtreu/Klein, Kommentar zum Grundgesetz, Luchterhand-Verlag (1977)

Schmidt/Böcker, Betreuungsrecht, Verlag Jehle-Rehm München (1993)

Schneider, Rechts- und Berufskunde für medizinische Assistenzberufe, Springer-Verlag Heidelberg (1990)

Schröder, Schwerstbehinderte Menschen und ihre Sexualität, In: Lebenshilfe für geistigbehinderte Landesverband NRW e.V., Annehmen und Verstehen - Förderung von Menschen mit sehr schweren Behinderungen, Band 2 (1992)

Schwab in Münchener-Kommentar zum BGB, Familienrecht (1992)

Sollmann, Pflegerecht 1997 S. 66 ff.

Wolfslast, Neue Zeitung für Strafrecht 1984, S. 96

Wolfslast, Recht & Psychiatrie 1986, S. 128

Stichwortverzeichnis

A

Abbruch
- - lebensverlängernde Maßnahmen 51
Abhängigkeitsverhältnis 159
Abkömmlinge 120
Ablehnungsrecht
- - bei Betreuung 47
Abmahnung 223, 246, 251
Abtretung 223, 246, 251
Adoptivkinder 121
AGBG 101
Aggressionen
- - FeM 56
aktive Sterbehilfe 154
Alkoholismus 250
Alkoholverbot 250
Alleinerziehende 191
Altersvorsorge 193, 198
Amtsermittlungsgrundsatz 172
Anfechtung 109
Angehörige 143
angemessenes Mittel 142
Anhörung, persönliche 44, 59
Anklage 147
Anordnung, einstweilige 62
Anordnungsverantwortung 86
Anscheinsbeweis 78, 79
Antidiskriminierungsgesetz 236
Antrag
- - Betreuung 44
Anwartschaftszeit 184
Apothekenpflichtigkeit 215
Arbeitsassistenz 204
Arbeitsgericht 32, 220, 224, 255
Arbeitsleistung 149
Arbeitslosengeld 183
Arbeitslosengeld II 184
Arbeitslosenversicherung 183
Arbeitsschutz 233, 238
Arbeitsschutzgesetz 225
Arbeitsschutzmaßnahme 223
Arbeitsstätten 225
Arbeitsstättenverordnung 233
Arbeitsunfähigkeit 244

Arbeitsunfähigkeitsbescheinigung 245, 251
Arbeitsunfall 178
Arbeitsvertrag 113
Arbeitsvertrag, befristeter 254
Arbeitsvertragsrichtlinien 240
Arbeitszeit 230, 242
Arbeitszeitkonto 105, 231
Arbeitszeugnis 255
Arzneimittel 214
Arztbesuch 247
Arzt-Patient 114
Aufgabenbereiche 47
Aufhebungsvertrag 47
Aufklärung 81, 99
Aufklärungspflicht 110, 114
Auflage 129
Aufnahme, fürsorgliche 63
Aufrechnung 106
Aufsichtsbedürftigkeit 90
Aufsichtspflicht 89, 95, 96
Aufsichtspflichtverletzung 171
Aufwendungsersatz 171
Ausbildung 196
Ausbildungsstand 84
Ausgleichsabgabe 204
Auskunft 30, 118, 164
Auskunft, Recht auf 88
Auskünfte an Angehörige 36
Auszubildende 84, 224
Aut-idem-Regelung 215
Autoaggression 89

B

Barbetrag 39, 193, 198
Bauchgurt 53
Bedarfsmedikation 82
Bedarfsverordnung 82
Bedürftigkeit 184, 194
Begräbnis 247
Behandlung, stationäre 176
Behandlungsabbruch 156
Behinderte, Rehabilitation und Teilhabe 200
behinderten Menschen 197

Behinderung, Grad der   200
Beistand   44
Beiträge   175
Bekleidung   193
Belange, betriebliche   246
Belästigung   226, 237
Belästigung, sexuelle   252
Benachteiligung   237
Benachteiligungsverbot   202
Beratungshilfe   172
Beratungspflicht   172
Bereitschaftsdienst   232
Berliner Testament   127
Berufsausbildung   116, 117
Berufsbildungsbereich   205
Berufsgenossenschaft   180
Berufshaftpflichtversicherung   75, 92
Berufskrankheit   179, 229
berufsmäßige Helfer   163
Berufsverbot   145
Berufung   131, 147
Beschäftigungsverbot   229, 230
Bescheid   172
Beschluss, richterlicher   57
Beschwerde   51, 62, 66, 234
Bestattungskosten   193
Betäubungsmittel   83, 216
Betäubungsmittelrezept   216
Betreuer, Antrag   44
Betreuter
– Rechtsgeschäft   46
Betreuung
– - Dauer   45
– - Sachverständigengutachten   44
– - Verfahrenspfleger   45
– Ausnahmen Einwilligungsvorbehalt   46
– Einwilligung   48
– Einwilligungsvorbehalt   45
– Umfang   45
– Voraussetzungen   43
Betreuungsgericht
– Beschwerde   48
Betreuungsrecht   42
Betriebsrat   241
Betriebsvereinbarungen   220, 243
Bettgitter   53
Beurkundung, notarielle   102, 111
Bevollmächtigter   172
Bewährung   145, 151
Beweisführung   86
Beweislast   236
Beweislast, Umkehr   78
Bewusstlosigkeit   41
Billigkeit   42
Briefgeheimnis   165
Bufdi   72
Bundeskanzler   23

Bundesländer   24
Bundespräsident   20, 23
Bundesrat   21
Bundesstaat   24
Bundesverfassungsgericht   23
Bürgerinitiative   25

C

CE-Zeichen   235

D

Datenschutzgesetze   87
Dauer
– - FeM   58
Delegation   80, 86
Delegationsfähigkeit   84
Delegationsverschulden   72, 91
Deliktsfähigkeit   41, 90
Deliktsfähigkeit, beschränkte   42
Deliktsunfähigkeit   41
Demokratie   19
Diagnose   86
Diagnose, persönliche   83
Diagnose, Telefon-   83
Diebstahl   135
Dienstreise   178
Dienstvertrag   113
Direktionsrecht   238
Diskriminierung   27, 237
Diskriminierungsverbot   219
Dokumentation   55, 65, 74, 79, 82, 87, 90, 94, 163
Dokumentation Arzt   114
Dokumentation, Lücken   78
Dokumentationspflicht   78
Drohung   103, 139
Durchführungsverantwortung   86

E

Ehe und Familie, Schutz von   28
Ehefähigkeit   118
Eigengefährdung   59, 62
Eilfall   60
Eingangsverfahren   205
Eingliederung in das Arbeitsleben   205
Eingliederungsmanagement   250
Eingliederungsplan   205
Eingliederungszuschuss   204
Einrede   107

Einrichtung, geschlossene stationäre 54
Einsicht in Patientenakte 114
Einsichtsfähigkeit 40, 41, 54, 157
Einspruch 147
Einstellung, geringe Schuld 152
Einstellungsgespräch 221
Einwilligung 58, 164, 80, 142, 166
– - FeM 54
– bei Betreuung 48
Einwilligung Patient 114
Einwilligung, mutmaßliche 81
Einwilligungsfähigkeit 40, 142
– - Betreuung 48
– - FeM 55
– Betreuung 48
Einwilligungsunfähigkeit 49
Einwilligungsvorbehalt 40, 45, 118
– Ausnahmen 46
Elektrokrampfbehandlung 50
Embryo, Schutz 35
Entgeltfortzahlung 244
Entgelttabelle 244
Erbschaft 120
Erbschein 126, 129
Erbvertrag 129
Erforderlichkeit 95
Erforderlichkeitsgrundsatz 45
Erfüllung 45
Erfüllungsgehilfe 91, 103, 109
Erkrankung 249
Ermessen 30, 190
Ersatzerbe 129
Ersatzfreiheitsstrafe 129
Ersatzruhetag 231
Erwerbsminderung 191, 193
Erwerbsminderungsrente 181
Erwerbsunfähigkeitsrente 181
Erziehungsmaßnahme 116
Erziehungsmaßregel 149
Erziehungsrente 183
Ethik 21
Europäischer Gerichtshof 232
Exekutive 21, 23, 30
Existenzminimum 25, 170

F

Fachkräfte 85, 186, 189, 205, 208
Fahrlässigkeit 71, 95, 109, 140
– Medizinprodukte 235
Fahrlässigkeit, grobe 73, 226
Fahrlässigkeitsvorwurf 74
Familienangehörige
– - Antrag Betreuung 44
Familiengericht 81, 115, 116, 207

Familienpflegezeit 189
Familienversicherung 176
FeM
– - Dauer 58
– - Überwachung 57
Festnahme 71
Feuerzeug 93, 225
Fixierung 57
Forderung, unpfändbare 107
Fortsetzungskrankheit 245
Foto 166
Freiheitsberaubung 53, 65, 84, 94, 96
Freiheitsbeschränkungen 53
freiheitseinschränkende Maßnahmen 117
Freiheitsrecht 27, 98
Freiheitsrechte 53, 94
Freiheitsstrafe 145
Freiheitsstrafe, lebenslange 145
Freistellung 76, 77
Freizeit 116
Fremdaggression 89
Fremdgefährdung 89
Fürsorgepflicht 83, 113, 224, 235

G

Gabe, orale 85
Garantenstellung 98, 136
Gebärdendolmetscher 203
Geburt 203
Gefahr in Verzug 62
Gefährdung 85
– - Betreuer 48
Geheimhaltung 163
Geistestätigkeit, krankhafte Störung 38
Geistliche 165
Geldbuße 145
Geldstrafe 145
Gemeinde 24
Genehmigung
– - Betreuungsgericht 24
– - BetrG bei OP etc. 24
– - BetrG Medizin 50
Genehmigung, betreuungsgerichtliche 84
Gerichtskosten 131
Gesamtschuldverhältnis 92, 108
Gesamtverantwortung 82, 84
Geschäftsbedingungen 101
Geschäftsfähigkeit 38
Geschäftsfähigkeit, beschränkte 39
Geschäftsführung ohne Auftrag 56, 70, 164
Geschäftsunfähigkeit 39, 102, 118
Geschlechtskrankheit 99
Gesetzgebung 21
Gesundheitsamt 62

Gesundheitsgefährdung 225
Gesundheitsrecht 225
Gewährleistung 110
Gewalt 139
Gewalt, Pflege 99
Gewaltenteilung 20
Gewerbeordnung 233
Gewerkschaftszugehörigkeit 222
Gift 138
Gläubiger 101
Gleichbehandlung 223, 225, 232
Gleichbehandlungsgesetz 236
Gleichbehandlungsgrundsatz 245
Gleichheitsgrundsatz 27, 32, 219
Grund, sachlicher 254
Grundbedarf 192
Gründe, therapeutische 95
Grundrechte 26
Grundsicherung für Arbeitsuchende 184
Grundsicherung im Alter 193, 198
Gründungszuschuss 204
Günstigkeitsprinzip 220
Gutachten 172, 202
Güterstand 121
Gütertrennung 122

H

Haftung
– Medizinprodukte 235
Haftung aus Delikt 68
Haftung, zivilrechtliche 67
Haftungsausschluss 180
Haftungsfreistellung 76
Halbwaisenrente 183
Handlung, autoaggressive 56
Handlungsfähigkeit 37
Hauptverhandlung 147
Hausbesuche 83
Hausgrundstück 198
Haushaltsgemeinschaft 192
Haushaltshilfe 177
Heim, Schenkung 112
Heimbeirat, Wahl 213
Heimkosten 118
Heimvertrag 88, 114
Heimvertrag, Kündigung 109
Heirat 46
– bei Betreuung 46
Herstellungsanspruch 30
Hilfeleistung, unterlassene 83
Hinterlegung 106, 130
HIV-Infektion 99
Höchstarbeitszeit 231
Hochzeit 247

Homöopathische Arzneimittel 215
Homosexualität 98
homosexuelle Kontakte 98
Hörbehinderte 203

I

Infektionsschutzgesetz 164
Informationen, Weitergabe 163
Instandhaltungspflicht 112
Insulin 85
Insulininjektion 85
Interessenabwägung 142
Irrtum 103

J

Judikative 21, 23
Jugendamt 150
Jugendarrest 150
Jugendgerichtshilfe 152
Jugendhilferecht 207
Jugendlicher, sexueller Missbrauch 161
Jugendstrafe 151
Jugendstrafrecht 149

K

Kassetten 166
Kaufvertrag 111
Kind 38, 41, 143, 187
Kind, behindertes 129
Kind, nichteheliches 122
Kind, sexueller Missbrauch 161
Kind, Unterbringung 118
Kind, volljähriges 117
Kinder
– Pflegegrad 188
Kindererziehungszeiten 181
Klage 131
Klassenfahrt 193
Klient, Schutz 98
Klientakte, Verlust 78
Klienten, Übergriffe von 228
Klientenakte, Verlust 78
Koalitionsfreiheit 219
Koma 157
Koma-Patienten 54
Kommunalwahl 20
Komplikationen 86
Kontakt
– Betreuer-Betreuter 48

Körperverletzung 65, 80, 86, 96, 100
- - bei Betreuung 49
Kostenbeitrag 199
Krankenakte, Verlust 78
Krankengeld 177
Krankenhauspersonal 177
Krankenversicherung 176
Krankheiten 222
Kündigung 89, 108, 246, 248
Kündigung Heimträger 212
Kündigung wegen Krankheit 250
Kündigung, außerordentliche 252
Kündigung, fristlose 108, 252
Kündigung, verhaltensbedingte 251
Kündigungsfristen 248
Kündigungsgründe 249
Kündigungsschutz 255
Kündigungsschutz für Pflegende 189
Kündigungsschutz Schwerbehinderte 200
Kündigungsschutzgesetz 249
Kündigungsschutzklage 255
Kurzpausen 231

L

Lage, hilflose 138
Landgericht 131
Lasten 229, 234
Lebensgemeinschaft, nichteheliche 122
Lebensunterhalt, Hilfe zum 191, 197
Lebensunterhalts 190
Legislative 20, 21
Leihe 111
Leistung, heilpädagogische 202
Leistung, vorläufige 172
Leistungsstörung 104
Liegeraum 225, 229
Loyalitätspflicht 252

M

Mangel 112
Maßnahme, freiheitsbeschränkende 99
Maßnahme, freiheitsentziehende 27
Maßregel 145
Maßregeln der Besserung und Sicherung 149
Medien 26
Medikamente 117
medizinischen Maßnahme
 - - Betreuung 48
Medizinischer Dienst 187
Medizinprodukte-Betreiberverordnung 235
Medizinprodukterecht-Durchführungsgesetz 234
Mehrarbeit 204

Mehrbedarf 192
Mehrheitswahl 20
Menschen mit Behinderung, Benachteiligung 27
Menschen mit Behinderung, Teilhabe am Arbeitsleben 197
Menschenrechte 26
Menschenwürde 26, 55, 66, 87, 89, 94
Merkzeichen 203
Miete 112, 192
Minderjährige 125
Minderjährigkeit 91
Minusstunden 105
Missbrauch, sexueller 161
Misstrauensvotum 23
Mitarbeitervertretung 241
Mitbestimmung 241, 249
Mitteilungspflicht 110
Mitwirkung 212
Mitwirkungspflicht 171
Mobbing 226
Mobbinghandlung 225
Mobilität 187
Monopolstellung 102
mutmaßlicher Wille 56
Mutterschutz 228

N

Nacherbe 129
Nachlass 199
Nachlassgericht 126
Nachranggrundsatz 190, 194
Nachtarbeit 230
Nachweisgesetz 221
natürlichen Personen 35
Neigung, schädliche 151
Nichtraucher 225, 233
Notariat 123
Notfälle 86
Nötigung 99
Nötigung, sexuelle 236
Notsituation 143
Notstand 54, 55, 58, 69, 141, 164
Nottestament 127
Notwehr 69, 141
Notwehrrecht 57

O

Obhutspflicht 91, 110
öffentliches Recht 31
Off-Label-Use 215
Organisation 215

P

Partei 25
Parteifähigkeit 36
Partnerschaft 97
passive Sterbehilfe 155
Passivität 136
Patientenverfügung 51, 52, 156
Pausen 231
Person, widerstandsunfähige 160
Personalakte 223, 236
Personalrat 241
Personensorge 115
Persönlichkeit, freie Entfaltung 169
Persönlichkeitsrecht 27, 36, 55, 87–89, 94, 100, 154, 162, 226
Petitionsausschuss 26
Pflege, häusliche 197
Pflegebedürftigkeit 187
Pflegeeltern 207
Pflegefamilie 115
Pflegegrad 187
Pflegegrade 187, 188
Pflegehilfe 189
Pflegesachleistung 187
Pflegesatzvereinbarung 197
Pflegestandard 73
Pflegeversicherung 186
Pflichtteilsanspruch 123
Pflichtverletzung 87
Pflichtversicherung 175, 186
Pförtner 53
Polizeirecht 31
Post 166
Privatrecht 31
Privatsphäre 88, 89
Privatsphäre, Schutz 87
Probezeit 224
Prozessfähigkeit 40
Psychisch-Kranken-Hilfe-Gesetz 61
Psychopharmaka 65, 84
 - - Genehmigung BetrG 51
Publikumsverkehr 225

Q

Qualifikation 84
Qualitätssicherung 197

R

Rahmenvertrag 197
Rasse 237

Rauchverbot 226
Rechtfertigungsgrund 69
Rechtsanwalt 131, 172
Rechtsfähigkeit 35
Rechtsfolgen zivilrechtliche Haftung 74
Rechtsgebiete 31
Rechtsgüterabwägung 56
Rechtsmittel 147
Rechtsprechung 23
Rechtsstaat 20, 30
Rechtsstaatsgebot 27, 169
Rechtsverhältnis Arzt-Patient 114
Rechtswidrigkeit 141
Regelaltersrente 181
Regelsätze 190, 192
Regress 76, 77
Regressanspruch 226
Rehabilitation 27, 202
Rehabilitationsmaßnahme 179
Rehabilitationsrecht 171
Religion 237
Religionszugehörigkeit 222
Rente 179
Rente wegen Alters 181
Rente wegen Erwerbsminderung 181
Rentenversicherung 181
Republik 20
Restrisiko 96
Revision 148
Richtervorbehalt 27
Risiko, erlaubtes 73
Rollstuhl 53
Rückforderung bei Verarmung 112
Rücktritt 109
Rufbereitschaft 232
Ruhezeiten 232
Rundfunkgebühr 203

S

Sachleistungen 186
Sachverständigengutachten 44
Schadenersatz 74, 88, 92, 96, 98, 104, 165, 180, 227, 236, 237
Scheidung 121, 127
Schenkung 46, 111
Schenkungen 124
Schmerzensgeld 74, 88, 92, 96, 98, 165, 180, 227
Schmerzmittel 155
Schriftform 102
Schubladen 166
Schuldfähigkeit 143
Schuldners 101
Schuldunfähigkeit 145
Schulung 85

Schutzausrüstung, persönliche 234
Schutzbefohlene 159
Schutzgesetz 69
Schutzmaßnahmen 90, 94, 233
Schutzvorschriften 227
Schwangerschaft 98, 221
Schweigepflicht 36, 163
Schwerbehinderte 181, 221
Schwerbehinderte Menschen 204
Schwerbehindertenrecht 195
Schwerbehinderung 200
Sedativa 53
Selbstbestimmung 27
Selbstbestimmung, sexuelle 98
Selbstbestimmungsrecht 96, 97, 156
– - Betreuung 49
Selbsthilfe 71
Selbstversorgung 187
Selbstverwaltung 24
Sexualität 97, 158
sexuelle Belästigung 235
SGB IX 194
Sicherheitsbeauftragter 233
Sicherung BtM 216
Sicherungsmittel, elektronische 54
Sittenwidrigkeit 103
Sitzgelegenheit 229
Solidaritätsprinzip 175
Sorgerecht 115
Sorgfaltsmaßstab 71
Sorgfaltspflicht 110
Sorgfaltspflichten 91, 94
Sozialdatenschutz 91, 94
Sozialgericht 172
Sozialhilfe 25, 118, 201
Sozialmündigkeit 40
Sozialstaat 25
Sozialstaatsgebot 169
Sozialverfahren 30
Sozialversicherung 25, 174
Sozialversicherung von Behinderten 185
Staatsanwaltschaft 147
Stadt 24
Standard med. Behandlung 114
Sterbehilfe 154
– - aktive 154
– - indirekte 155
– - passive 155
Sterbehilfe, indirekte 155
Sterilisation 98
Sterilisation, Minderjährige 117
Strafantrag 147
Strafanzeige 223
Strafbefehl 147
Strafgesetzbuch 133
Straftat 135
Strafunmündigkeit 143

Straßenverkehr 203
Streichhölzer 93, 225
Suizid 56, 73, 89, 95, 158
Suizid, Beihilfe 158
Suizidversuch 70

T

Tagebuch 166
Tagessatz 145
Tarifvertrag 240
Taschengeld 39
Tatbestand 136
Tätigkeit, gefahrgeneigte 76, 92
Täuschung, arglistige 103, 222
Teilzeit- und Befristungsgesetz 204, 223, 224
Telefondiagnose 83
Tendenzbetrieb 242
Termine, gerichtliche 247
Testament 125
Testament, gemeinschaftliches 127, 128
Testament, notarielles 126
Testament, öffentliches 125, 128
Testament, Widerruf 128
Testamente
– - bei Betreuung 46
Testamentsvollstrecker 129
Testierfähigkeit 46, 125, 126
Tötung 96
Tötung auf Verlangen 154
Trainingskurs 150
Treu und Glauben 222
Treuepflicht 113, 223, 228

U

Über-/Unterordnungsverhältnis 31
Übergangsgeld 179
übergeordnete Gründe 164
Überleitung 208
Übernahmeverschulden 72, 82, 86
Überstunden 223
Überwachung
– - FeM 57
Unfallgefahr 229
Unfallverhütungsvorschriften 232, 234
Unfallversicherung 35, 175, 177
Unfallversicherung, gesetzliche 177
Ungleichbehandlung 237
Unmöglichkeit 105
Untätigkeitsklage 171
Unterbringung 27, 96, 145, 149
Unterbringung, Kind 116, 118
Unterbringung, vorläufige 60

Unterbringungsdauer 60
Unterbringungsgesetz 61
Unterhaltspflicht 117
Unterhaltsrückgriff 203
Unterkunft 192
Unterlassen 136, 138, 155, 157
unterlassene Hilfeleistung 56
Untersuchungsgrundsatz 30
Unversehrtheit 100
Unversehrtheit, körperliche 27
Urkunde 79
Urlaub 246
Urlaubsabfindung 247
Urlaubsgeld 246
Urteile 107

V

Verantwortung, ethische 154
Verantwortungsbereiche 86
Verfahrensbetreuer 51
Verfahrenseinstellung 152
Verfahrensfähigkeit 44
Verfahrenspfleger 45, 62
verfassungsmäßige Ordnung 20
Verfügbarkeit 184
Vergewaltigung 159, 236
Vergütung 244
Verhältnismäßigkeit 56, 60, 94, 141
Verhältnismäßigkeitsgrundsatz 61, 73, 164
Verhältniswahl 20
Verhütung 99
Verjährung 76, 107, 111
Verjährungsfrist 256
Verlängerung 64
Verletztengeld 179
Vermächtnis 128
Vermeidbarkeit 140
Vermittlungsausschuss 21
Vermögen 198
Vermögensfreibetrag 199
Vermögensgegenstand 199
Vermögenssorge 39
Vermögensverhältnis 118
Verordnung 82
Verordnung, ärztliche 65
Verrichtungsgehilfen 85
Verschreibungspflicht 215
verschreibungspflichtige Medikamente 83
Verschulden 71
Verschwiegenheit 223
Verschwiegenheitspflicht 89
Versetzung 238
Vertrag 102
Vertragsabschluss 110

Vertragsfreiheit 102
Vertrauensfrage 23
Vertrauensgrundsatz 72
Vertreter
– gesetzlicher 46
Vertreter, gesetzliche 103
Vertreter, gesetzlicher 44
Verwahrungsmöglichkeiten 76
Verwaltung 30
Verwaltungsgericht 31
Verwaltungsverfahren 169
Verwandte 120
Verzug 104
Vollmacht 103, 130
Vollwaisenrente 183
Voraus 121
Vorerbe 129
Vorhersehbarkeit 129
Vorsatz 137
Vorschuss 172
Vorsorgevollmacht 43–45, 52
– Genehmigung med. Maßnahmen 51
Vorstellungsgespräch 222

W

Waffe 138
Waffengleichheit 227
Wahlgrundsätze 19
Wartezeiten 181
Waschen 100
Wegeunfall 178
Weigerungsrecht 85
Werdegang 221
Werkstatt für Behinderte 185, 205
Werkstatträte 205
Werte, christliche 21
Wertmarke 203
Widerruf
– - Einwilligung FeM 55
Widerruf bei grobem Undank 112
Widerspruch 172
Widerspruchsbescheid 172
Wille
– - mutmaßlicher 56
Wille, mutmaßlicher 70, 143, 157
Willenserklärung 102, 103
Wirtschaftlichkeitsgebot 176
Witwenrente 182
Wohl
– Kind Freiheitsentziehung 116
Wohl des Betroffenen 42
Wohl des Kindes 115, 157
Wohngeld 203
Wohngemeinschaften 189

Wohnung   112, 202
Wünsche   42
– - Betreuter   48
Würde   26

Z

Zahnprothese   75
Zeugnis   255
Zeugnisverweigerungsrecht   164
Zivilgericht   31
Zuchtmittel   149, 150
Zugang, barrierefreier   203
Zugewinngemeinschaft   121
Zumutbarkeit   95, 97
Zurückbehaltungsrecht   107
Zurückhaltung   63
Zusatzqualifikation   86
Zusatzurlaub   204
Zustimmungsgesetz   21
Zuzahlung   176
Zwang   99
Zwangsbehandlung   27, 65
– - Zwangsbehandlung   49
Zwangshaltung   229
Zwangssterilisationen   51
Zwischenzeugnis   256